The Respiratory Diseases Volume

Interpretation
of Clinical Pathway
2018年 版

临 床 路 径 释 义
INTERPRETATION OF CLINICAL PATHWAY
呼吸疾病分册

王 辰 主编

中国协和医科大学出版社

图书在版编目（CIP）数据

临床路径释义·呼吸疾病分册/王辰主编. —北京：中国协和医科大学出版社，2018.8
ISBN 978-7-5679-1128-4

Ⅰ. ①临… Ⅱ. ①王… Ⅲ. ①临床医学-技术操作规程 ②呼吸系统疾病-诊疗-技术操作规程 Ⅳ. ①R4-65

中国版本图书馆 CIP 数据核字（2018）第 139327 号

临床路径释义·呼吸疾病分册

主　　编：王　辰
责 任 编 辑：许进力　王朝霞
丛书总策划：林丽开
本书策划：崔　雨　许进力

出版发行：**中国协和医科大学出版社**
　　　　　（北京东单三条九号　邮编 100730　电话 65260431）
网　　址：www. pumcp. com
经　　销：新华书店总店北京发行所
印　　刷：北京文昌阁彩色印刷有限责任公司

开　　本：787×1092　1/16 开
印　　张：19
字　　数：360 千字
版　　次：2018 年 8 月第 1 版
版　　次：2018 年 8 月第 1 次印刷
定　　价：95.00 元

ISBN 978-7-5679-1128-4

《临床路径释义》丛书指导委员会名单

主 任 委 员 王贺胜

副主任委员（按姓氏笔画排序）

王 辰　刘志红　孙颖浩　吴孟超　邱贵兴　陈香美　陈赛娟　郎景和
赵玉沛　赵继宗　郝希山　胡盛寿　钟南山　高润霖　曹雪涛　葛均波
韩德民　曾益新　詹启敏　樊代明

委 员（按姓氏笔画排序）

丁燕生　于 波　马 丁　马芙蓉　马晓伟　王 兴　王 杉　王 群
王大勇　王天有　王宁利　王伊龙　王行环　王拥军　王宝玺　王建祥
王春生　支修益　牛晓辉　文卫平　方贻儒　方唯一　巴 宁　石远凯
申昆玲　田 伟　田光磊　代华平　冯 华　冯 涛　宁 光　母义明
邢小平　吕传真　吕朝晖　朱兰　朱 军　向 阳　庄 建　刘 波
刘又宁　刘玉兰　刘宏伟　刘俊涛　刘洪生　刘惠亮　刘婷婷　刘潮中
闫永建　那彦群　孙 琳　杜立中　李 明　李立明　李仲智　李单青
李树强　李晓明　李陵江　李景南　杨爱明　杨慧霞　励建安　肖 毅
吴新宝　吴德沛　邹和建　沈 铿　沈 颖　宋宏程　张 伟　张力伟
张为远　张在强　张学军　张宗久　张星虎　张振忠　陆 林　岳 林
岳寿伟　金 力　金润铭　周 兵　周一新　周利群　周宗玫　郑 捷
郑忠伟　单忠艳　房居高　房静远　赵 平　赵 岩　赵金垣　赵性泉
胡 豫　胡大一　侯晓华　俞光岩　施慎逊　姜可伟　姜保国　洪天配
晋红中　夏丽华　夏维波　顾 晋　钱家鸣　倪 鑫　徐一峰　徐建明
徐保平　殷善开　黄晓军　葛立宏　董念国　曾小峰　蔡广研　黎晓新
霍 勇

指导委员会办公室
主 任 王海涛
秘 书 张 萌

《临床路径释义》丛书编辑委员会名单

主任委员

赵玉沛　中国医学科学院北京协和医院

副主任委员

于晓初　中国医学科学院北京协和医院

郑忠伟　中国医学科学院

袁　钟　中国医学科学院

高文华　中国医学科学院北京协和医院

王海涛　中国医学科学院

刘爱民　中国医学科学院北京协和医院

委　员

俞桑丽　中国医学科学院

韩　丁　中国医学科学院北京协和医院

王　怡　中国医学科学院北京协和医院

吴欣娟　中国医学科学院北京协和医院

孙　红　中国医学科学院北京协和医院

李志远　中国医学科学院阜外医院

李　琳　中国医学科学院阜外医院

李庆印　中国医学科学院阜外医院

郝云霞　中国医学科学院阜外医院

王　艾　中国医学科学院肿瘤医院

何铁强　中国医学科学院肿瘤医院

徐　波　中国医学科学院肿瘤医院

李　睿　中国医学科学院血液病医院

马新娟　中国医学科学院血液病医院

吴信峰　中国医学科学院皮肤病医院

曹春燕　中国医学科学院皮肤病医院

《临床路径释义·呼吸疾病分册》编审专家名单

编写指导委员会委员（按姓氏笔画排序）

王　辰　中国医学科学院北京协和医学院
白春学　复旦大学附属中山医院
刘又宁　中国人民解放军总医院
孙铁英　北京医院
肖　毅　中国医学科学院北京协和医院
林江涛　中日友好医院
代华平　中日友好医院
姚婉贞　北京大学第三医院
高占成　北京大学人民医院

主　编

王　辰

副主编

代华平　肖　毅

编　委（按姓氏笔画排序）

王　臻　首都医科大学附属北京朝阳医院
王一民　中日友好医院
王孟昭　中国医学科学院北京协和医院
叶　俏　首都医科大学附属北京朝阳医院
任雁宏　中日友好医院
刘爱民　中国医学科学院北京协和医院
孙　兵　首都医科大学附属北京朝阳医院
苏　楠　中日友好医院
杨　汀　中日友好医院
杨媛华　首都医科大学附属北京朝阳医院
肖　毅　中国医学科学院北京协和医院
吴韫宏　广西医科大学第二附属医院
张　静　上海中山医院
陈良安　中国人民解放军总医院
陈俊健　广西医科大学第二附属医院
林英翔　首都医科大学附属北京朝阳医院
罗金梅　中国医学科学院北京协和医院

柳　涛　中国医学科学院北京协和医院

施举红　中国医学科学院北京协和医院

姚婉贞　北京大学第三医院

秦安京　首都医科大学附属复兴医院

莫艳红　柳州市人民医院

曹　彬　中日友好医院

谢万木　中日友好医院

蔡柏蔷　中国医学科学院北京协和医院

雒志明　首都医科大学宣武医院

总 序

作为公立医院改革试点工作的重要任务之一,实施临床路径管理对于促进医疗服务管理向科学化、规范化、专业化、精细化发展,落实国家基本药物制度,降低不合理医药费用,和谐医患关系,保障医疗质量和医疗安全等都具有十分重要的意义,是继医院评审、"以患者为中心"医院改革之后第三次医院管理的新发展。

临床路径是应用循证医学证据,综合多学科、多专业主要临床干预措施所形成的"疾病医疗服务计划标准",是医院管理深入到病种管理的体现,主要功能是规范医疗行为、增强治疗行为和时间计划、提高医疗质量和控制不合理治疗费用,具有很强的技术指导性。它既包含了循证医学和"以患者为中心"等现代医疗质量管理概念,也具有重要的卫生经济学意义。临床路径管理起源于西方发达国家,至今已有30余年的发展历史。美国、德国等发达国家以及我国台湾、香港地区都已经应用了大量常见病、多发病的临床路径,并取得了一些成功的经验。20世纪90年代中期以来,我国北京、江苏、浙江和山东等部分医院也进行了很多有益的尝试和探索。截至目前,全国8400余家公立医院开展了临床路径管理工作,临床路径管理范围进一步扩大;临床路径累计涉及病种达到1212个,涵盖30余个临床专业,基本实现临床常见、多发疾病全覆盖,基本满足临床诊疗需要。国内外的实践证明,实施临床路径管理,对于规范医疗服务行为,促进医疗质量管理从粗放式的质量管理,进一步向专业化、精细化的全程质量管理转变具有十分重要的作用。

经过一段时间临床路径试点与推广工作,对适合我国国情的临床路径管理制度、工作模式、运行机制以及质量评估和持续改进体系进行了探索。希望通过《临床路径释义》一书,对临床路径相关内容进行答疑解惑及补充说明,帮助医护人员和管理人员准确地理解、把握和正确运用临床路径。

马晓伟

中华医学会 会长

序 言

呼吸系统疾病属于常见多发病，其发病率和死亡率高居各系统疾病的前列，并且给国家和患者家庭造成了沉重经济负担。在我国，若将肺源性心脏病、肺癌、肺结核病一并计入呼吸系统疾病，其死亡率将居各系统疾病首位。

近年来，受大气污染、吸烟、人口老龄化等因素的影响，呼吸系统疾病的发病率有增无减。面对我国众多的呼吸系统疾病患者，规范医疗行为、提高医疗质量、保障患者安全和合理控制医疗费用迫在眉睫。

自 2009 年起，国家卫生计生委（原卫生部）陆续印发了 30 多个专业 1212 个病种的临床路径。2015 年初，国家卫生计生委印发《关于印发进一步改善医疗服务行动计划的通知》，明确要求 2 年后所有三级医院和 80% 的二级医院均须实行临床路径管理。执行临床路径是医疗过程标准化、优化和实现全过程质量管理的重要途径。

为进一步做好临床路径工作，完善和加强原路径的规范性、可操作性和实用性，受国家卫生计生委委托，中国医学科学院、中国协和医科大学出版社承担了组织编写、出版《临床路径释义》系列丛书的工作。参与本分册编审的各位专家尽最大努力对"临床路径"进行解读，历时一年多完成《临床路径释义·呼吸疾病分册》的编写。该书旨在指导呼吸与危重症医学（PCCM）专科医师更准确地理解、把握和运用临床路径，并结合各医院实际情况规范医疗行为，合理使用医疗资源，藉以提高医疗质量，保证医疗安全。

需要说明的是临床路径只是对患者群的主体提供共性和通常诊疗流程，患者的个性问题及临床实践的复杂性决定了医师需要根据患者个体特性及病情变化，及时准确地提供相应的科学诊治。

希望本书能对各位医师的临床实践有所助益，期冀广大医学工作者和读者对于本书中存在的不足乃至错误提出指正，以便修订时补正。

王 辰

中国工程院　院士

中国医学科学院北京协和医学院　院校长

前 言

开展临床路径工作是我国医药卫生改革的重要举措。临床路径在医疗机构中的实施为医院管理提供标准和依据，是医院管理的抓手，是实实在在的医院内涵建设的基础，是一场重要的医院管理革命。

为更好地贯彻国务院办公厅医疗卫生体制改革的有关精神，帮助各级医疗机构开展临床路径管理，保证临床路径试点工作顺利进行，自2011年起，受国家卫生和计划生育委员会委托，中国医学科学院承担了组织编写《临床路径释义》的工作。

在医院管理实践中，提高医疗质量、降低医疗费用、防止过度医疗是世界各国都在努力解决的问题，重点在于规范医疗行为、抑制成本增长与有效利用资源。研究与实践证实，临床路径管理是解决上述问题的有效途径，尤其在整合优化资源、节省成本、避免不必要检查与药物应用、建立较好医疗组合、提高患者满意度、减少文书作业、减少人为疏失等诸多方面优势明显。因此，临床路径管理在医改中扮演着重要角色。2016年11月，中共中央办公厅、国务院办公厅转发《国务院深化医药卫生体制改革领导小组关于进一步推广深化医药卫生体制改革经验的若干意见》，提出加强公立医院精细化管理，将推进临床路径管理作为一项重要的经验和任务予以强调。国家卫生计生委也提出了临床路径管理"四个结合"的要求，即：临床路径管理与医疗质量控制和绩效考核相结合、与医疗服务费用调整相结合、与支付方式改革相结合、与医疗机构信息化建设相结合。

到目前为止，临床路径管理工作对绝大多数医院而言，是一项有挑战性的工作，不可避免地会遇到若干问题，既有临床方面的问题，也有管理方面的问题，最主要是对临床路径的理解一致性问题。这就需要统一思想，在实践中探索解决问题的最佳方案。《临床路径释义》是对临床路径的答疑解惑及补充说明，通过解读每一个具体操作流程，提高医疗机构和医务人员对临床路径管理工作的认识，帮助相关人员准确地理解、把握和正确运用临床路径，合理配置医疗资源规范医疗行为，提高医疗质量，保证医疗安全。

本书由王辰教授等数位知名专家亲自编写审定。编写前，各位专家认真研讨了临床路径在试行过程中各级医院所遇到的有普遍性的问题，在专业与管理两个层面，从医师、药师、护士、患者多个角度进行了释义和补充，供临床路径管理者和实践者参考。

对于每个病种，我们补充了"疾病编码"和"检索方法"两个项目，将临床路径表单细化为"医师表单""护士表单"和"患者表单"，并对临床路径及释义中涉及的"给药方案"进行了详细地解读，即细化为"给药流程图""用药选择""药学提示""注意事项"，并附以参考文献。同时，为帮助实现临床路径病案质量的全程监控，我们在附录中增设

"病案质量监控表单"，作为医务人员书写病案时的参考，同时作为病案质控人员在监控及评估时评定标准的指导。

疾病编码可以看作适用对象的释义，兼具标准化意义，使全国各医疗机构能够有统一标准，明确进入临床路径的范围。对于临床路径公布时个别不准确的编码我们也给予了修正和补充。增加"检索方法"是为了使医院运用信息化工具管理临床路径时，可以全面考虑所有因素，避免漏检、误检数据。这样医院检索获取的数据能更完整，也有助于卫生行政部门的统计和考核。

依国际惯例，表单细化为"医师表单""护士表单"和"患者表单"，责权分明，便于使用。这些仅为专家的建议方案，具体施行起来，各医疗单位还需根据实际情况修改。

根据最新公布的《医疗机构抗菌药物管理办法》，2009 年路径中涉及的抗菌药物均应按照要求进行调整，本书中为叙述简洁，在附录中统一进行了说明。

实施临床路径管理意义重大，但也艰巨而复杂。在组织编写这套释义的过程中，我们对此深有体会，本书附录对制定/修订《临床路径释义》的基本方法与程序进行了详细地描述。因时间和条件限制，书中不足之处难免，欢迎同行诸君批评指正。

编　者
2018 年 4 月

目 录

第一章

医院获得性肺炎临床路径释义

一、医院获得性肺炎疾病编码

1. 卫计委原编码

疾病名称及编码：医院获得性肺炎（ICD-10：J18.8）

2. 修改编码

疾病名称及编码：肺炎（ICD-10：J12-J18）

肺部感染（ICD-10：J98.414）

呼吸机相关肺炎（ICD-10：J95.802）

二、临床路径检索方法

J12-J18/J98.414/J95.802

入院病情=4

三、医院获得性肺炎临床路径标准住院流程

（一）适用对象

在院期间发生医院获得性肺炎（包括呼吸机相关肺炎）（ICD-10：J18.8）。

> **释义**
>
> ■ 医院获得性肺炎（hospital acquired pneumonia，HAP）亦称医院内肺炎（noso-comial pneumonia，NP），是指患者入院时不存在、也不处于感染潜伏期，而于入院48小时后在医院内发生的肺炎。

（二）诊断依据

根据《临床诊疗指南·呼吸病学分册》（中华医学会，人民卫生出版社，2009年）。

1. 住院≥48小时后在医院内发生的肺炎，呼吸机相关肺炎指气管插管/切开和机械通气48小时后发生的肺炎。

2. 临床诊断依据同社区获得性肺炎

（1）新近出现的咳嗽、咳痰或原有呼吸道疾病症状加重，伴或不伴脓痰/胸痛/呼吸困难、咯血。

（2）发热。

（3）肺实变体征和（或）闻及湿啰音。

（4）外周血白细胞计数（WBC）$>10\times10^9$/L或$<4\times10^9$/L，伴或不伴细胞核左移。

但需要注意：

（1）咳嗽、脓痰是医院获得性肺炎主要症状，但可能因咳嗽反射受抑制而不明显；在机械通气患者可仅表现为缺氧加重、呼吸支持条件提高或人机不协调。

（2）在因应用糖皮质激素或基础疾病导致机体反应性减弱的患者中，发热或白细胞增多等表

现可不明显。

（3）肺实变体征和（或）啰音的诊断意义较小。

3. 胸部影像学检查新出现或进展的肺部浸润性病变。

符合以上 1+2 中任何 1 项和（或）3，并除外肺不张、心力衰竭和肺水肿、基础疾病肺侵犯、药物性肺损伤、肺栓塞和 ARDS 等。应当注意的是，粒细胞缺乏、严重脱水患者并发 HAP 时 X 线检查可能阴性；正压通气模式对胸部影像学可能产生影响；接受机械通气、脓痰增加，但影像学表现阴性，可诊断气管-支气管炎而不一定诊断肺炎。

> **释义**
>
> ■ HAP 的临床诊断依据包括临床表现、实验室和影像学，特异性较低，呼吸机相关性肺炎（ventilator associated pneumonia，VAP）尤其如此，在诊断中应注意鉴别。另外，床旁 X 线胸片存在敏感度低于胸部 CT 的问题，因此对于不能完成胸部 CT 的重症患者，如果新出现发热、呼吸道感染症状、氧合恶化，而缺乏 X 线胸片新增浸润影，也应警惕 HAP/VAP。
>
> ■ 病原学诊断也是非常重要的部分，诊断 HAP 的患者均应积极进行病原学检查。

（三）治疗方案的选择

根据《临床诊疗指南·呼吸病学分册》（中华医学会，人民卫生出版社，2009 年），《医院获得性肺炎诊断和治疗指南》（中华医学会呼吸病学分会，1999 年版）。

1. 支持、对症治疗。

2. 经验性抗菌治疗。

3. 根据病原学检查及治疗反应调整抗菌治疗用药。

> **释义**
>
> ■ 在开始经验性抗菌药物治疗前，应采集标本进行微生物学检查。1999 年中华医学会呼吸病学分会在《医院获得性肺炎诊断和治疗指南（草案）》中指出，应重视无菌部位标本检测，如血培养、胸腔积液培养等。呼吸道分泌物细菌培养尤需重视半定量培养。在免疫损害宿主应重视特殊病原体（真菌、肺孢子菌、分枝杆菌、病毒）的检查。
>
> ■ 经验性抗菌治疗应根据可能的病原体及其耐药危险因素，并结合患者病情严重度制订。特定病原学更多见于具有相应危险因素的宿主。金黄色葡萄球菌多见于昏迷、头部创伤、近期流感病毒感染、糖尿病、肾衰竭的患者。铜绿假单胞菌多见于长期住 ICU、长期应用糖皮质激素、先期抗菌药物应用、支气管扩张症、粒细胞缺乏、晚期 AIDS 的患者。军团菌多见于应用糖皮质激素、地方性或流行性因素的患者。厌氧菌多见于腹部手术后患者、吸入性肺炎。

（四）标准住院日为 10~14 天

> **释义**
>
> ■ HAP 的抗菌治疗的疗程应个体化，其长短取决于感染的病原体、严重程度、基础疾病及临床治疗反应等。如果初始治疗反应好，推荐短程治疗（7~10 天）。铜绿假单胞菌、金黄色葡萄球菌等病原体感染，或有肺部结构性破坏的患者可适当延长疗程。
>
> ■ 住院天数应根据 HAP 治疗情况和原发疾病治疗情况综合判定。

（五）进入路径标准

1. 诊断符合 ICD-10：J18.8 医院获得性肺炎疾病编码。
2. 患者因其他疾病诊断入院，但在治疗期间发生了医院获得性肺炎，则进入路径。

> **释义**
>
> ■ 患者同时具有其他疾病影响 HAP 临床路径流程实施时均不适合进入本临床路径。
>
> ■ 重症或需要入住 ICU 的患者不适合进入本临床路径。

（六）进入路径后第 1~3 天

1. 必需的检查项目
（1）血常规、血气分析。
（2）肝肾功能、电解质、红细胞沉降率、C 反应蛋白（CRP）、降钙素原（PCT）。
（3）病原学检查及药敏试验：标本包括下呼吸道标本、无菌体液，检查项目包括细菌及真菌涂片、抗酸染色、细菌及真菌培养，注意各种机会感染病原体。
（4）X 线胸部正侧位片或床旁 X 线胸片。
2. 根据患者情况选择的检查项目：胸部 CT、D-二聚体、G 试验、GM 试验以及支气管镜（支气管肺泡灌洗液、气管内吸出物、支气管镜毛刷刷片、经支气管肺活检、支气管黏膜活检等）和经皮穿刺肺活检（病理、穿刺物活检）等有创检查。

> **释义**
>
> ■ 病原学检查根据情况标本来源可以是痰液、经气管吸引物、支气管肺泡灌洗液，可包括血液、胸腔积液等，应重视无菌部位标本的检测，可进行涂片、培养、药敏试验，也包括血清免疫学检测。
>
> ■ HAP/VAP 尤其需要和肺不张、肺损伤、肺栓塞等进行鉴别，应根据患者病情选择 D-二聚体等相应检查。
>
> ■ 如果进行了胸部 CT 检查可以不进行胸部 X 线正侧位片。

（七）治疗方案与药物选择

1. 评估特定病原体的危险因素，尽快给予抗感染药物。病原学诊断在医院获得性肺炎中的意义更大。机械通气患者的痰标本（包括下呼吸道标本）病原学检查中应注意排除假阳性。培养结果意义的判断需参考细菌定量培养结果。

2. 初始药物选择：根据《抗菌药物临床应用指导原则》（2015 修订版）和《医院获得性肺炎诊断和治疗指南》（中华医学会呼吸病学分会，1998 版），结合患者病情合理使用抗菌药物。

3. 初始治疗 2~3 天后进行临床评估，根据患者病情变化及病原学结果调整抗感染药物。

4. 对症支持治疗：退热、镇咳化痰、氧疗；必要时采取更高级别的呼吸支持，如机械通气、体外膜肺等。

释义

■ 多重耐药菌感染的危险因素如下：

MDR VAP 的危险因素 90 天内曾静脉使用抗菌药物 VAP 合并感染性休克 VAP 之前为 ARDS VAP 发生前住院时间≥5 天 VAP 发生前接受急性肾脏替代治疗
MDR HAP 的危险因素 90 天内曾静脉使用抗菌药物
MRSAVAP/HAP 的危险因素 90 天内曾静脉使用抗菌药物
MDR 假单胞菌 VAP/HAP 的危险因素 90 天内曾静脉使用抗菌药物

　　注：ARDS：急性呼吸窘迫综合征；HAP：医院获得性肺炎；MDR：多重耐药；MRSA：耐甲氧西林金黄色葡萄球菌；VAP：呼吸机相关性肺炎

■ 初始药物选择：

无 MDR 高风险因素	有 MDR 高风险因素	有感染 MRSA 高危因素	有死亡高风险因素[1]或合并有结构性肺病[2]
选择一种覆盖 MSSA 的 β-内酰胺类抗菌药物：第三代头孢菌素、第四代头孢菌素、第三代头孢菌素/酶抑制剂、半合成青霉素/酶抑制剂	选择一种覆盖抗假单胞菌的 β-内酰胺类抗菌药物：第三代头孢菌素、第四代头孢菌素、第三代头孢菌素/酶抑制剂、半合成青霉素/酶抑制剂	联合万古霉素静脉滴注或者利奈唑胺静脉滴注	选择一种覆盖抗假单胞菌的 β-内酰胺类抗菌药物或碳青霉烯类抗菌药物或单环 β-内酰胺类抗菌药物

　　注：1：包括 HAP 需呼吸机支持或合并脓毒症休克；2：包括支气管扩张症、囊性纤维化

（八）出院标准

院内获得性肺炎没有统一标准，应个体化。治疗时间长短取决于感染的病原体、严重程度、基础疾病及临床治疗反应。

（九）变异及原因分析

1. 伴有影响本病治疗效果的合并症，需要进行相关诊断和治疗，导致住院时间延长。
2. 常规治疗无效或加重，转入相应路径。

> **释义**
>
> ■ HAP 抗菌治疗无效常见原因：①诊断不可靠：非感染性原因、病原学诊断不明或评估错误；②病原体清除困难：耐药、呼吸道药物浓度不足（药物或解剖因素）、感染的肺外扩散、呼吸机有关污染源持续存在、宿主免疫防御机制损害；③二重感染或肺外扩散；④因药物不良反应，用药受限；⑤系统性炎症反应被激发，肺损伤甚至多器官衰竭。如存在上述情况的，可考虑转出本临床路径或转入相应路径。

四、医院获得性肺炎给药方案

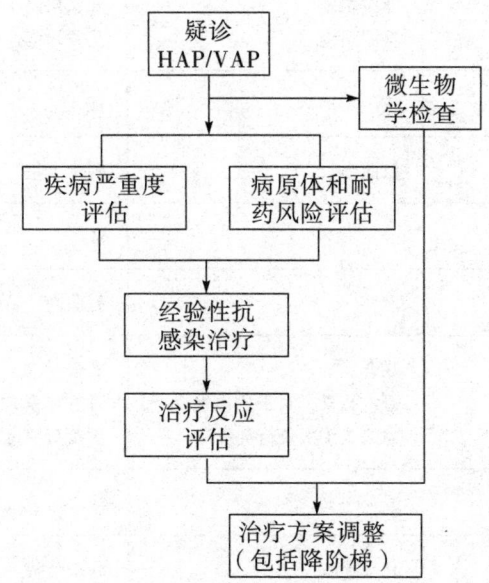

【用药选择】

1. 经验性治疗：根据当地流行病学数据和患者耐药危险因素判断可能的致病原及其耐药情况，并结合疾病危重度制订经验性抗菌治疗方案。

推荐用于医院获得性肺炎的初始经验性抗菌治疗主要药物：

死亡率风险不高且无增加 MRSA 感染可能性的危险因素	死亡率风险不高，但存在增加 MRSA 感染可能性的危险因素	死亡率风险高或近 90 天内曾接受静脉抗菌药物治疗
选择以下药物中的 1 种：	选择以下药物中的 1 种：	选择以下药物中的 2 种，避免同时使用 2 种 β-内酰胺类药物
覆盖铜绿假单胞菌的酶抑制剂复合制剂	覆盖铜绿假单胞菌的酶抑制剂复合制剂	覆盖铜绿假单胞菌的酶抑制剂复合制剂
或	或	或
头孢吡肟	头孢吡肟或头孢他啶	头孢吡肟或头孢他啶
或	或	或
左氧氟沙星	左氧氟沙星 环丙沙星	左氧氟沙星 环丙沙星
	或	或
亚胺培南 美罗培南	亚胺培南 美罗培南	亚胺培南 美罗培南
	或	或
	氨曲南	阿米卡星
		或
		氨曲南
	联合： 万古霉素，对于危重患者考虑给予 1 次负荷剂量	联合： 万古霉素，对于危重患者考虑给予 1 次负荷剂量
	或	或
	利奈唑胺	利奈唑胺
		如果不需要覆盖 MRSA，则覆盖 MSSA 可选择： 覆盖铜绿假单胞菌的酶抑制剂复合制剂、头孢吡肟、左氧氟沙星、亚胺培南、美罗培南。苯唑西林、萘夫西林和头孢唑林是 MSSA 目标治疗的优选药物，但通常不用于 HAP 患者的经验性治疗

续　表

死亡率风险不高且无增加 MRSA 感染可能性的危险因素	死亡率风险不高，但存在增加 MRSA 感染可能性的危险因素	死亡率风险高或近 90 天内曾接受静脉抗菌药物治疗
	如果患者有严重的青霉素过敏因而使用氨曲南而非 β-内酰胺类抗菌药物，则需使用覆盖 MSSA 的药物	

注：HAP：医院获得性肺炎；MRSA：耐甲氧西林金黄色葡萄球菌；MSSA：甲氧西林敏感金黄色葡萄球菌

2. 目标治疗：根据对初始治疗的反应和药敏试验结果选择。

目标病原菌	治疗方案	可选方案
MRSA	万古霉素或利奈唑胺	具有以下 1 项者，首选利奈唑胺：万古霉素 MIC 普遍 ≥ 1mg/L；年龄 ≥ 65 岁；肥胖（体质量指数>30）；既往使用过万古霉素治疗；肾功能下降；同时使用其他肾毒性药物
产 ESBL 的肠杆菌科细菌	β-内酰胺类/β-内酰胺酶抑制剂复合制剂或碳青霉烯类药物	可联合氨基糖苷类或喹诺酮类抗菌药物
产 KPC 的肠杆菌科细菌	替加环素联合碳青霉烯类或者双碳青霉烯类抗菌药物	联合黏菌素或多黏菌素 B，可辅助雾化吸入
铜绿假单胞菌	抗假单胞菌的 β-内酰胺类/β-内酰胺酶抑制剂、头孢菌素、碳青霉烯类或多黏菌素	可联合抗假单胞菌氨基糖苷类或喹诺酮类
鲍曼不动杆菌	（1）非耐药：β-内酰胺酶	
	（2）多重耐药：β-内酰胺类或碳青霉烯类抗菌药物	可联合氨基糖苷类或喹诺酮类抗菌药物
	（3）泛耐药：含舒巴坦的制剂联合；多黏菌素为基础的联合；替加环素为基础的联合	联合米诺环素或多西环素；联合舒巴坦或碳青霉烯类或替加环素；联合舒巴坦或碳青霉烯类
	（4）全耐药：多黏菌素	联合辅助吸入多黏菌素
嗜麦芽窄食单胞菌	β-内酰胺类/β-内酰胺酶抑制剂合剂、磺胺甲噁唑	联合喹诺酮类，备选方案为黏菌素或替加环素
厌氧菌	青霉素联合甲硝唑	头孢西丁、拉氧头孢等

【药学提示】

对于耐药病原体感染和（或）重症感染，注意按照 PK/PD 原则用药以达到更佳的临床疗效，

如 β-内酰胺类药物应采用增加给药频次、提高单次剂量、延长输注时间的方法制订用药方案。

【注意事项】

请参阅相关抗菌药物说明书。

五、推荐表单

（一）医师表单

医院获得性肺炎临床路径医师表单

适用对象：第一诊断为医院获得性肺炎（ICD-10：J18.8）

患者姓名：	性别： 年龄： 门诊号：	住院号：
住院日期： 年 月 日	出院日期： 年 月 日	标准住院日：10~14 天

时间	进入路径后第 1~3 天	进入路径后第 4~6 天
主要诊疗工作	□ 询问病史及体格检查 □ 进行病情初步评估 □ 上级医师查房 □ 评估特定病原体的危险因素，进行初始经验性抗感染治疗 □ 开实验室检查单，完成病历书写	□ 上级医师查房 □ 核查辅助检查的结果是否有异常 □ 病情评估，维持原有治疗或调整抗菌药物 □ 观察药物不良反应 □ 住院医师书写病程记录
重点医嘱	**长期医嘱：** □ 呼吸内科护理常规 □ 一级或二级护理（根据病情） □ 吸氧/机械通气（必要时） □ 抗菌药物 □ 祛痰剂 **临时医嘱：** □ 血常规、尿常规、便常规、血气分析 □ 肝肾功能、电解质、血糖、红细胞沉降率、CRP、降钙素原、G 试验、GM 试验 □ 下呼吸道标本病原学检查及药敏试验 □ 胸正侧位 X 线片或床旁 X 线胸片 □ 胸部 CT、血培养、B 超、D-二聚体、降钙素原 □ 对症处理	**长期医嘱：** □ 呼吸内科护理常规 □ 一级或二级护理（根据病情） □ 吸氧/机械通气（必要时） □ 抗菌药物/根据病情调整抗菌药物 □ 祛痰剂 □ 根据病情调整抗菌药物 **临时医嘱：** □ 对症处理 □ 复查血常规 □ X 线胸片检查（必要时） □ 异常指标复查 □ 病原学检查（必要时） □ 有创性检查（必要时）
病情变异记录	□ 无 □ 有，原因： 1. 2.	□ 无 □ 有，原因： 1. 2.
医师签名		

时间	进入路径后第 7~9 天	进入路径后第 10~14 天 （出院日）
主要诊疗工作	□ 上级医师查房 □ 评估治疗效果 □ 确定出院后治疗方案 □ 完成上级医师查房记录	□ 完成出院小结 □ 向患者交代出院后注意事项 □ 预约复诊日期
重点医嘱	长期医嘱： □ 呼吸内科护理常规 □ 二级或三级护理（根据病情） □ 吸氧（必要时） □ 抗菌药物 □ 祛痰剂 □ 根据病情调整 临时医嘱： □ 复查血常规、X 线胸片（必要时） □ 根据需要，复查有关检查	出院医嘱： □ 出院带药 □ 门诊随诊
病情变异记录	□ 无　□ 有，原因： 1. 2.	□ 无　□ 有，原因： 1. 2.
医师签名		

（二）护士表单

医院获得性肺炎临床路径护士表单

适用对象：第一诊断为医院获得性肺炎（ICD-10：J18.8）

患者姓名：	性别：　　年龄：　　门诊号：	住院号：
住院日期：　　年　月　日	出院日期：　　年　月　日	标准住院日：10~14 天

时间	进入路径后第1~3天	住院期间	出院前 1~3 天 （出院日）
健康宣教	□ 介绍主管医师、护士 □ 介绍环境、设施 □ 介绍住院注意事项 □ 向患者宣教戒烟、戒酒的重要性，及减少二手烟的吸入	□ 指导患者正确留取痰培养标本 □ 主管护士与患者沟通，了解并指导心理应对 □ 宣教疾病知识、用药知识及特殊检查操作过程 □ 告知检查及操作前后饮食、活动及探视注意事项及应对方式	□ 康复和锻炼 □ 定时复查 □ 出院带药服用方法 □ 饮食休息等注意事项指导 □ 讲解增强体质的方法，减少感染的机会
护理处置	□ 核对患者，佩戴腕带 □ 建立入院护理病历 □ 卫生处置：剪指甲、洗澡、更换病号服	□ 随时观察患者病情变化 □ 遵医嘱正确使用抗菌药物 □ 协助医师完成各项检查	□ 办理出院手续 □ 完成出院小结
基础护理	□ 二级护理 □ 晨晚间护理 □ 患者安全管理	□ 二级护理 □ 晨晚间护理 □ 患者安全管理	□ 三级护理 □ 晨晚间护理 □ 患者安全管理
专科护理	□ 护理查体 □ 呼吸频率、血氧饱和度监测 □ 需要时填写跌倒及压疮防范表 □ 需要时请家属陪伴 □ 心理护理	□ 呼吸频率、血氧饱和度监测 □ 遵医嘱完成相关检查 □ 心理护理 □ 必要时吸氧 □ 遵医嘱正确给药 □ 指导患者咳嗽并观察痰液性状 □ 提供并发症征象的依据	□ 病情观察：评估患者生命体征，特别是呼吸频率及血氧饱和度 □ 心理护理
重点医嘱	□ 详见医嘱执行单	□ 详见医嘱执行单	□ 详见医嘱执行单
病情变异记录	□ 无　□ 有，原因： 1. 2.	□ 无　□ 有，原因： 1. 2.	□ 无　□ 有，原因： 1. 2.
护士签名			

（三）患者表单

医院获得性肺炎临床路径患者表单

适用对象：第一诊断为医院获得性肺炎（ICD-10：J18.8）

患者姓名：	性别： 年龄： 门诊号：	住院号：
住院日期： 年 月 日	出院日期： 年 月 日	标准住院日：10~14 天

时间	进入路径后第1~3天	住院期间	出院前1~3天（出院日）
医患配合	□ 配合询问病史、收集资料，请务必详细告知既往史、用药史、过敏史 □ 配合进行体格检查 □ 有任何不适告知医师	□ 配合完善相关检查，如采血、留尿、心电图、X线胸片/胸部CT等 □ 医师向患者及家属介绍病情，如有异常检查结果需进一步检查 □ 配合用药及治疗 □ 配合医师调整用药 □ 有任何不适告知医师	□ 接受出院前指导 □ 知道复查程序 □ 获取出院诊断书
护患配合	□ 配合测量体温、脉搏、呼吸、血压、血氧饱和度、体重 □ 配合完成入院护理评估单（简单询问病史、过敏史、用药史） □ 接受入院宣教（环境介绍、病室规定、订餐制度、贵重物品保管等） □ 有任何不适告知护士	□ 配合测量体温、脉搏、呼吸，询问每日排便情况 □ 接受相关实验室检查宣教，正确留取标本，配合检查 □ 有任何不适告知护士 □ 接受输液、服药治疗 □ 注意活动安全，避免坠床或跌倒 □ 配合执行探视及陪伴 □ 接受疾病及用药等相关知识指导	□ 接受出院宣教 □ 办理出院手续 □ 获取出院带药 □ 知道服药方法、作用、注意事项 □ 知道复印病历方法
饮食	□ 正常饮食或疾病饮食	□ 正常饮食或疾病饮食	□ 正常饮食或疾病饮食
排泄	□ 正常排尿便	□ 正常排尿便	□ 正常排尿便
活动	□ 适量活动	□ 适量活动	□ 适量活动

附：原表单（2017 年版）

医院获得性肺炎临床路径表单

适用对象：第一诊断为医院获得性肺炎（ICD-10：J18.8）

患者姓名：	性别：	年龄：	门诊号：	住院号：
住院日期： 年 月 日	出院日期： 年 月 日			标准住院日：10~14 天

时间	进入路径后第 1~3 天	住院期间
主要诊疗工作	□ 询问病史及体格检查 □ 进行病情初步评估 □ 上级医师查房 □ 评估特定病原体的危险因素，进行初始经验性抗感染治疗 □ 开实验室检查单，完成病历书写	□ 上级医师查房 □ 核查辅助检查的结果是否有异常 □ 病情评估，维持原有治疗或调整抗菌药物 □ 观察药物不良反应 □ 住院医师书写病程记录
重点医嘱	**长期医嘱：** □ 呼吸内科/ICU 护理常规 □ 特级或二级护理（根据病情） □ 氧疗/机械通气（必要时） □ 抗菌药物 □ 祛痰剂 **临时医嘱：** □ 血常规、尿常规、便常规、血气分析 □ 肝肾功能、电解质、血糖、红细胞沉降率、CRP、降钙素原、G 试验、GM 试验 □ 下呼吸道标本病原学检查及药敏分析 □ 胸正侧位 X 线片或床旁 X 线胸片 □ 胸部 CT、血培养、B 超、D-二聚体、降钙素原 □ 对症处理	**长期医嘱：** □ 呼吸内科/ICU 护理常规 □ 特级或二级护理（根据病情） □ 氧疗/机械通气（必要时） □ 抗菌药物 □ 祛痰剂 □ 根据病情调整抗菌药物 **临时医嘱：** □ 对症处理 □ 复查血常规 □ X 线胸片检查（必要时） □ 异常指标复查 □ 病原学检查（必要时） □ 有创性检查（必要时）
护理工作	□ 入院护理评估，护理计划 □ 随时观察患者情况 □ 静脉取血，用药指导 □ 院内感染防控，医护人员洗手减少和防止交叉感染 □ 协助患者完成实验室检查及辅助检查	□ 观察患者一般情况及病情变化 □ 注意痰液变化 □ 观察治疗效果及药物反应 □ 疾病相关健康教育 □ 抬高床头，体位引流
病情变异记录	□ 无 □ 有，原因： 1. 2.	□ 无 □ 有，原因： 1. 2.
护士签名		
医师签名		

时间	出院前 1~3 天	住院第 10~14 天 （出院日）
主要诊疗工作	□ 上级医师查房 □ 评估治疗效果 □ 确定出院后治疗方案 □ 完成上级医师查房记录	□ 完成出院小结 □ 向患者交代出院后注意事项 □ 预约复诊日期
重点医嘱	**长期医嘱：** □ 呼吸内科护理常规 □ 二级或三级护理（根据病情） □ 吸氧（必要时） □ 抗菌药物 □ 祛痰剂 □ 根据病情调整 **临时医嘱：** □ 复查血常规、X 线胸片（必要时） □ 根据需要，复查有关检查	**出院医嘱：** □ 出院带药 □ 门诊随诊
主要护理工作	□ 观察患者一般情况 □ 观察疗效、各种药物作用和不良反应 □ 恢复期生活和心理护理 □ 出院准备指导	□ 帮助患者办理出院手续 □ 出院指导
病情变异记录	□ 无 □ 有，原因： 1. 2.	□ 无 □ 有，原因： 1. 2.
护士签名		
医师签名		

第二章

社区获得性肺炎临床路径释义

一、社区获得性肺炎（非重症）编码

1. 卫计委原编码

疾病名称及编码：社区获得性肺炎（非重症）（ICD-10：J15.901）

2. 修改编码

疾病名称及编码：社区获得性肺炎（非重症）（ICD-10：J15.902）

二、临床路径检索方法

J15.902

三、社区获得性肺炎临床路径标准住院流程

（一）适用对象

第一诊断为社区获得性肺炎（非重症）（ICD-10：J15.901）。

> **释义**
>
> ■ 社区获得性肺炎（community-acquired pneumonia，CAP）是指在医院外罹患的感染性肺实质（含肺泡壁，即广义上的肺间质）炎症，包括具有明确潜伏期的病原体感染而在入院后潜伏期内发病的肺炎。
>
> ■ 不符合重症 CAP 的诊断标准者（见"肺炎严重程度评估"部分）。

（二）诊断依据

诊断依据根据《社区获得性肺炎诊断和治疗指南》（中华医学会呼吸病学分会，2006 年）。

1. 新近出现的咳嗽、咳痰或原有呼吸道疾病症状加重，并出现脓性痰，伴或不伴胸痛。

2. 发热。

3. 肺实变体征和（或）闻及湿性啰音。

4. 白细胞计数 $>10\times10^9$/L 或 $<4\times10^9$/L，伴或不伴细胞核左移。

5. 胸部影像学检查显示片状、斑片状浸润性阴影或间质性改变，伴或不伴胸腔积液。

满足以上 1~4 项中任何 1 项加第 5 项，并除外肺结核、肺部肿瘤、非感染性肺间质性疾病、肺水肿、肺不张、肺栓塞、肺嗜酸性粒细胞浸润症及肺血管炎等后，可建立临床诊断。

> **释义**
>
> ■ 首先应判断 CAP 诊断是否成立。对于临床疑似 CAP 者，需注意与肺结核等特殊感染及非感染性病因进行鉴别。
>
> ■ 病原学诊断也是非常重要的部分，包括可能病原体及其耐药情况。参考年龄、发病季节、基础病和危险因素、症状和体征、胸部影像学、实验室检查、CAP 病情

严重程度、既往抗菌药物使用病史等，合理安排病原学检查。

（三）肺炎严重程度评估

入院的社区获得性肺炎患者应进行病情严重程度评价，根据严重程度选择治疗地点和抗菌药物，并对预后进行预估。重症肺炎的诊断标准依照《社区获得性肺炎诊断和治疗指南》（中华医学会呼吸病学分会，2006 年）。当患者出现下列征象中 1 项或以上者可诊断为重症肺炎，需密切观察，积极救治，有条件时，建议收住 ICU 治疗：①意识障碍；②呼吸频率≥30 次/分；③PaO_2<60mmHg，PaO_2/FiO_2<300，需行机械通气治疗；④动脉收缩压<90mmHg；⑤并发脓毒性休克；⑥胸部 X 线片显示双侧或多肺叶受累，或入院 48 小时内病变扩大≥50%；⑦少尿：尿量<20ml/h，或<80ml/4h，或并发急性肾衰竭需要透析治疗。

> **释义**

■ 除采用重症肺炎诊断标准外，还可采用评分系统评估 CAP 严重程度。临床医师应结合临床经验做出判断，动态观察病情变化。评分系统主要有 CURB-65（C：意识，U：尿素氮，R：呼吸频率，B：血压，65：年龄）和 PSI 评分（表 2-1）。对于流感病毒性肺炎，使用氧合指数结合外周血淋巴细胞绝对值预测其死亡率优于 CURB-65 和肺炎严重指数（PSI）。

表 2-1 CURB-65 和 PSI 评分

评分系统	预测指标和计算方法	风险评分
CURB-65 评分	5 项指标，满足 1 项得 1 分：①意识障碍；②尿素氮>7mmol/L；③呼吸频率≥30 次/分；④收缩压<90 mmHg 或舒张压≤60mmHg；⑤年龄≥65 岁	评估死亡风险： 0~1 分，低危；2 分，中危；3~5 分，高危
PSI 评分	年龄（女性-10 分）加所有危险因素得分总和：①居住养老院（+10 分）；②基础疾病：肿瘤（+30 分）；肝病（+20 分）；充血性心力衰竭（+10 分）；脑血管疾病（+10 分）；肾病（+10 分）；③体征：意识状态改变（+20 分）；体温<35 或≥40℃（+15 分）；脉搏≥125/min（+10 分）；④实验室检查：动脉血气 pH<7.35（+30 分）；血尿素氮≥11mmol/L（+20 分）；血钠<130mmol/L（+20 分）；血糖≥14mmol/L（+10 分）；血细胞比容（HCT）<30%（+10 分）；⑤胸部影像：胸腔积液（+10 分）	评估死亡风险： 低危：Ⅰ级（<50 岁，无基础病），Ⅱ级（≤70 分），Ⅲ级（71~90 分）；中危：Ⅳ级（91~130 分）；高危：Ⅴ级（>130 分） Ⅳ和Ⅴ级需住院治疗

（四）进入路径标准

1. 第一诊断必须符合 ICD-10：J15.901 社区获得性肺炎疾病编码。

2. 当患者同时具有其他疾病诊断，但在治疗期间不需要特殊处理也不影响第一诊断的临床路径流程实施时，可以进入路径。

> **释义**
>
> ■ 患者同时具有其他疾病影响第一诊断的临床路径流程实施时不适合进入本临床路径。
>
> ■ 重症 CAP 或需要入住 ICU 的患者不适合进入本临床路径。

（五）住院期间的检查项目

1. 必需的检查项目

（1）血常规、尿常规、便常规。

（2）肝肾功能、血糖、电解质、红细胞沉降率、C 反应蛋白（CRP）、感染性疾病筛查（乙型肝炎、丙型肝炎、梅毒、艾滋病等）。

（3）病原学检查及药敏试验。

（4）胸部 X 线正侧位片、心电图。

2. 根据患者情况进行：血培养、血气分析、胸部 CT、D-二聚体、血氧饱和度、B 超、有创性检查等。

> **释义**
>
> ■ 部分检查可以在门诊完成。
>
> ■ 病原学检查项目的选择应根据患者年龄、基础疾病、免疫状况、疾病严重程度等进行选择，包括痰涂片及培养、血培养、胸腔积液培养、支原体/衣原体/军团菌筛查、呼吸道病毒筛查以及嗜肺军团菌 1 型（LP1）尿抗原、肺炎链球菌（SP）尿抗原、真菌抗原和结核筛查等。
>
> ■ 病原学诊断意义的判断可参考 2016 年中华医学会呼吸病学分会在《中国成人社区获得性肺炎诊断和治疗指南》中的具体建议。有明确诊断的意义是：无菌标本培养得到的病原菌，合格下呼吸道标本中分离到土拉热弗朗西丝菌、鼠疫耶尔森菌、炭疽杆菌，SP 尿抗原、LP1 尿抗原阳性，鼻、咽拭子或下呼吸道标本病毒核酸阳性，鼻、咽拭子或下呼吸道标本病毒抗原阳性且有流行病学史。有重要参考意义的是：合格下呼吸道标本（痰标本：鳞状上皮细胞<10 个/低倍视野，白细胞>25 个/低倍视野）培养优势菌重度生成（≥+++），或少量生长但与涂片镜检结果一致（肺炎链球菌、流感嗜血杆菌、卡他莫拉菌）。肺炎支原体、衣原体、军团菌及呼吸道病毒等血清 IgG 抗体急性期、恢复期双份血清滴度 4 倍或以上增高有意义。
>
> ■ 根据病情部分检查可以不进行。
>
> ■ 如果进行了胸部 CT 检查可以不进行胸部 X 线正侧位片。

（六）治疗方案与药物选择

评估患者和特定病原体感染的危险因素，入院后尽快（4~8小时内）给予抗菌药物。

药物选择：根据《社区获得性肺炎诊断和治疗指南》（中华医学会呼吸病学分会，2006年），结合患者病情合理使用抗菌药物。

1. 轻、中度肺炎患者

（1）口服或静脉注射β-内酰胺类/β-内酰胺酶抑制剂（如阿莫西林/克拉维酸、氨苄西林/舒巴坦）、第二代头孢菌素（如头孢呋辛等）、头孢噻肟或头孢曲松单用或联用大环内酯类。

（2）口服或静脉注射呼吸喹诺酮类。

2. 重症肺炎患者

（1）当无铜绿假单胞菌感染危险因素时：①静脉注射β-内酰胺类/β-内酰胺酶抑制剂（如阿莫西林/克拉维酸、氨苄西林/舒巴坦）或头孢曲松、头孢噻肟或厄他培南联合静脉注射大环内酯类；②静脉注射呼吸喹诺酮类联合氨基糖苷类。

（2）当有铜绿假单胞菌感染危险因素时：①具有抗假单胞菌活性的β-内酰胺类抗菌药物（如头孢他啶、头孢吡肟、哌拉西林/他唑巴坦、头孢哌酮/舒巴坦、亚胺培南、美罗培南等）联合静脉注射大环内酯类，必要时还可同时联用氨基糖苷类；②具有抗假单胞菌活性的β-内酰胺类抗菌药物联合静脉注射喹诺酮类；③静脉注射环丙沙星或左旋氧氟沙星联合氨基糖苷类。

3. 初始治疗2~3天后进行临床评估，根据患者病情变化调整抗菌药物。

4. 对症支持治疗：退热、镇咳、祛痰、吸氧。

释义

■ CAP抗菌药物治疗的原则：在确立CAP临床诊断后安排合理病原学检查及标本采样后，根据患者临床情况推测可能病原体及耐药风险，选择恰当的抗感染药物和给药方案。首剂抗感染药物应尽早使用，但不应因此忽视必要的鉴别诊断。对于需要住院的CAP患者，推荐β-内酰胺类或联合多西环素、米诺环素、大环内酯类或单用呼吸喹诺酮类。对于有基础疾病或≥60岁的入院（非ICU）治疗人群，可用第三代头孢菌素与β-内酰胺酶抑制剂复合物，如注射用头孢噻肟钠舒巴坦钠。对于有误吸风险的CAP者应选择氨苄西林/舒巴坦、阿莫西林/克拉维酸、莫西沙星、碳青霉烯类等有抗厌氧菌活性的药物，或联合甲硝唑、克林霉素等。有基础疾病者，需考虑肠杆菌科细菌感染的可能，此类患者还应评估ESBL风险。在流感流行季节，怀疑病毒感染者，推荐使用神经氨酰酶抑制剂，也可考虑使用阿比多尔等其他抗病毒药物。一旦获得CAP病原学结果就可以参考体外药敏试验结果进行目标性治疗，对流感嗜血杆菌感染患者，可选氨苄西林或多西环素、喹诺酮等；对肺炎衣原体感染患者，可选用多西环素、大环内酯、甲砜霉素甘氨酸酯、克拉霉素等。

■ 抗感染药物一般可于热退2~3天且主要呼吸道症状明显改善后停药，但应视病情严重程度、并发症及不同病原体而异。轻、中度CAP患者抗感染疗程5~7天，重症或伴有肺外并发症者可适当延长抗感染疗程。非典型病原体治疗反应慢者延长至10~14天。金黄色葡萄球菌、铜绿假单胞菌、克雷伯菌属或厌氧菌等容易导致肺组织坏死，抗菌治疗可延长至14~21天。可应用化瘀解毒类中成药，以防治因感染诱发的组织炎症损伤，如血必净注射液。

■ CAP均有不同程度的通气及换气功能障碍，维持呼吸道通畅至关重要，清除积痰是保持呼吸道通畅的重要环节。可选用糜蛋白酶、胰蛋白酶、N-乙酰半胱氨酸等黏液溶解药，雾化应用于呼吸道，促进痰液排除，保证气道通畅。还可行苯扎氯铵溶液漱口，以降低口腔致病菌和条件致病菌，降低医院获得性肺炎（HAP）。

（七）出院标准

1. 症状好转，体温正常超过 72 小时。
2. 影像学提示肺部病灶明显吸收。

> **释义**
>
> ■ 如果出现并发症，是否需要继续住院处理，由主管医师具体决定。
> ■ 2016 版中国成人社区获得性肺炎诊疗指南给出的出院标准为：患者诊断明确，经有效治疗后病情明显好转，体温正常超过 24 小时且满足临床稳定的其他 4 项指标（心率≤100 次/分，呼吸频率≤100 次/分，收缩压≥90mmHg，氧饱和度≥90%或动脉血氧分压≥60mmHg）可以转为口服药物治疗，无需要进一步处理的并发症及精神障碍等情况时，可考虑出院。

（八）变异及原因分析

1. 治疗无效或者病情进展，需复查病原学检查并调整抗菌药物，导致住院时间延长。
2. 伴有影响本病治疗效果的合并症，需要进行相关诊断和治疗，导致住院时间延长。
3. 病情严重，需要呼吸支持者，归入其他路径。

> **释义**
>
> ■ 微小变异：因为医院检验项目的及时性，不能按照要求完成检查；因为节假日不能按照要求完成检查；患者不愿配合完成相应检查，短期不愿按照要求出院随诊。
> ■ 重大变异：因基础疾病需要进一步诊断和治疗；因各种原因需要其他治疗措施；医院与患者或家属发生医疗纠纷，患者要求离院或转院；不愿按照要求出院随诊而导致入院时间明显延长。

（九）标准住院日为 7~14 天

住院时间 7~14 天。但社区获得性肺炎病情往往复杂多变，如出现并发症或合并症加重住院时间可至 14~28 天。

> **释义**
>
> ■ 如果患者条件允许，住院时间可以少于上述住院天数。

四、社区获得性肺炎给药方案

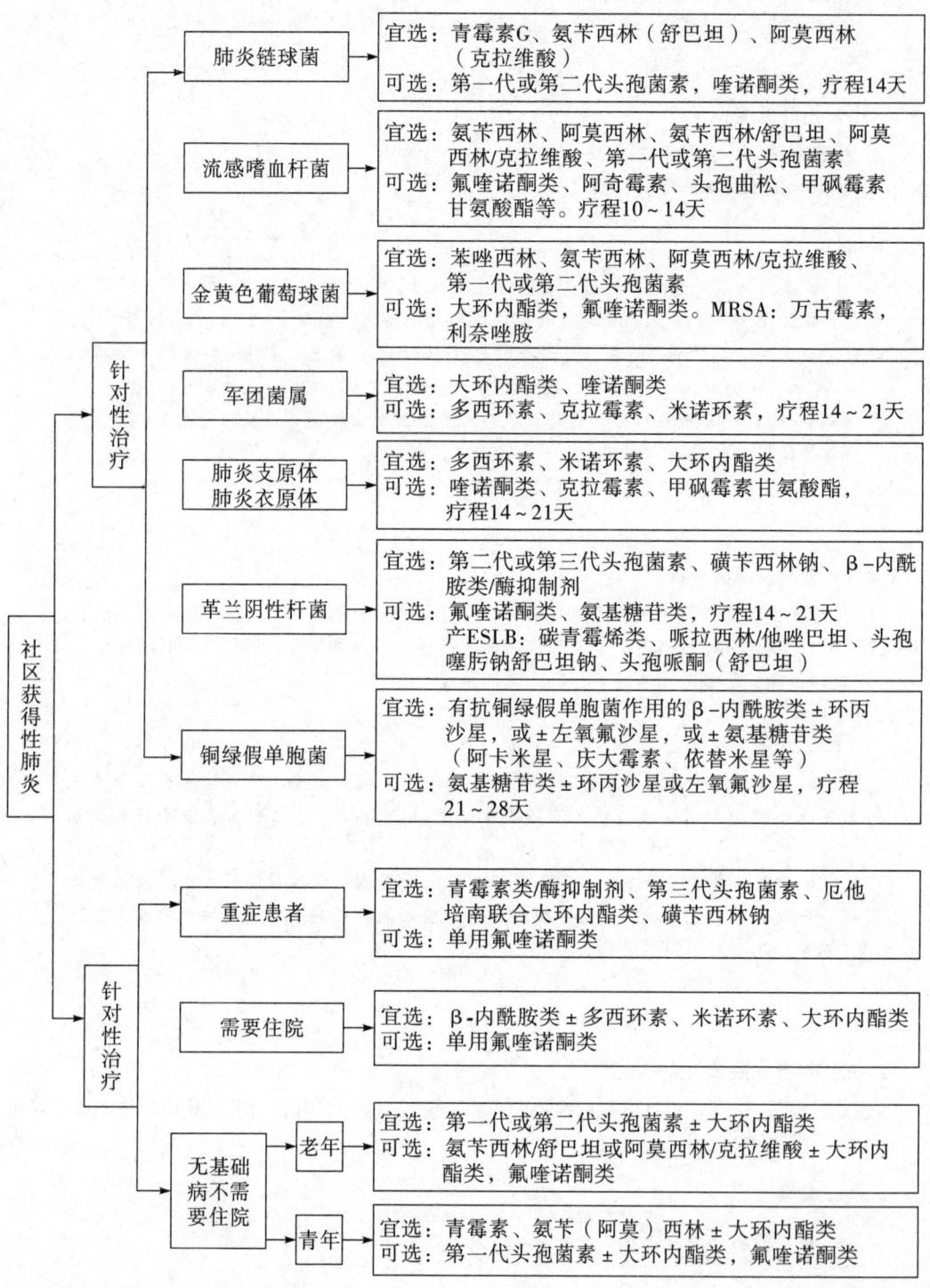

针对性治疗

肺炎链球菌
宜选：青霉素G、氨苄西林（舒巴坦）、阿莫西林（克拉维酸）
可选：第一代或第二代头孢菌素，喹诺酮类，疗程14天

流感嗜血杆菌
宜选：氨苄西林、阿莫西林、氨苄西林/舒巴坦、阿莫西林/克拉维酸、第一代或第二代头孢菌素
可选：氟喹诺酮类、阿奇霉素、头孢曲松、甲砜霉素甘氨酸酯等。疗程10~14天

金黄色葡萄球菌
宜选：苯唑西林、氨苄西林、阿莫西林/克拉维酸、第一代或第二代头孢菌素
可选：大环内酯类，氟喹诺酮类。MRSA：万古霉素，利奈唑胺

军团菌属
宜选：大环内酯类、喹诺酮类
可选：多西环素、克拉霉素、米诺环素，疗程14~21天

肺炎支原体 肺炎衣原体
宜选：多西环素、米诺环素、大环内酯类
可选：喹诺酮类、克拉霉素、甲砜霉素甘氨酸酯，疗程14~21天

革兰阴性杆菌
宜选：第二代或第三代头孢菌素、磺苄西林钠、β-内酰胺类/酶抑制剂
可选：氟喹诺酮类、氨基糖苷类，疗程14~21天
产ESLB：碳青霉烯类、哌拉西林/他唑巴坦、头孢噻肟钠舒巴坦钠、头孢哌酮（舒巴坦）

铜绿假单胞菌
宜选：有抗铜绿假单胞菌作用的β-内酰胺类±环丙沙星，或±左氧氟沙星，或±氨基糖苷类（阿卡米星、庆大霉素、依替米星等）
可选：氨基糖苷类±环丙沙星或左氧氟沙星，疗程21~28天

针对性治疗

重症患者
宜选：青霉素类/酶抑制剂、第三代头孢菌素、厄他培南联合大环内酯类、磺苄西林钠
可选：单用氟喹诺酮类

需要住院
宜选：β-内酰胺类±多西环素、米诺环素、大环内酯类
可选：单用氟喹诺酮类

无基础病不需要住院

老年
宜选：第一代或第二代头孢菌素±大环内酯类
可选：氨苄西林/舒巴坦或阿莫西林/克拉维酸±大环内酯类，氟喹诺酮类

青年
宜选：青霉素、氨苄（阿莫）西林±大环内酯类
可选：第一代头孢菌素±大环内酯类，氟喹诺酮类

社区获得性肺炎

【用药选择】

1. 尽早开始抗菌药物经验治疗。应选用能覆盖肺炎链球菌、流感嗜血杆菌的药物，需要时加用对肺炎支原体、肺炎衣原体、军团菌属等细胞内病原体有效的药物；有肺部基础疾病患者的病原菌亦可为需氧革兰阴性杆菌、金黄色葡萄球菌等。

2. 住院治疗患者入院后应立即采取痰标本，最好在应用抗菌药物之前，做涂片革兰染色检查及培养；体温高、全身症状严重者应同时送血培养。

3. 轻症患者可口服用药；重症患者选用静脉给药，待临床表现显著改善并能口服时改用口服药序贯治疗。

4. 对于有误吸风险的 CAP 者应选择氨苄西林/舒巴坦、阿莫西林/克拉维酸、莫西沙星、碳青霉烯类等有抗厌氧菌活性的药物，或联合甲硝唑、克林霉素等。

5. 在流感流行季节，怀疑病毒感染者，推荐使用神经氨酰酶抑制剂，也可考虑使用阿比多尔等其他抗病毒药物。

【药学提示】

1. 大环内酯类静脉给药可引起血栓性静脉炎，故红霉素静滴时药物浓度不宜超过 1mg/ml；此类药物与甲泼尼龙、茶碱、卡马西平、华法林等药物有相互作用。

2. 肝肾功能不全者应根据说明书酌情调整药物剂量及给药间隔。莫西沙星可不必根据肾功能调整剂量。

3. 氟喹诺酮类不应用于 QT 间期延长者、未满 18 岁者及有精神症状者。

【注意事项】

近年来，耐药肺炎链球菌在全世界范围内的广泛流行已引起医学界的密切关注，给临床医师在治疗社区获得性肺炎方面带来困难。在我国，支原体、衣原体对大环内酯类耐药率较高。MRSA 社区获得性感染的报道亦有逐年增多趋势。

五、推荐表单

(一) 医师表单

社区获得性肺炎临床路径医师表单

适用对象：第一诊断为社区获得性肺炎（ICD-10：J15.901）

患者姓名：	性别： 年龄： 门诊号：	住院号：
住院日期： 年 月 日	出院日期： 年 月 日	标准住院日：7~14 天

时间	住院第1~3天	住院期间
主要诊疗工作	□ 询问病史及体格检查 □ 进行病情初步评估 □ 上级医师查房 □ 评估特定病原体的危险因素，进行初始经验性抗感染治疗 □ 开实验室检查单，完成病历书写	□ 上级医师查房 □ 核查辅助检查的结果是否有异常 □ 病情评估，维持原有治疗或调整抗菌药物 □ 观察药物不良反应 □ 住院医师书写病程记录
重点医嘱	**长期医嘱：** □ 呼吸内科护理常规 □ 一级/二级/三级护理（根据病情） □ 吸氧（必要时） □ 抗菌药物 □ 祛痰剂 **临时医嘱：** □ 血常规、尿常规、便常规 □ 肝肾功能、电解质、血糖、红细胞沉降率、CRP、感染性疾病筛查 □ 病原学检查及药敏试验 □ 胸部 X 线正侧位片、心电图 □ 血气分析、胸部 CT、血培养、B 超、D-二聚体（必要时） □ 对症处理	**长期医嘱：** □ 呼吸内科护理常规 □ 一级/二级/三级护理（根据病情） □ 吸氧（必要时） □ 抗菌药物 □ 祛痰剂 □ 根据病情调整抗菌药物 **临时医嘱：** □ 对症处理 □ 复查血常规 □ X 线胸片检查（必要时） □ 异常指标复查 □ 病原学检查（必要时） □ 有创性检查（必要时）
病情变异记录	□ 无 □ 有，原因： 1. 2.	□ 无 □ 有，原因： 1. 2.
医师签名		

时间	出院前 1~3 天	住院第 7~14 天 （出院日）
主要诊疗工作	□ 上级医师查房 □ 评估治疗效果 □ 确定出院后治疗方案 □ 完成上级医师查房记录	□ 完成出院小结 □ 向患者交代出院后注意事项 □ 预约复诊日期
重点医嘱	**长期医嘱:** □ 呼吸内科护理常规 □ 二级或三级护理（根据病情） □ 吸氧（必要时） □ 抗菌药物 □ 祛痰剂 □ 根据病情调整 **临时医嘱:** □ 复查血常规、X 线胸片（必要时） □ 根据需要，复查有关检查	**出院医嘱:** □ 出院带药 □ 门诊随诊
病情变异记录	□ 无 □ 有，原因： 1. 2.	□ 无 □ 有，原因： 1. 2.
医师签名		

（二）护士表单

社区获得性肺炎临床路径护士表单

适用对象：第一诊断为社区获得性肺炎（ICD-10：J15.901）

患者姓名：	性别： 年龄： 门诊号：	住院号：
住院日期： 年 月 日	出院日期： 年 月 日	标准住院日：7~14 天

时间	住院第 1~3 天	住院第 4~6 天	住院第 7~14 天
健康宣教	□ 介绍主管医师、护士 □ 介绍环境、设施 □ 介绍住院注意事项 □ 向患者宣教戒烟、戒酒的重要性，及减少二手烟的吸入	□ 指导患者正确留取痰培养标本 □ 主管护士与患者沟通，了解并指导心理应对 □ 宣教疾病知识、用药知识及特殊检查操作过程 □ 告知检查及操作前后饮食、活动及探视注意事项及应对方式	□ 康复和锻炼 □ 定时复查 □ 出院带药服用方法 □ 饮食休息等注意事项指导 □ 讲解增强体质的方法，减少感染的机会
护理处置	□ 核对患者，佩戴腕带 □ 建立入院护理病历 □ 卫生处置：剪指甲、洗澡、更换病号服	□ 随时观察患者病情变化 □ 遵医嘱正确使用抗菌药物 □ 协助医师完成各项检查 □ 术前准备 □ 禁食、禁水	□ 办理出院手续 □ 书写出院小结
基础护理	□ 二级护理 □ 晨晚间护理 □ 患者安全管理	□ 二级护理 □ 晨晚间护理 □ 患者安全管理	□ 三级护理 □ 晨晚间护理 □ 患者安全管理
专科护理	□ 护理查体 □ 呼吸频率、血氧饱和度监测 □ 需要时填写跌倒及压疮防范表 □ 需要时请家属陪伴 □ 心理护理	□ 呼吸频率、血氧饱和度监测 □ 遵医嘱完成相关检查 □ 心理护理 □ 必要时吸氧 □ 遵医嘱正确给药 □ 指导患者咳嗽并观察痰液性状 □ 提供并发症征象的依据	□ 病情观察：评估患者生命体征，特别是呼吸频率及血氧饱和度 □ 心理护理
重点医嘱	□ 详见医嘱执行单	□ 详见医嘱执行单	□ 详见医嘱执行单
病情变异记录	□ 无 □ 有，原因： 1. 2.	□ 无 □ 有，原因： 1. 2.	□ 无 □ 有，原因： 1. 2.
护士签名			

（三）患者表单

社区获得性肺炎临床路径患者表单

适用对象：第一诊断为社区获得性肺炎（ICD-10：J15.901）

患者姓名：	性别： 年龄： 门诊号：	住院号：
住院日期： 年 月 日	出院日期： 年 月 日	标准住院日：7~14 天

时间	入院当日	住院期间（第2~6 天）	住院第7~14 天（出院日）
医患配合	□ 配合询问病史、收集资料，请务必详细告知既往史、用药史、过敏史 □ 配合进行体格检查 □ 有任何不适告知医师	□ 配合完善相关检查，如采血、留尿、心电图、X 线胸片等 □ 医师向患者及家属介绍病情，如有异常检查结果需进一步检查 □ 配合用药及治疗 □ 配合医师调整用药 □ 有任何不适告知医师	□ 接受出院前指导 □ 知道复查程序 □ 获取出院诊断书
护患配合	□ 配合测量体温、脉搏、呼吸、血压、血氧饱和度、体重 □ 配合完成入院护理评估单（简单询问病史、过敏史、用药史） □ 接受入院宣教（环境介绍、病室规定、订餐制度、贵重物品保管等） □ 有任何不适告知护士	□ 配合测量体温、脉搏、呼吸，询问每日排便情况 □ 接受相关实验室检查宣教，正确留取标本，配合检查 □ 有任何不适告知护士 □ 接受输液、服药治疗 □ 注意活动安全，避免坠床或跌倒 □ 配合执行探视及陪伴 □ 接受疾病及用药等相关知识指导	□ 接受出院宣教 □ 办理出院手续 □ 获取出院带药 □ 知道服药方法、作用、注意事项 □ 知道复印病历方法
饮食	□ 正常饮食	□ 正常饮食	□ 正常饮食
排泄	□ 正常排尿便	□ 正常排尿便	□ 正常排尿便
活动	□ 适量活动	□ 适量活动	□ 适量活动

附：原表单（2009 年版）

社区获得性肺炎临床路径表单

适用对象：第一诊断为社区获得性肺炎（ICD-10：J15.901）

患者姓名：		性别：	年龄：	门诊号：	住院号：
住院日期： 年 月 日		出院日期： 年 月 日			标准住院日：7~14 天

时间	住院第 1~3 天	住院期间
主要诊疗工作	□ 询问病史及体格检查 □ 进行病情初步评估 □ 上级医师查房 □ 评估特定病原体的危险因素，进行初始经验性抗感染治疗 □ 开实验室检查单，完成病历书写	□ 上级医师查房 □ 核查辅助检查的结果是否有异常 □ 病情评估，维持原有治疗或调整抗菌药物 □ 观察药物不良反应 □ 住院医师书写病程记录
重点医嘱	**长期医嘱：** □ 呼吸内科护理常规 □ 一级/二级/三级护理（根据病情） □ 吸氧（必要时） □ 抗菌药物 □ 祛痰剂 **临时医嘱：** □ 血常规、尿常规、便常规 □ 肝肾功能、电解质、血糖、红细胞沉降率、CRP、感染性疾病筛查 □ 病原学检查及药敏试验 □ 胸 X 线正侧位片、心电图 □ 血气分析、胸部 CT、血培养、B 超、D-二聚体（必要时） □ 对症处理	**长期医嘱：** □ 呼吸内科护理常规 □ 一级/二级/三级护理（根据病情） □ 吸氧（必要时） □ 抗菌药物 □ 祛痰剂 □ 根据病情调整抗菌药物 **临时医嘱：** □ 对症处理 □ 复查血常规 □ X 线胸片检查（必要时） □ 异常指标复查 □ 病原学检查（必要时） □ 有创性检查（必要时）
护理工作	□ 介绍病房环境、设施和设备 □ 入院护理评估，护理计划 □ 随时观察患者情况 □ 静脉取血，用药指导 □ 进行戒烟、戒酒的建议和教育 □ 协助患者完成实验室检查及辅助检查	□ 观察患者一般情况及病情变化 □ 注意痰液变化 □ 观察治疗效果及药物反应 □ 疾病相关健康教育
病情变异记录	□ 无 □ 有，原因： 1. 2.	□ 无 □ 有，原因： 1. 2.
护士签名		
医师签名		

时间	出院前 1~3 天	住院第 7~14 天 （出院日）
主要诊疗工作	□ 上级医师查房 □ 评估治疗效果 □ 确定出院后治疗方案 □ 完成上级医师查房记录	□ 完成出院小结 □ 向患者交代出院后注意事项 □ 预约复诊日期
重点医嘱	**长期医嘱：** □ 呼吸内科护理常规 □ 二级或三级护理（根据病情） □ 吸氧（必要时） □ 抗菌药物 □ 祛痰剂 □ 根据病情调整 **临时医嘱：** □ 复查血常规、X 线胸片（必要时） □ 根据需要，复查有关检查	**出院医嘱：** □ 出院带药 □ 门诊随诊
主要护理工作	□ 观察患者一般情况 □ 观察疗效、各种药物作用和不良反应 □ 恢复期生活和心理护理 □ 出院准备指导	□ 帮助患者办理出院手续 □ 出院指导
病情变异记录	□ 无　□ 有，原因： 1. 2.	□ 无　□ 有，原因： 1. 2.
护士签名		
医师签名		

第三章

肺脓肿临床路径释义

一、肺脓肿编码

1. 卫计委原编码

疾病名称及编码：肺脓肿（ICD-10：J85.2）

2. 修改编码

疾病名称及编码：肺脓肿伴有肺炎（ICD-10：J85.1）

肺脓肿不伴有肺炎（ICD-10：J85.2）

二、临床路径检索方法

J85.1 或 J85.2

三、肺脓肿临床路径标准住院流程

（一）适用对象

第一诊断为肺脓肿（ICD-10：J85.2）。

> **释义**
>
> ■ 肺脓肿是指病原微生物引起肺实质发生坏死性病变，致肺组织化脓性炎症及液化坏死形成脓腔，临床特征性表现为高热、咳嗽和大量脓臭痰，肺部 X 线特点为一个或多个含气液平的空腔（直径>2cm）。
>
> ■ 根据发生肺脓肿的机制可以分为三类：吸入性肺脓肿、继发性肺脓肿和血源性肺脓肿，本临床路径仅适用于吸入性肺脓肿。
>
> ■ 有关肺脓肿的定义必须明确：
>
> 吸入性肺脓肿：又称为原发性肺脓肿，指病原微生物在各种诱因的影响下经口、鼻咽腔吸入至肺部，引起肺化脓性炎症。
>
> 继发性肺脓肿：指存在某些基础肺病，如支气管扩张、肺癌、肺结核空洞，或支气管异物堵塞气道而继发肺部感染，或邻近器官的化脓性病变蔓延至肺，以上疾病所致肺的化脓性炎症。
>
> 血源性肺脓肿：指因原有的皮肤外伤感染、骨髓炎等，病原菌经血行播散至肺部，造成双肺外周部的多发性小脓肿。
>
> ■ 本临床路径仅适合于无基础疾病的肺脓肿，即吸入性肺脓肿。

（二）诊断依据

根据《临床诊疗指南·呼吸病学分册》（中华医学会编著，人民卫生出版社，2009）。

1. 多有吸入史及口腔疾病。

2. 畏寒发热，咳嗽和咳大量脓性痰或脓臭痰。

3. 血白细胞增多或正常（慢性患者）。

4. 胸部影像学肺脓肿改变。

> **释义**
>
> ■ 吸入史及口腔疾病，包括醉酒、呕吐、麻醉等诱因导致口腔内病原微生物吸入肺部，多数患者有口腔、鼻部及咽喉部感染病灶。
>
> ■ 慢性患者：这里指病程较长的患者，与慢性肺脓肿患者不同。
>
> ■ 慢性肺脓肿：指急性肺脓肿治疗不彻底或支气管引流不畅，病变迁延3~6个月以上。患者反复发热、咳嗽、咳脓血痰，常有中至大量咯血，体检可见消瘦、贫血、杵状指（趾）等。慢性肺脓肿不适用于本临床路径。

（三）选择治疗方案的依据

根据《临床诊疗指南·呼吸病学分册》（中华医学会编著，人民卫生出版社，2009）。

1. 积极控制感染，合理应用抗菌药物。
2. 痰液引流：体位引流，辅助以祛痰药、雾化吸入和支气管镜吸引。
3. 支持治疗：加强营养，纠正贫血。

> **释义**
>
> ■ 抗菌药物治疗：通常根据病原微生物和病情选择抗菌药物种类及给药途径。在应用抗菌药物治疗前，应送检血、痰和胸腔积液等标本做需氧和厌氧菌培养和药敏试验，根据药敏结果选用和调整抗菌药物的应用。经验性治疗，因吸入性肺脓肿多由厌氧菌感染或混合感染所致，一般对青霉素敏感，经验性应首选青霉素。如为脆弱拟杆菌，对青霉素不敏感，可用林可霉素、克林霉素、甲硝唑或其他β-内酰胺类抗菌药物/β-内酰胺酶抑制剂等。抗菌药物治疗如有效，宜持续8~12周，直至X线胸片上空洞和炎症完全消失，或仅有少量稳定的残留纤维化；若疗效不佳，要注意根据细菌培养和药敏试验结果选用有效抗菌药物。

（四）标准住院日为3~8周

> **释义**
>
> ■ 如果患者临床症状及影像学改善明显且病情稳定，可出院门诊治疗，包括口服或静脉应用抗菌药物，尽可能缩短住院日，住院时间可以少于3周。

（五）进入路径标准

1. 第一诊断必须符合 ICD-10：J85.2 肺脓肿疾病编码。
2. 当患者同时具有其他疾病诊断时，但在住院期间不需要特殊处理也不影响第一诊断的临床路径流程实施时，可以进入临床路径。

> **释义**
>
> ■ 诊断可以是临床初步诊断，不一定为临床确诊。但初步诊断的疾病编码应为肺脓肿 J85.201 或吸入性肺脓肿 J85.252。
>
> ■ 患者为继发性肺脓肿和血源性肺脓肿不能进入本临床路径；如同时具有其他疾病，包括控制良好的糖尿病、没有后遗症的脑血管病、高血压病等，可以进入该临床路径；如果伴随疾病不稳定，需要调整药物或影响本疾病的病程，如控制不佳的糖尿病、不稳定型心绞痛、心力衰竭等，不适合进入本临床路径。

（六）住院期间的检查项目

1. 必需的检查项目
（1）血常规、尿常规、便常规。
（2）肝肾功能、电解质、血糖、红细胞沉降率、C 反应蛋白（CRP）、凝血功能、感染性疾病筛查（乙型肝炎、丙型肝炎、梅毒、艾滋病等）、血气分析。
（3）痰病原学检查及药敏试验。
（4）胸部 X 线正侧位片、心电图。
2. 根据患者病情选择的检查项目：血培养、其他方法的病原微生物学检查、胸部 CT、有创性检查（支气管镜）等。

> **释义**
>
> ■ 针对反复治疗效果不佳的患者：应进行其他病原微生物学检查方法，包括血清学检查，如 γ-干扰素释放试验、1,3-β-D-葡聚糖（G）试验、半乳甘露聚糖（GM）试验；用于鉴别肉芽肿病多血管炎（GPA）的指标，如抗中性粒细胞胞质抗体（ANCA）。
>
> ■ 病原微生物学检查：痰标本行革兰染色、培养和药物敏感性试验；痰涂片（萋-尼抗酸染色和荧光染色法）行抗酸杆菌检查；血培养获得病原微生物学诊断；经支气管镜保护性毛刷、经肺泡灌洗来获得气道未污染的标本进行病原微生物的定量培养。
>
> ■ 支气管镜检查：当病原微生物诊断不清或治疗疗效不佳时，可通过该项检查采集病原微生物学标本或鉴别支气管及肺部疾病，如支气管肺癌、支气管狭窄、支气管结核、气管内占位等。
>
> ■ 经皮超声引导或 CT 引导肺穿刺检查：当疾病治疗效果不佳或病原学诊断不清时，可通过该检查对病变位置进行穿刺，鉴别其他疾病，如支气管肺癌、肉芽肿病多血管炎（GPA）等。其中引流液可送检需氧培养、厌氧培养；肺组织可送检组织细菌及真菌培养、组织病理学检查等。

（七）治疗方案与药物选择

预防性抗菌药物：按照《抗菌药物临床应用指导原则》（卫医发〔2004〕285 号）执行，根据患者病情合理使用抗菌药物。

> **释义**
>
> ■ 见本路径"（三）选择治疗方案的依据"。

（八）出院标准

1. 症状缓解，体温正常超过 72 小时。
2. 病情稳定。
3. 没有需要住院治疗的合并症和（或）并发症。

> **释义**
>
> ■ 病情稳定是指临床症状缓解，且影像学显示肺脓肿明显吸收，方能出院并继续治疗至肺脓肿病灶完全吸收或仅遗留少量纤维索条。

（九）变异及原因分析

1. 治疗无效或者病情进展，需复查病原微生物学检查并调整抗菌药物，导致住院时间延长。
2. 伴有影响本病治疗效果的合并症和（或）并发症，需要进行相关检查及治疗，导致住院时间延长。
3. 有手术治疗指征需外科治疗者，转入外科治疗路径。

> **释义**
>
> ■ 变异分为微小变异和重大变异两大类，前者是不出路径、偏离预定轨迹的病例，后者是需要退出本路径或进入其他路径的病例。
>
> ■ 微小变异
>
> 1. 并发症：药物过敏、恶心、呕吐、肌痛和头痛等；疾病相关的咯血，药物治疗可以控制；反复调整抗菌药物，没有造成病程的明显延长。
>
> 2. 医院原因：因为医院检验项目的及时性，不能按照要求完成检查；因为节假日不能按照要求完成检查。
>
> 3. 个人原因：不愿配合完成相应检查，短期不愿按照要求出院随诊。
>
> ■ 重大变异
>
> 1. 诊断发生变化：因治疗疗效不佳或进一步鉴别诊断中，发现支气管扩张、肺恶性肿瘤、气道狭窄等疾病，导致诊断发生改变。
>
> 2. 疾病本身原因：①治疗疗效不佳，迁延不愈，病程超过 12 周，诊断更改为慢性肺脓肿；②合并大咯血，需要支气管动脉介入栓塞治疗；③伴随疾病发生病情加重，需调整治疗，如糖尿病血糖控制不佳、冠状动脉粥样硬化性心脏病伴发急性冠脉综合征、急性脑血管意外等。
>
> 3. 并发症：出现脓胸、脓气胸、感染中毒性休克、呼吸衰竭等。
>
> 4. 医院原因：与患者或家属发生医疗纠纷。
>
> 5. 个人原因：患者要求离院或转院；或患者不愿按照要求出院随诊而导致入院时间明显延长。

四、肺脓肿抗感染给药方案

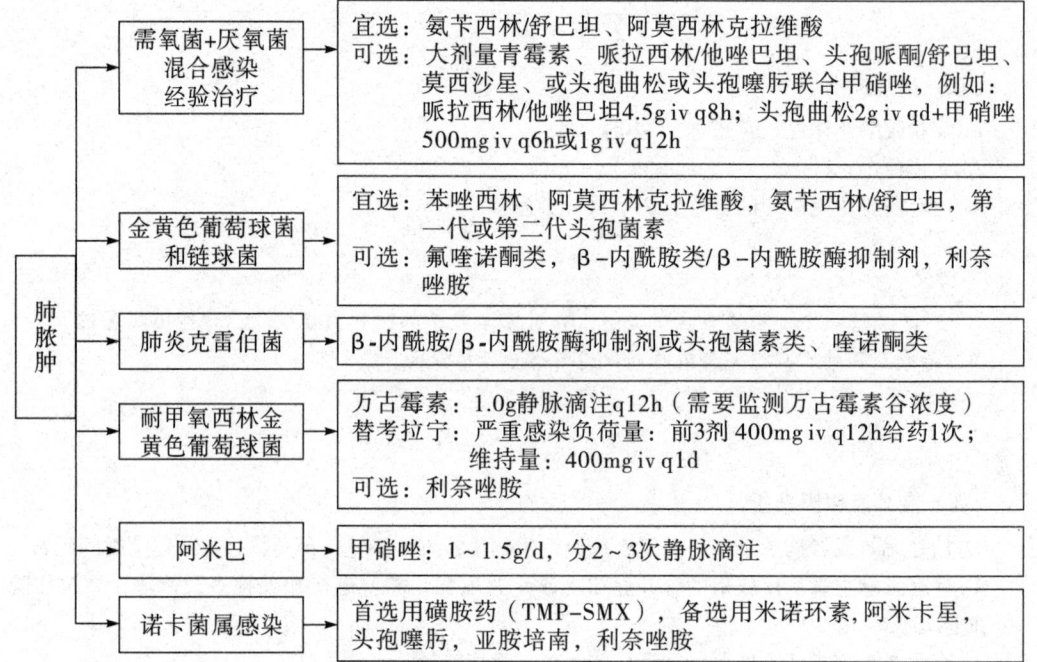

【用药选择】

1. 抗菌药物应用之前，应送痰、血和（或）胸液等标本，进行需氧和厌氧菌培养和药敏试验，根据药敏试验结果选择或调整抗菌药物的应用。

2. 抗菌药物疗程一般为 8~12 周，直到临床症状完全消失，胸部 X 线片显示脓腔及炎性病变完全消失或仅残留少量条索状纤维阴影。

3. 临床症状改善后，抗菌药物静脉滴注可改为肌内注射或口服。

4. 引起肺脓肿的最常见病原微生物为厌氧菌（包括消化链球菌、拟杆菌属、梭杆菌属）、肺炎链球菌、A 组链球菌、肺炎克雷伯菌、金黄色葡萄球菌等，因此治疗应当采用覆盖需氧菌和厌氧菌的有效药物。

5. 所有患者在抗菌药物治疗的同时均推荐进行体位引流和（或）胸部物理疗法，提高疗效。体位引流时应使脓肿处于最高位置，利于脓液排出，每日可引流 2~3 次，每次 10~15 分钟。痰液黏稠不易咳出者可给予祛痰药，如糜蛋白酶；或支气管舒张剂，如 β_2 受体激动剂。

【药学提示】

1. 长期使用万古霉素等药物，需监测药物谷浓度、患者肾功能和肌酐清除率。

2. 由于本病需要使用抗菌药物的时间较长，需注意抗菌药物相关腹泻，如艰难梭菌感染等。

【注意事项】

近年来，由于革兰阴性菌作为肺脓肿的重要病原菌的增加，加上耐青霉素和耐克林霉素的厌氧菌增加，因此对于肺脓肿的治疗需要考虑以上流行情况，同时积极进行病原学检查。对抗生素治疗不敏感也应考虑存在无菌性肺空洞如肺癌、肺栓塞或肉芽肿病多血管炎（GPA）以及空洞型肺结核的可能。

五、推荐表单

（一）医师表单

肺脓肿临床路径医师表单

适用对象：第一诊断为肺脓肿（ICD-10：J85.201）或吸入性肺脓肿（ICD-10：J85.252）

患者姓名：	性别：	年龄：	门诊号：	住院号：

住院日期：　　年　月　日	出院日期：　　年　月　日	标准住院日：3~8 周

时间	住院第 1~3 天	住院期间
主要诊疗工作	□ 询问病史及体格检查 □ 进行病情初步评估 □ 上级医师查房 □ 明确诊断，决定诊治方案 □ 开实验室检查单 □ 完成病历书写	□ 上级医师查房 □ 评估辅助检查的结果 □ 注意观察咳嗽、痰量的变化 □ 病情评估，根据患者病情变化调整治疗方案 □ 观察药物不良反应 □ 住院医师书写病程记录
重点医嘱	长期医嘱： □ 呼吸内科护理常规 □ 一级/二级/三级护理常规（根据病情） □ 抗菌药物 □ 祛痰剂 临时医嘱： □ 血常规、尿常规、便常规 □ 肝肾功能、电解质、血糖、红细胞沉降率、C 反应蛋白（CRP）、凝血功能、感染性疾病筛查、血气分析、降钙素原 □ 血培养、痰病原学检查及药敏试验 □ 胸部 X 线正侧位片、心电图 □ 其他方法病原学检查、胸部 CT、有创性检查（必要时）	长期医嘱： □ 呼吸内科护理常规 □ 一级/二级/三级护理常规（根据病情） □ 根据病情调整抗菌药物 □ 祛痰剂 临时医嘱： □ 复查血常规 □ 复查 X 线胸片（必要时） □ 异常指标复查 □ 病原学检查（必要时） □ 有创性检查（必要时）
病情变异记录	□ 无　□ 有，原因： 1. 2.	□ 无　□ 有，原因： 1. 2.
护士签名		
医师签名		

时间	出院前 1~3 天	住院第 3~8 周 （出院日）
主要诊疗工作	□ 上级医师查房 □ 评价治疗效果 □ 确定出院后治疗方案 □ 完成上级医师查房记录	□ 完成出院小结 □ 向患者交代出院后注意事项 □ 预约复诊日期
重点医嘱	**长期医嘱：** □ 呼吸内科护理常规 □ 二级或三级护理常规（根据病情） □ 根据病情调整抗菌药物 □ 祛痰剂 □ 根据病情调整用药 **临时医嘱：** □ 血常规、X 线胸片检查（必要时） □ 根据需要，复查有关检查	**出院医嘱：** □ 出院带药 □ 门诊随诊
病情变异记录	□ 无　□ 有，原因： 1. 2.	□ 无　□ 有，原因： 1. 2.
护士签名		
医师签名		

（二）护士表单

肺脓肿临床路径护士表单

适用对象：第一诊断为肺脓肿（ICD-10：J85.201）或吸入性肺脓肿（ICD-10：J85.252）

患者姓名：		性别：	年龄：	门诊号：	住院号：
住院日期：　　年　月　日		出院日期：　　年　月　日			标准住院日：3~8周

时间	住院第1~3天	住院期间
健康宣教	□ 入院宣教 　　介绍主管医师、护士 　　介绍环境、设施 　　介绍住院注意事项 □ 向患者宣教戒烟、戒酒的重要性，及减少剧烈活动 □ 介绍疾病知识	□ 主管护士与患者沟通，了解并指导心理应对 □ 宣教疾病知识 □ 使用药物宣教 □ 正确留取标本及各种检查注意事项宣教 □ 给予患者及家属心理支持 □ 指导患者活动 □ 恢复期生活护理
护理处置	□ 核对患者，佩戴腕带 □ 建立入院护理病历 □ 卫生处置：剪指甲、洗澡、更换病号服	□ 随时观察患者病情变化 □ 遵医嘱氧疗 □ 遵医嘱完成用药 □ 协助医师完成各项检查
基础护理	□ 二级护理 □ 流质饮食或普通饮食 □ 晨晚间护理 □ 遵医嘱适当活动 □ 患者安全管理 □ 心理护理	□ 二级护理 □ 半流质饮食或普通饮食 □ 晨晚间护理 □ 遵医嘱适当活动 □ 患者安全管理 □ 心理护理
主要护理工作	□ 介绍病房环境、设施和设备 □ 入院护理评估、护理计划 □ 观察患者情况 □ 静脉取血，用药指导 □ 指导正确留取痰标本，协助患者完成实验室检查及辅助检查 □ 进行戒烟、戒酒的建议和教育	□ 观察患者一般情况及病情变化 □ 注意痰液变化，协助、指导体位引流 □ 观察药物不良反应 □ 疾病相关健康教育
病情变异记录	□ 无　□ 有，原因： 1. 2.	□ 无　□ 有，原因： 1. 2.
护士签名		
医师签名		

时间	出院前1~3天	住院第3~8周 （出院日）
健 康 宣 教	□ 主管护士与患者沟通，了解并指导心理应对 □ 宣教疾病知识 □ 使用药物宣教 □ 给予患者及家属心理支持 □ 指导患者活动 □ 恢复期生活护理	□ 出院宣教 　复查时间 　服药方法 　活动休息 　指导饮食 □ 指导办理出院手续
护 理 处 置	□ 随时观察患者病情变化 □ 遵医嘱氧疗 □ 遵医嘱完成用药 □ 协助医师完成各项检查	□ 办理出院手续 □ 书写出院小结
基 础 护 理	□ 二级护理 □ 半流质饮食或普通饮食 □ 晨晚间护理 □ 适当活动 □ 患者安全管理 □ 心理护理	□ 三级护理 □ 普通饮食 □ 晨晚间护理 □ 适当活动 □ 患者安全管理
主 要 护 理 工 作	□ 观察患者一般情况 □ 注意痰液的色、质、量变化 □ 观察疗效、各种药物作用和不良反应 □ 恢复期生活和心理护理 □ 出院准备指导	□ 帮助患者办理出院手续 □ 出院指导
病情 变异 记录	□ 无　□ 有，原因： 1. 2.	□ 无　□ 有，原因： 1. 2.
护士 签名		
医师 签名		

（三）患者表单

肺脓肿临床路径患者表单

适用对象：第一诊断为肺脓肿（ICD-10：J85.201）或吸入性肺脓肿（ICD-10：J85.252）

患者姓名：	性别： 年龄： 门诊号：	住院号：
住院日期： 年 月 日	出院日期： 年 月 日	标准住院日：3~8 周

时间	入院当日	住院期间	出院日
医患配合	□ 配合询问病史、收集资料，请务必详细告知既往史、用药史、过敏史 □ 配合进行体格检查 □ 有任何不适告知医师	□ 配合完善相关检查，如采血、留尿、心电图、X 线胸片等 □ 医师与患者及家属介绍病情，如有异常检查结果需进一步检查 □ 配合医师调整用药 □ 有任何不适告知医师	□ 接受出院前指导 □ 知道复查程序 □ 获取出院诊断书
护患配合	□ 配合测量体温、脉搏、呼吸、血压、血氧饱和度、体重 □ 配合完成入院护理评估单（简单询问病史、过敏史、用药史） □ 接受入院宣教（环境介绍、病室规定、订餐制度、贵重物品保管等）及疾病知识相关教育 □ 有任何不适告知护士	□ 正确留取标本，配合检查 □ 配合用药及治疗 □ 配合定时测量生命体征，每日询问大小便 □ 接受输液、服药治疗 □ 如有咯血随时告知医护人员 □ 注意活动安全，避免坠床或跌倒 □ 配合执行探视及陪伴	□ 接受出院宣教 □ 办理出院手续 □ 获取出院带药 □ 知道服药方法、作用、注意事项 □ 知道复印病历方法 □ 取复诊预约单，牢记复诊时间
饮食	□ 正常饮食 □ 遵医嘱饮食 □ 低脂饮食	□ 正常饮食 □ 遵医嘱饮食 □ 低脂饮食	□ 正常饮食 □ 遵医嘱饮食
排泄	□ 正常排尿便 □ 避免便秘	□ 正常排尿便 □ 避免便秘	□ 正常排尿便 □ 避免便秘
活动	□ 遵医嘱适量活动	□ 遵医嘱适量活动	□ 遵医嘱适量活动

附：**原表单（2011 年版）**

肺脓肿临床路径表单

适用对象：第一诊断为肺脓肿（ICD-10：J85.2）

患者姓名：	性别： 年龄： 门诊号：	住院号：
住院日期： 年 月 日	出院日期： 年 月 日	标准住院日：3~8 周

时间	住院第 1~3 天	住院期间
主要诊疗工作	□ 询问病史及体格检查 □ 进行病情初步评估 □ 上级医师查房 □ 明确诊断，决定诊治方案 □ 开实验室检查单 □ 完成病历书写	□ 上级医师查房 □ 评估辅助检查的结果 □ 注意观察咳嗽、痰量的变化 □ 病情评估，根据患者病情变化调整治疗方案 □ 观察药物不良反应 □ 住院医师书写病程记录
重点医嘱	**长期医嘱：** □ 呼吸内科护理常规 □ 一级/二级/三级护理常规（根据病情） □ 抗菌药物 □ 祛痰剂 **临时医嘱：** □ 血常规、尿常规、便常规 □ 肝肾功能、电解质、血糖、红细胞沉降率、C 反应蛋白（CRP）、凝血功能、感染性疾病筛查、血气分析 □ 痰病原学检查及药敏试验 □ X 线胸部正侧位片、心电图 □ 血培养、其他方法病原学检查、胸部 CT、有创性检查（必要时）	**长期医嘱：** □ 呼吸内科护理常规 □ 一级/二级/三级护理常规（根据病情） □ 根据病情调整抗菌药物 □ 祛痰剂 **临时医嘱：** □ 复查血常规 □ 复查 X 线胸片（必要时） □ 异常指标复查 □ 病原学检查（必要时） □ 有创性检查（必要时）
主要护理工作	□ 介绍病房环境、设施和设备 □ 入院护理评估、护理计划 □ 观察患者情况 □ 静脉取血，用药指导 □ 指导正确留取痰标本，协助患者完成实验室检查及辅助检查 □ 进行戒烟、戒酒的建议和教育	□ 观察患者一般情况及病情变化 □ 注意痰液变化，协助、指导体位引流 □ 观察药物不良反应 □ 疾病相关健康教育
病情变异记录	□ 无 □ 有，原因： 1. 2.	□ 无 □ 有，原因： 1. 2.
护士签名		
医师签名		

时间	出院前 1~3 天	住院第 3~8 周 （出院日）
主 要 诊 疗 工 作	□ 上级医师查房 □ 评价治疗效果 □ 确定出院后治疗方案 □ 完成上级医师查房记录	□ 完成出院小结 □ 向患者交代出院后注意事项 □ 预约复诊日期
重 点 医 嘱	**长期医嘱：** □ 呼吸内科护理常规 □ 二级或三级护理常规（根据病情） □ 根据病情调整抗菌药物 □ 祛痰剂 □ 根据病情调整用药 **临时医嘱：** □ 血常规、X 线胸片检查（必要时） □ 根据需要，复查有关检查	**出院医嘱：** □ 出院带药 □ 门诊随诊
主 要 护 理 工 作	□ 观察患者一般情况 □ 注意痰液的色、质、量变化 □ 观察疗效、各种药物作用和不良反应 □ 恢复期生活和心理护理 □ 出院准备指导	□ 帮助患者办理出院手续 □ 出院指导
病情 变异 记录	□ 无　□ 有，原因： 1. 2.	□ 无　□ 有，原因： 1. 2.
护士 签名		
医师 签名		

第四章

慢性阻塞性肺疾病临床路径释义

一、慢性阻塞性肺疾病急性加重期编码

1. 卫计委原编码

疾病名称及编码：慢性阻塞性肺疾病急性加重期（ICD-10：J44.001 或 J44.101）

2. 修改编码

疾病名称及编码：慢性阻塞性肺病伴有急性下呼吸道感染（ICD-10：J44.0）

慢性阻塞性肺病伴有急性加重（ICD-10：J44.1）

二、临床路径检索方法

J44.0／J44.1

三、慢性阻塞性肺疾病临床路径标准住院流程

（一）适用对象

第一诊断为慢性阻塞性肺疾病急性加重期（ICD-10：J44.001 或 J44.101）。

（二）诊断依据

根据《慢性阻塞性肺疾病诊治指南（2013 年修订版）》（中华医学会呼吸病学分会慢性阻塞性肺疾病学组）。

1. 有慢性阻塞性肺疾病（慢阻肺，COPD）病史。

2. 出现超越日常状况的持续恶化，并需改变基础慢阻肺的常规用药者。

3. 通常在疾病过程中，患者短期内咳嗽、咳痰、气短和（或）喘息加重，痰量增多，呈脓性或黏脓性，可伴发热等炎症明显加重的表现。

> **释义**
>
> ■ 目前肺功能检查是诊断慢性阻塞性肺疾病并监测疾病进展的金标准。慢性阻塞性肺疾病的确诊需有肺功能检查的结果，即使用支气管扩张剂后 $FEV_1/FVC<70\%$。

（三）治疗方案的选择

根据《慢性阻塞性肺疾病诊治指南（2013 年修订版）》（中华医学会呼吸病学分会慢性阻塞性肺疾病学组）。

1. 一般治疗：吸氧，休息。

2. 对症：镇咳祛痰、平喘。

3. 抗菌药物。

4. 呼吸支持。

> **释义**
>
> ■ 呼吸支持：可通过无创或有创方式实施机械通气，首选无创通气。需要气管插管和机械通气的患者不进入本临床路径。

（四）标准住院日为 10~22 天

> **释义**
>
> ■ 如果患者条件允许，住院时间可以少于上述住院天数。

（五）进入路径标准

1. 第一诊断必须符合慢性阻塞性肺疾病编码（ICD-10：J44.101 或 ICD-10：J44.001）。
2. 当患者同时具有其他疾病诊断时，但在住院期间不需要特殊处理也不影响第一诊断的临床路径流程实施时，可以进入路径。

> **释义**
>
> ■ 患者同时具有其他疾病影响第一诊断的临床路径流程实施时不适合进入本临床路径。
>
> ■ 慢性阻塞性肺疾病急性加重期合并重症肺炎、呼吸衰竭需要机械通气等情况时不进入本临床路径。

（六）入院 1~3 天检查项目

1. 必需的检查项目
（1）血常规、尿常规、便常规。
（2）肝功能、肾功能、电解质、血气分析、凝血功能、D-二聚体（D-dimer）、红细胞沉降率、C 反应蛋白（CRP）；术前免疫 8 项。
（3）痰涂片找细菌、真菌及抗酸杆菌，痰培养+药敏试验，支原体抗体，衣原体抗体，结核抗体，军团菌抗体。
（4）胸部正侧位 X 线片、心电图、肺功能（包括支气管舒张试验）。
2. 根据患者病情选择的检查项目
（1）超声心动图。
（2）肺 CT。
（3）腹部超声。
（4）下肢静脉超声。

> **释义**
>
> ■ 部分检查可以在门诊完成。根据患者病情和所在医疗机构条件，部分检查可以不进行。
>
> ■ 血气分析如 $PaO_2 < 60$ mmHg 和（或）$PaCO_2 > 50$ mmHg，提示呼吸衰竭。若 $PaO_2 <$

50mmHg，$PaCO_2$＞70mmHg，pH＜7.30 提示病情严重，需进行严密监护或入住 ICU 行无创或有创机械通气治疗。

■病原学检查根据情况，标本来源不限于痰液，可包括血液、胸腔积液、咽拭子、气管内吸取分泌物等，可进行涂片、培养、药敏试验。也可包括血清抗体检测、尿抗原检测等。

■肺功能检查应在病情稳定后进行。急性加重期间不推荐进行肺功能检查，因为患者无法配合且检查结果不够准确。

■如果进行了胸部 CT 检查可以不进行胸部 X 线正侧位片。

(七) 治疗方案

1. 评估病情严重程度。
2. 控制性氧疗。
3. 抗菌药物、支气管舒张剂、糖皮质激素治疗。
4. 机械通气（病情需要时）。
5. 其他治疗措施。

释义

■慢性阻塞性肺疾病急性加重严重程度评价，见表4-1。

表 4-1　慢性阻塞性肺疾病急性加重的严重性评估

病史	体征
FEV_1	辅助呼吸肌参与呼吸运动
病情加重或新症状出现的时间	胸腹矛盾运动
既往加重次数（急性加重，住院）	进行性加重或新出现的中心性紫绀
合并症	外周水肿
目前稳定期的治疗方案	血流动力学不稳定
既往应用机械通气的资料	左右衰竭征象 反应迟钝

■控制性氧疗：氧疗是治疗慢性阻塞性肺疾病急性加重的一个重要部分，氧流量调节以改善患者的低氧血症、保证88%~92%氧饱和度为目标，氧疗30~60分钟后应进行动脉血气分析，以确定氧合满意而无二氧化碳潴留或酸中毒，文丘里面罩较鼻导管能够更精确地调节吸入氧浓度。

■支气管扩张剂：单一吸入短效 β_2 受体激动剂或短效 β_2 受体激动剂和短效抗胆碱能药物联合吸入通常是优先选择的支气管扩张剂。这些药物可以改善临床症状和肺功能，应用雾化吸入疗法吸入短效支气管扩张剂可能更适合于慢性阻塞性肺疾病急性加重的患者。

■糖皮质激素：糖皮质激素口服或静脉治疗以加快患者的恢复，并改善肺功能和低氧血症，减少早期复发，降低治疗失败率，缩短住院时间。推荐使用泼尼松 30~40mg/d，疗程 5~7 天。也可以雾化吸入布地奈德替代口服激素治疗，雾化吸入布地奈德 8mg 与全身应用泼尼松龙 40mg 疗效相当。

■抗菌药物治疗的指征：①以下 3 个症状同时出现：呼吸困难加重、痰量增加和脓性痰；②出现 3 个症状中的 2 个症状，包括脓性痰；③需要有创或无创机械通气治疗。抗菌药物的选择要根据当地细菌耐药情况，对于反复发生急性加重、严重气流受限和（或）需要机械通气的患者应进行痰培养，因为此时可能存在革兰阴性杆菌感染并出现抗菌药物耐药。抗菌药物的推荐治疗疗程为 5~10 天，特殊情况可以适当延长抗菌药物的应用时间。

■无创机械通气的应用指征：①呼吸性酸中毒（$PaCO_2$ < 45 mmHg 且动脉 pH<7.35）；②严重呼吸困难且具有呼吸肌疲劳或呼吸功增加的临床征象，或二者皆存在，如辅助呼吸肌的使用、腹部矛盾运动或肋间凹陷；③应用氧疗后仍存在持续性低氧血症。

■慢性阻塞性肺疾病患者的气道内产生大量黏液分泌物，可能促使其继发感染，并影响气道通畅，应用祛痰药有利于气道引流通畅，改善通气功能，可雾化使用湿化气道。常用药物有糜蛋白酶、N-乙酰半胱氨酸等。

（八）出院标准

1. 吸入支气管舒张剂不超过 4 小时 1 次。
2. 患者能进食和睡眠，睡眠不因呼吸困难而唤醒。
3. 患者能在室内活动。
4. 低氧血症稳定，高碳酸血症得到改善或稳定，动脉血气稳定 12~24 小时。
5. 患者临床稳定 12~24 小时。
6. 患者能理解吸入药物的规范使用。

释义

■临床稳定是指咳嗽和咳痰的症状明显减轻，肺部哮鸣音基本消失，呼吸困难或活动耐力基本恢复到疾病加重前水平。

■出院时评估患者是否需要长期家庭氧疗（LTOT）。LTOT 指征：①PaO_2 < 55 mmHg，或 SaO_2<88%，伴或不伴有在 3 周左右 2 次存在高碳酸血症；②PaO_2 55~60 mmHg，或 SaO_2 为 88%，患者出现肺动脉高压，外周水肿（有充血性心力衰竭迹象），或真性红细胞增多症（血细胞比容>55%）。

■如果出现并发症，是否需要继续住院处理，由主管医师酌情决定。

（九）有无变异及原因分析

1. 存在并发症，需要进行相关的诊断和治疗，考虑为变异因素，如并发症严重需要专科治疗则退出路径。

2. 出现治疗不良反应，需要进行相关诊断和治疗。

3. 病情加重，达到需要呼吸支持标准，需要退出临床路径。

4. 当患者同时具有其他疾病诊断，住院期间病情发生变化，需要特殊处理，影响第一诊断的临床路径流程实施时，需要退出临床路径。

5. 患者达到出院标准，但因为患者原因拒绝出院者退出路径。

> **释义**
>
> ■ 微小变异：因医院检验项目的某些原因，不能按照要求完成检查；因节假日不能按照要求完成检查；患者不愿配合完成相应检查，短期不愿按照要求出院随诊。
>
> ■ 重大变异：因基础疾病需要进一步诊断和治疗；因各种原因需要其他治疗措施；医院与患者或家属发生医疗纠纷，患者要求离院或转院；患者不愿按照要求出院随诊而导致住院时间明显延长。

四、慢性阻塞性肺疾病给药方案

1. 慢性阻塞性肺疾病稳定期起始治疗给药方案（见表 4-2）

表 4-2　慢性阻塞性肺疾病稳定期药物起始治疗方案

组别	首选方案	支气管舒张剂	替代方案
A 组	SAMA（需要时）或 SABA（需要时）	LAMA 或 LABA 或 SAMA 和 SABA	茶碱
B 组	LAMA 或 LABA	LAMA 和 LABA	SAMA 和（或）SABA 茶碱
C 组	ICS/LABA 或 LAMA	LAMA 和 LABA	PDE-4 抑制剂 SAMA 和（或）SABA 茶碱
D 组	ICS/LABA 或 LAMA	ICS/LABA 和 LAMA ICS/LABA 和 PDE-4 抑制剂 LAMA 和 LABA LAMA 和 PDE-4 抑制剂	羧甲司坦 SABA 和（或）SAMA 茶碱

2. 慢性阻塞性肺疾病急性加重期药物治疗方案

慢性阻塞性肺疾病急性加重期治疗药物主要包括抗菌药物、支气管扩张剂、糖皮质激素。

（1）抗菌药物：应根据患者病情的严重程度和临床状况是否稳定选择使用口服或静脉用药，静脉用药 3 天以上，如病情稳定可以改为口服。抗菌药物的推荐治疗疗程为 5~10 天。临床上选择抗菌药物要考虑有无铜绿假单胞菌感染的危险因素：①近期住院史；②经常（>4 次/年）或近期（近 3 个月内）抗菌药物应用史；③病情严重（FEV_1 占预计值% <

30%）；④应用口服类固醇激素（近2周服用泼尼松>10mg/d）。

（2）支气管扩张剂：短效支气管扩张剂雾化吸入治疗较适用于慢性阻塞性肺疾病急性加重期的治疗，对于病情较严重者可考虑静脉滴注茶碱类药物，监测血清茶碱浓度对评估疗效和避免发生不良反应都有一定意义。由于β_2受体激动剂、抗胆碱能药物及茶碱类药物的作用机制及药代动力学特点不同，且分别作用于不同级别的气道，所以联合用药的支气管舒张作用更强。

（3）糖皮质激素：在应用支气管扩张剂基础上，口服或静脉滴注激素，激素剂量要权衡疗效及安全性，疗程5~7天。

【用药选择】

1. 抗菌药物：对无铜绿假单胞菌危险因素者，主要依据急性加重严重程度、当地耐药状况、费用和潜在的依从性选择药物，病情较轻者推荐使用青霉素、阿莫西林加或不加用克拉维酸、大环内酯类、氟喹诺酮类、第一代或第二代头孢菌素类抗菌药物，一般可口服给药，病情较重者可用β-内酰胺类/酶抑制剂、第二代头孢菌素类、氟喹诺酮类和第三代头孢菌素类。有铜绿假单胞菌危险因素者如能口服，则可选用环丙沙星，需要静脉用药时可选择环丙沙星、抗铜绿假单胞菌的β-内酰胺类，不加或加用酶抑制剂，同时可加用氨基糖苷类药物。

2. 支气管扩张剂：支气管扩张剂是控制慢性阻塞性肺疾病症状的主要药物，与口服药物相比，吸入剂不良反应少，规律应用长效支气管扩张剂效果较好。慢性阻塞性肺疾病常用支气管扩张剂的类型和剂量如下。

（1）β_2受体激动剂：β_2受体激动剂主要是通过激动呼吸道的β_2受体，松弛支气管平滑肌。与吸入剂相比，口服制剂起效慢，不良反应多。吸入β_2受体激动剂起效相对较快。短效β_2受体激动剂药效通常可维持4~6小时。长效β_2受体激动剂（如沙美特罗与福莫特罗）持续时间可达12小时以上，规律使用不会出现效应减低。

不良反应：β_2受体激动剂刺激β_2受体后可引起心动过速。某些易感患者有时可诱发心律失常。但使用吸入剂型时很少见。某些老年患者，应用大剂量β_2受体激动剂，无论是吸入还是口服，都可引起骨骼肌震颤。

（2）抗胆碱药：抗胆碱药主要是通过阻断乙酰胆碱和M_3受体的结合而发挥效应。长效噻托溴铵选择性作用于M_3和M_1受体。吸入短效抗胆碱药一般可维持8小时以上。吸入长效抗胆碱药，如噻托溴铵，药效可持续24小时以上。

不良反应：抗胆碱药物，如异丙托溴铵及噻托溴铵，由于吸收少，全身不良反应很少见，未发现心血管并发症的危险性。主要不良反应是口干。

（3）甲基黄嘌呤类：甲基黄嘌呤是磷酸二酯酶的抑制剂，除支气管舒张作用外，还有其他一些作用。给予茶碱治疗后，可改变患者吸气肌功能。

不良反应：不良反应与剂量相关。甲基黄嘌呤类药物的治疗浓度很窄，较严重的不良反应：房性或室性心律失常、癫痫大发作。其他不良反应有头痛、失眠、胃灼热等。与其他支气管舒张剂不同，甲基黄嘌呤类用药剂量过大可致中毒。

（4）支气管扩张剂的联合应用：联合应用不同药理机制和不同作用时间的支气管舒张剂可以增加支气管舒张的程度，并可以减少药物不良反应。与各自单用相比，联合应用短效β_2受体激动剂和抗胆碱药可使肺功能FEV_1获得更大、更持久的改善。联合应用β_2受体激动剂、抗胆碱药和（或）茶碱类可进一步改善肺功能和生活质量。

3. 糖皮质激素：慢性阻塞性肺疾病加重期住院患者宜在应用支气管舒张剂基础上，口服或静脉滴注糖皮质激素，激素的剂量要权衡疗效及安全性，建议口服泼尼松30~40mg/d，连续5~7天。也可以雾化吸入布地奈德替代口服激素治疗，雾化吸入布地奈德8mg与全身应用泼尼松龙40mg疗效相当。

糖皮质激素在慢性阻塞性肺疾病稳定期的应用仅限于部分有适应证的患者。由于长期口服糖皮质激素不良反应众多，因此不推荐长期口服糖皮质激素治疗慢性阻塞性肺疾病。长期规律吸入糖皮质激素适合于 FEV_1 <50%预计值（Ⅲ级和Ⅳ级慢性阻塞性肺疾病患者）并且有临床症状以及反复加重的患者；可减少急性加重的频率，改善生活质量。联合吸入激素和长效 β_2 受体激动剂比各自单用效果更好，可有效地改善肺功能和健康状况，并减少急性加重的发生。

4. 其他药物治疗

（1）疫苗：慢性阻塞性肺疾病患者建议接种流感疫苗；年龄≥65 岁或<65 岁伴严重合并症的慢性阻塞性肺疾病患者建议接种肺炎球菌多糖疫苗，可以减少慢性阻塞性肺疾病患者社区获得性肺炎的发生率。

（2）抗菌药物：慢性阻塞性肺疾病稳定期不推荐常规应用抗菌药物治疗。

（3）祛痰药和抗氧化剂（如福多司坦、氨溴索、糜蛋白酶、N-乙酰半胱氨酸等）：未经吸入糖皮质激素治疗的患者应用祛痰药和抗氧化剂可能减少急性加重，改善健康状态。

（4）镇咳药：不推荐应用镇咳药物。

（5）白三烯调节剂：目前尚不推荐作为慢性阻塞性肺疾病的常规治疗。

（6）中成药：对慢性阻塞性肺疾病患者也应根据辨证施治的中医治疗原则，循证医学证据显示，金水宝可改善稳定期患者的肺功能和运动耐力，提高治疗总有效率。

【药学提示】

茶碱血浓度监测对估计疗效和不良反应有一定意义。血茶碱浓度>5mg/L 即有治疗作用；>15mg/L 时不良反应明显增加。吸烟、饮酒、服用抗惊厥药、利福平等可引起肝脏酶受损并缩短茶碱半衰期；老人、持续发热、心力衰竭和肝功能明显障碍者，同时应用西咪替丁、大环内酯类药物（红霉素等）、氟喹诺酮类药物（环丙沙星等）和口服避孕药等都可能使茶碱血药浓度增加。

五、推荐表单

（一）医师表单

慢性阻塞性肺疾病临床路径医师表单

适用对象：第一诊断为慢性阻塞性肺疾病急性加重期（ICD-10：J44.001 或 J44.101）

患者姓名：	性别：	年龄：	门诊号：	住院号：
住院日期：　　年　月　日	出院日期：　　年　月　日		标准住院日：10~22 天	

时间	住院第 1 天	住院第 2~3 天	住院第 4~7 天
主要诊疗工作	□ 完成病史询问和体格检查 □ 初步评估病情严重程度，是否有指征行无创辅助通气 □ 有气管插管指征患者，转入 ICU 继续治疗，退出路径，转入相应路径	□ 上级医师查房，病情严重程度分级 □ 评估辅助检查的结果 □ 根据患者病情调整治疗方案 □ 处理可能发生的并发症 □ 指导吸入装置的正确应用	□ 上级医师查房，治疗效果评估 □ 指导吸入装置的正确应用 □ 根据患者病情调整治疗方案 □ 完成三级医师查房记录
重点医嘱	**长期医嘱：** □ AECOPD 护理常规 □ 特级/一级/二级/三级护理 □ 控制性氧疗 □ 持续心电、血压和血氧饱和度监测等（重症） □ 吸痰（必要时） □ 陪住（必要时） □ 记录出入量（必要时） □ 无创正压通气（重症） □ 抗菌药物 □ 祛痰剂、镇咳剂、支气管扩张剂 □ 糖皮质激素、抑酸剂或胃黏膜保护剂（必要时） □ 其他对症治疗 □ 基础疾病的相关治疗 **临时医嘱：** □ 血常规、尿常规、便常规 □ 血型、血气分析、肝功能、肾功能、电解质、血糖、心肌酶、红细胞沉降率、CRP、凝血功能、D-二聚体、术前免疫 8 项、血脂 □ 痰涂片+痰培养/药敏试验 □ 支原体抗体、衣原体抗体、军团菌抗体、结核抗体 □ 肺功能（病情允许时）、胸部正侧位 X 线片、心电图 □ 超声心动图、BNP、肺 CT、腹部超声、下肢超声（必要时） □ 胸腔积液超声、胸腔穿刺、胸腔积液相关检查（必要时）	**长期医嘱：** □ AECOPD 护理常规 □ 特级/一级/二级/三级护理 □ 控制性氧疗 □ 持续心电、血压和血氧饱和度监测等（重症） □ 吸痰（必要时） □ 陪住（必要时） □ 记录出入量（必要时） □ 无创正压通气（重症） □ 抗菌药物 □ 祛痰剂、镇咳剂、支气管舒张剂 □ 糖皮质激素、抑酸剂或胃黏膜保护剂（必要时） □ 吸入糖皮质激素、长效 β 受体激动剂、长效抗胆碱能药物（必要时） □ 低分子肝素（必要时） □ 其他对症治疗 □ 基础疾病的相关治疗 **临时医嘱：** □ 纠正水、电解质失衡 □ 血气分析（必要时） □ 重复异常的实验室检查 □ 对于住院期间出现的异常症状根据需要安排进行相关检查 □ 如果出现治疗不良反应根据需要安排进行相关检查	**长期医嘱：** □ AECOPD 护理常规 □ 特级/一级/二级/三级护理 □ 控制性氧疗 □ 持续心电、血压和血氧饱和度监测等（重症） □ 吸痰（必要时） □ 陪住（必要时） □ 记录出入量（必要时） □ 无创正压通气（重症） □ 抗菌药物 □ 祛痰剂、镇咳剂、支气管舒张剂 □ 糖皮质激素（减量）、抑酸剂或胃黏膜保护剂（必要时） □ 吸入糖皮质激素、长效 β 受体激动剂、长效抗胆碱能药物（必要时） □ 低分子肝素（必要时） □ 其他对症治疗 □ 基础疾病的相关治疗 **临时医嘱：** □ 血常规、血气分析 □ 肝功能、肾功能+血电解质+血糖 □ 胸部正侧位 X 线片 □ 痰培养+药敏试验（重症或治疗无效时） □ 重复异常的检查 □ 对于住院期间出现的异常症状根据需要安排进行相关检查

续　表

时间	住院第 1 天	住院第 2~3 天	住院第 4~7 天
	□ 特殊病原菌检查（如真菌、结核菌等，必要时） □ 基础疾病的相关检查		□ 如果出现治疗不良反应根据需要安排进行相关检查
病情 变异 记录	□ 无　□ 有，原因： 1. 2.	□ 无　□ 有，原因： 1. 2.	□ 无　□ 有，原因： 1. 2.
是否 退出 路径	□ 是　□ 否，原因： 1. 2.	□ 是　□ 否，原因： 1. 2.	□ 是　□ 否，原因： 1. 2.
医师 签名			

时间	住院第 8~9 天	住院第 10~22 天 （出院日）
主要诊疗工作	□ 上级医师查房：治疗效果评估；确定患者近期是否可以出院 □ 向患者及其家属交代家庭氧疗装置的配备要求及长期家庭氧疗方法	如果患者可以出院： □ 教导患者识别长期控制吸入用药及缓解症状吸入用药；检查患者应用吸入装置的正确性；交代患者长期家庭氧疗的重要性 □ 完成出院小结 □ 向患者交代出院后注意事项，预约复诊日期 □ 如果患者不能出院，请在病程记录中说明原因和继续治疗的方案
重点医嘱	长期医嘱： □ AECOPD 护理常规 □ 二级或三级护理 □ 控制性氧疗 □ 抗菌药物，祛痰剂、镇咳剂、支气管舒张剂，糖皮质激素（减量）、抑酸剂或胃黏膜保护剂（必要时） □ 吸入糖皮质激素、长效 β 受体激动剂 □ 无创正压通气（重症） □ 低分子肝素（必要时） □ 其他对症治疗，基础疾病的相关治疗 临时医嘱： □ 重复异常的检查 □ 对于住院期间出现的异常症状根据需要安排进行相关检查 □ 如果出现治疗不良反应根据需要安排进行相关检查	长期医嘱： □ 维持所开的长期医嘱 临时医嘱： □ 重复异常的实验室检查 □ 血常规、血气分析 □ 肝功能、肾功能+血电解质+血糖 □ 胸部正侧位 X 线片 出院医嘱： □ 出院带药 □ 祛痰剂、镇咳剂、支气管扩张剂 □ 吸入糖皮质激素/长效 β₂ 受体激动剂 □ 长效抗胆碱能药物（必要时） □ 短效 β₂ 受体激动剂/抗胆碱能药物 □ 抗菌药物 □ 其他内科疾病用药
病情变异记录	□ 无　□ 有，原因： 1. 2.	□ 无　□ 有，原因： 1. 2.
是否退出路径	□ 是　□ 否，原因： 1. 2.	□ 是　□ 否，原因： 1. 2.
医师签名		

（二）护士表单

慢性阻塞性肺疾病临床路径护士表单

适用对象：第一诊断为慢性阻塞性肺疾病急性加重期（ICD-10：J44.001 或 J44.101）

患者姓名：		性别： 年龄： 门诊号：		住院号：
住院日期： 年 月 日		出院日期： 年 月 日		标准住院日：10~22 天

时间	住院第 1 天	住院第 2~3 天	住院第 4~7 天
健康宣教	□ 入院宣教 □ 介绍主管医师护士 □ 介绍环境、设施 □ 介绍住院注意事项 □ 介绍作息时间、陪护制度、探视制度 □ 指导合理饮食 □ 向患者宣教跌倒坠床及压疮预防的知识 □ 向患者宣教戒烟、戒酒的重要性，及减少二手烟的吸入 □ 介绍疾病知识	□ 指导患者正确留取痰培养标本、血标本、尿、便标本 □ 主管护士与患者沟通，了解并指导心理应对 □ 宣教疾病及用药相关知识 □ 指导氧疗、雾化吸入方法、吸入装置的使用 □ 各种检查注意事项宣教 □ 告知饮食、活动及探视注意事项 □ 向患者宣教跌倒坠床及压疮预防的知识 □ 指导患者活动 □ 恢复期生活护理	□ 主管护士与患者沟通，了解并指导心理应对 □ 宣教疾病及用药相关知识 □ 指导氧疗、雾化吸入方法、吸入装置的使用 □ 各种检查注意事项宣教 □ 告知饮食、活动及探视注意事项 □ 向患者宣教跌倒坠床及压疮预防的知识 □ 指导患者活动 □ 恢复期生活护理
护理处置	□ 核对患者，佩戴腕带 □ 建立入院护理病历 □ 进行入院护理评估 □ 随时观察患者情况 □ 卫生处置：剪指甲、沐浴、更换病号服	□ 随时观察患者病情变化 □ 遵医嘱给予控制性氧疗 □ 无创正压通气患者的观察（病重） □ 遵医嘱正确使用抗菌药物及镇咳祛痰等对症处理 □ 密切观察药物疗效及不良反应 □ 指导患者正确咳嗽方法，协助患者排痰，必要时吸痰 □ 指导患者进行呼吸肌功能锻炼（腹式呼吸、缩唇呼吸等） □ 协助医师完成各项检查	□ 随时观察患者病情变化 □ 遵医嘱给予控制性氧疗 □ 无创正压通气患者的观察（病重） □ 遵医嘱正确使用抗菌药物及镇咳祛痰等对症处理 □ 密切观察药物疗效及不良反应 □ 指导患者正确咳嗽方法，协助患者排痰，必要时吸痰 □ 指导患者进行呼吸肌功能锻炼（腹式呼吸、缩唇呼吸等） □ 协助医师完成各项检查
基础护理	□ 一级（病重）或二级护理 □ 晨晚间护理 □ 各种管路的护理 □ 患者安全管理	□ 一级（病重）或二级护理 □ 晨晚间护理 □ 各种管路的护理 □ 患者安全管理 □ 协助生活护理	□ 一级（病重）或二级护理 □ 晨晚间护理 □ 各种管路的护理 □ 患者安全管理 □ 协助生活护理

续　表

时间	住院第 1 天	住院第 2~3 天	住院第 4~7 天
专科护理	□ 护理查体 □ 呼吸频率、血氧饱和度监测 □ 需要时填写跌倒、坠床及压疮预防表 □ 必要时请家属陪伴 □ 心理护理	□ 呼吸频率、血氧饱和度监测 □ 遵医嘱完成相关检查 □ 指导氧疗、吸入治疗的方法、吸入装置的使用等 □ 遵医嘱正确给药 □ 根据用药情况观察药物疗效及不良反应 □ 观察有无并发症 □ 有压疮者给予压疮的护理 □ 心理护理	□ 呼吸频率、血氧饱和度监测 □ 遵医嘱完成相关检查 □ 指导氧疗、吸入治疗的方法、吸入装置的使用等 □ 遵医嘱正确给药 □ 根据用药情况观察药物疗效及不良反应 □ 观察有无并发症 □ 有压疮者给予压疮的护理 □ 心理护理
重点医嘱	□ 详见医嘱执行单	□ 详见医嘱执行单	□ 详见医嘱执行单
病情变异记录	□ 无　□ 有，原因： 1. 2.	□ 无　□ 有，原因： 1. 2.	□ 无　□ 有，原因： 1. 2.
护士签名	白班　　小夜班　　大夜班	白班　　小夜班　　大夜班	白班　　小夜班　　大夜班

时间	住院第 8~9 天	住院第 10~22 天 （出院日）
健康宣教	☐ 主管护士与患者沟通，了解并指导心理应对 ☐ 宣教疾病及用药相关知识 ☐ 各种检查注意事项宣教 ☐ 告知饮食、活动及探视注意事项 ☐ 向患者及家属宣教跌倒坠床及压疮预防的知识 ☐ 指导患者及家属长期家庭氧疗的方法 ☐ 指导患者活动 ☐ 恢复期生活护理	如果患者可以出院： ☐ 出院宣教 　复查时间 　服药方法 　并发症的预防 　活动休息 　指导饮食 ☐ 指导办理出院手续
护理处置	☐ 随时观察患者病情变化 ☐ 遵医嘱给予控制性氧疗 ☐ 遵医嘱正确使用抗菌药物及镇咳祛痰等对症处理 ☐ 指导患者进行呼吸肌功能锻炼（腹式呼吸、缩唇呼吸等） ☐ 指导患者正确咳嗽方法，协助患者排痰，必要时吸痰 ☐ 协助医师完成各项检查	☐ 办理出院手续 ☐ 书写出院小结 ☐ 完善各种护理表单 ☐ 发放出院带药，并讲解服药方法、注意事项
基础护理	☐ 二级护理 ☐ 晨晚间护理 ☐ 各种管路护理 ☐ 患者安全管理	☐ 二级护理 ☐ 晨晚间护理 ☐ 患者安全管理
专科护理	☐ 呼吸频率、血氧饱和度监测 ☐ 遵医嘱完成相关检查 ☐ 指导氧疗、吸入治疗的方法、吸入装置的使用等 ☐ 遵医嘱正确给药 ☐ 根据用药情况观察药物疗效及不良反应 ☐ 观察有无并发症 ☐ 心理护理	☐ 病情观察： 　评估患者生命体征，特别是呼吸频率及血氧饱和度 ☐ 心理护理
重点医嘱	☐ 详见医嘱执行单	☐ 详见医嘱执行单
病情变异记录	☐ 无　☐ 有，原因： 1. 2.	☐ 无　☐ 有，原因： 1. 2.

护士签名	白班	小夜班	大夜班	白班	小夜班	大夜班

（三）患者表单

慢性阻塞性肺疾病临床路径患者表单

适用对象：第一诊断为慢性阻塞性肺疾病急性加重期（ICD-10：J44.001 或 J44.101）

患者姓名：	性别： 年龄： 门诊号：	住院号：
住院日期： 年 月 日	出院日期： 年 月 日	标准住院日：10~22 天

时间	住院第1天	住院第2~3天	住院第4~7天
医患配合	□ 配合询问病史、收集资料，请务必详细告知既往史、用药史、过敏史 □ 配合进行体格检查 □ 有任何不适告知医师	□ 配合完善相关检查，如采血、留尿、心电图、X线胸片等 □ 医师向患者及家属介绍病情，如有异常检查结果需进一步检查 □ 配合医师调整用药 □ 有任何不适告知医师	□ 配合完善相关检查，如采血、留尿、心电图、X线胸片等 □ 医师向患者及家属介绍病情，如有异常检查结果需进一步检查 □ 配合医师调整用药 □ 有任何不适告知医师
护患配合	□ 配合测量体温、脉搏、呼吸、血压、血氧饱和度、体重 □ 配合完成入院护理评估单（简单询问病史、过敏史、用药史） □ 接受入院宣教（环境介绍、病室规定、订餐制度、贵重物品保管等）及慢性阻塞性肺疾病知识相关教育 □ 接受跌倒压疮等护理不良事件预防宣教 □ 有任何不适告知护士	□ 配合定时测量生命体征，每日询问大便 □ 接受相关实验室检查宣教，正确留取标本，配合检查 □ 配合用药及治疗，尤其是氧疗 □ 配合雾化治疗，正确使用吸入装置 □ 接受输液、服药治疗，并告知用药后效果 □ 注意活动安全，避免坠床或跌倒、压疮 □ 配合执行探视及陪住规定 □ 有任何不适及问题及时通知护士	□ 配合定时测量生命体征，每日询问大便 □ 接受相关实验室检查宣教，正确留取标本，配合检查 □ 配合用药及治疗，尤其是氧疗 □ 配合雾化治疗，正确使用吸入装置 □ 接受输液、服药治疗，并告知用药后效果 □ 注意活动安全，避免坠床或跌倒、压疮 □ 配合执行探视及陪住规定 □ 有任何不适及问题及时通知护士
饮食	□ 正常饮食	□ 正常饮食	□ 正常饮食
排泄	□ 正常排尿便	□ 正常排尿便 □ 避免便秘	□ 正常排尿便 □ 避免便秘
活动	□ 适量活动	□ 适量活动	□ 适量活动

时间	住院第 8~9 天	住院第 10~22 天 （出院日）
医患配合	□ 配合完善相关检查，如采血、留尿、心电图、X 线胸片等 □ 医师向患者及家属介绍病情，如有异常检查结果需进一步检查 □ 配合医师调整用药 □ 有任何不适告知医师	□ 接受出院前指导 □ 知道复查程序 □ 获取出院诊断书
护患配合	□ 配合定时测量生命体征，每日询问大便 □ 接受相关实验室检查宣教，正确留取标本，配合检查 □ 配合用药及治疗，尤其是氧疗 □ 配合雾化治疗，正确使用吸入装置 □ 接受输液、服药治疗，并告知用药后效果 □ 注意活动安全，避免坠床或跌倒、压疮 □ 配合执行探视及陪住规定 □ 有任何不适及问题及时通知护士	□ 接受出院宣教 □ 办理出院手续 □ 获取出院带药 □ 知道服药方法、作用、注意事项 □ 知道复印病历方法
饮食	□ 正常饮食	□ 正常饮食
排泄	□ 正常排尿便 □ 避免便秘	□ 正常排尿便 □ 避免便秘
活动	□ 适量活动	□ 正常适度活动，避免疲劳

附：原表单（2016 年版）

慢性阻塞性肺疾病加重期临床路径表单

适用对象：第一诊断为慢性阻塞性肺疾病急性加重期（ICD-10：J44.001 或 J44.101）

患者姓名：	性别：	年龄：	门诊号：	住院号：

住院日期： 年 月 日	出院日期： 年 月 日	标准住院日：10~22 天

时间	住院第 1 天	住院第 2~3 天	住院第 4~7 天
主要诊疗工作	□ 完成病史询问和体格检查 □ 初步评估病情严重程度，是否有指征行无创辅助通气 □ 有气管插管指征患者，转入 ICU 继续治疗，退出路径，转入相应路径	□ 上级医师查房，病情严重程度分级 □ 评估辅助检查的结果 □ 根据患者病情调整治疗方案 □ 处理可能发生的并发症 □ 指导吸入装置的正确应用	□ 上级医师查房，治疗效果评估 □ 指导吸入装置的正确应用 □ 根据患者病情调整治疗方案 □ 完成三级医师查房记录
重点医嘱	长期医嘱： □ AECOPD 护理常规 □ 特级/一级/二级/三级护理 □ 控制性氧疗 □ 持续心电、血压和血氧饱和度监测等（重症） □ 吸痰（必要时） □ 陪住（必要时） □ 记出入量（必要时） □ 无创正压通气（重症） □ 抗菌药物 □ 祛痰剂、镇咳剂、支气管舒张剂 □ 糖皮质激素、抑酸剂或胃黏膜保护剂（必要时） □ 其他对症治疗 □ 基础疾病的相关治疗 临时医嘱： □ 血常规、尿常规、便常规 □ 血型、血气分析、肝功能、肾功能、电解质、血糖、心肌酶、红细胞沉降率、CRP、凝血功能、D-二聚体、术前免疫八项、血脂 □ 痰涂片+痰培养/药敏试验 □ 支原体抗体、衣原体抗体、军团菌抗体、结核抗体 □ 肺功能（病情允许时）、胸部正侧位 X 线片、心电图 □ 超声心动图、BNP、肺 CT、腹部超声、下肢超声（必要时） □ 胸腔积液超声、胸腔穿刺、胸腔积液相关检查（必要时） □ 特殊病原菌检查（如真菌、结核菌等，必要时）	长期医嘱： □ AECOPD 护理常规 □ 特级/一级/二级/三级护理 □ 控制性氧疗 □ 持续心电、血压和血氧饱和度监测等（重症） □ 吸痰（必要时） □ 陪住（必要时） □ 记出入量（必要时） □ 无创正压通气（重症） □ 抗菌药物 □ 祛痰剂、镇咳剂、支气管舒张剂 □ 糖皮质激素、抑酸剂或胃黏膜保护剂（必要时） □ 吸入糖皮质激素、长效 β 受体激动剂、长效抗胆碱能药物（必要时） □ 低分子肝素（必要时） □ 其他对症治疗 □ 基础疾病的相关治疗 临时医嘱： □ 纠正水、电解质失衡 □ 血气分析（必要时） □ 重复异常的实验室检查 □ 对于住院期间出现的异常症状根据需要安排进行相关检查 □ 如果出现治疗不良反应根据需要安排进行相关检查	长期医嘱： □ AECOPD 护理常规 □ 特级/一级/二级/三级护理 □ 控制性氧疗 □ 持续心电、血压和血氧饱和度监测等（重症） □ 吸痰（必要时） □ 陪住（必要时） □ 记出入量（必要时） □ 无创正压通气（重症） □ 抗菌药物 □ 祛痰剂、镇咳剂、支气管舒张剂 □ 糖皮质激素（减量）、抑酸剂或胃黏膜保护剂（必要时） □ 吸入糖皮质激素、长效 β 受体激动剂、长效抗胆碱能药物（必要时） □ 低分子肝素（必要时） □ 其他对症治疗 □ 基础疾病的相关治疗 临时医嘱： □ 血常规、血气分析 □ 肝功能、肾功能+血电解质+血糖 □ 胸部正侧位 X 线片 □ 痰培养+药敏试验（重症或治疗无效时） □ 重复异常的检查 □ 对于住院期间出现的异常症状根据需要安排进行相关检查

续　表

时间	住院第 1 天	住院第 2~3 天	住院第 4~7 天
	□ 基础疾病的相关检查		□ 如果出现治疗不良反应根据需要安排进行相关检查
主要护理工作	□ 介绍病房环境、设施和设备 □ 入院护理评估 □ 随时观察患者情况 □ 用药指导 □ 健康宣教、戒烟宣教 □ 指导氧疗、雾化吸入方法、吸入装置的使用	□ 观察患者病情变化 □ 教会患者有效的咳嗽排痰方法，教导陪护人员协助患者拍背排痰方法 □ 疾病相关的健康教育 □ 密切观察药物疗效及不良反应 □ 指导氧疗、雾化吸入方法、吸入装置的使用	□ 观察患者病情变化 □ 密切观察药物疗效及不良反应 □ 指导吸入装置的使用 □ 指导呼吸康复训练（缩唇呼吸、腹肌训练及体力训练） □ 恢复期心理与生活护理 □ 根据患者病情指导并监督患者恢复期的治疗与活动
病情变异记录	□ 无　□ 有，原因： 1. 2.	□ 无　□ 有，原因： 1. 2.	□ 无　□ 有，原因： 1. 2.
是否退出路径	□ 是　□ 否，原因： 1. 2.	□ 是　□ 否，原因： 1. 2.	□ 是　□ 否，原因： 1. 2.
护士签名	白班　小夜班　大夜班	白班　小夜班　大夜班	白班　小夜班　大夜班
医师签名			

时间	住院第 8~9 天	住院第 10~22 天 （出院日）
主要诊疗工作	□ 上级医师查房：治疗效果评估；确定患者近期是否可以出院 □ 向患者及其家属交代家庭氧疗装置的配备要求及长期家庭氧疗方法	如果患者可以出院： □ 教导患者识别长期控制吸入用药及缓解症状吸入用药，检查患者应用吸入装置的正确性，交代患者长期家庭氧疗的重要性 □ 完成出院小结 □ 向患者交代出院后注意事项，预约复诊日期 如果患者不能出院： □ 在病程记录中说明原因和继续治疗的方案
重点医嘱	长期医嘱： □ AECOPD 护理常规 □ 二级或三级护理 □ 控制性氧疗 □ 抗菌药物、祛痰剂、镇咳剂、支气管舒张剂；糖皮质激素（减量）、抑酸剂或胃黏膜保护剂（必要时） □ 吸入糖皮质激素、长效 β 受体激动剂 □ 无创正压通气（重症） □ 低分子肝素（必要时） □ 其他对症治疗，基础疾病的相关治疗 临时医嘱： □ 重复异常的检查 □ 对于住院期间出现的异常症状根据需要安排进行相关检查 □ 如果出现治疗不良反应根据需要安排进行相关检查	长期医嘱： □ 维持所开的长期医嘱 临时医嘱： □ 重复异常的实验室检查 □ 血常规、血气分析 □ 肝功能、肾功能+血电解质+血糖 □ 胸部正侧位 X 线片 出院医嘱： □ 出院带药 □ 祛痰剂、镇咳剂、支气管扩张剂 □ 吸入糖皮质激素/长效 β 受体激动剂 □ 长效抗胆碱能药物（必要时） □ 短效 β_2 受体激动剂/抗胆碱能药物 □ 抗菌药物 □ 其他内科疾病用药
主要护理工作	□ 观察患者病情变化 □ 密切观察药物疗效及不良反应 □ 疾病恢复期心理与生活护理 □ 根据患者病情指导并监督患者恢复期的治疗与活动 □ 出院准备指导	□ 出院注意事项（戒烟、避免烟尘吸入、坚持康复锻炼、注意保暖、加强营养） □ 教导患者应用含激素吸入用药后需漱口 □ 复诊计划，就医指征
病情变异记录	□ 无　□ 有，原因： 1. 2.	□ 无　□ 有，原因： 1. 2.
是否退出路径	□ 是　□ 否，原因： 1. 2.	□ 是　□ 否，原因： 1. 2.
护士签名	白班　｜　小夜班　｜　大夜班	白班　｜　小夜班　｜　大夜班
医师签名		

第五章

支气管哮喘临床路径释义

一、支气管哮喘编码

疾病名称及编码：哮喘（ICD-10：J45）

二、临床路径检索方法

J45

三、支气管哮喘临床路径标准住院流程

（一）适用对象

第一诊断为支气管哮喘（ICD-10：J45）。

> **释义**
>
> ■ 符合《支气管哮喘防治指南（2016年版）》的诊断标准：《支气管哮喘防治指南（2016年版）》中将哮喘分为急性发作期、慢性持续期和临床缓解期。急性发作期需要入院治疗，根据病情严重程度分为轻度、中度、重度和危重度。轻度急性发作可以门诊或急诊治疗并观察转归，中度和重度急性发作需要入院治疗，而危重度哮喘急性发作则需要入住ICU治疗。重症/难治性哮喘也需要入院进行鉴别诊断和治疗。

（二）诊断依据

根据《支气管哮喘防治指南》（中华医学会呼吸病学分会哮喘学组修订，2008年），《支气管哮喘防治指南（基层版）》（中华医学会呼吸病学分会哮喘学组，中华医学会全科医学分会，2013年）。

1. 反复发作喘息、气急、胸闷或咳嗽，多与接触变应原、冷空气、物理或化学性刺激以及病毒性上呼吸道感染、运动等有关。
2. 发作时在双肺可闻及散在或弥漫性、以呼气相为主的哮鸣音。
3. 上述症状和体征可经治疗缓解或自行缓解。
4. 除外其他疾病所引起的喘息、气急、胸闷和咳嗽。
5. 临床表现不典型者，应至少具备以下1项试验阳性：
（1）支气管激发试验或运动激发试验阳性。
（2）支气管舒张试验阳性：FEV_1增加≥12%，且FEV_1增加绝对值≥200ml。
（3）呼气流量峰值（PEF）日内（或2周）变异率≥20%。
符合1、2、3、4条者或4、5条者可诊断。

> **释义**
>
> ■ 详细询问病史非常重要，需要询问患者以往是否有反复的喘鸣，是否有夜间咳

嗽，是否运动后喘鸣或咳嗽，是否接触变应原后有喘鸣、胸闷或咳嗽，患者是否感冒累及肺部或 10 天以上才能康复，是否有季节性，症状是否能被抗哮喘治疗缓解。

■ 哮喘应与慢性阻塞性肺疾病、左心衰竭引起的呼吸困难、中央气道阻塞、支气管结核、变态反应性支气管肺曲菌病（ABPA）、支气管扩张、肺栓塞、药物相关的咳嗽、过度通气综合征以及非阻塞类型的肺疾病（如弥漫性肺间质疾病）等做相应鉴别诊断。特别强调诊断与鉴别诊断中，X 线胸片或胸部 CT 是诊断的必要条件。

（三）治疗方案的选择

根据《支气管哮喘防治指南》（中华医学会呼吸病学分会哮喘学组修订，2008 年），《支气管哮喘防治指南（基层版）》（中华医学会呼吸病学分会哮喘学组，中华医学会全科医学分会，2013 年）。

1. 根据病情严重程度及治疗反应选择方案。
2. 必要时行气管插管和机械通气。

释义

■ 哮喘急性发作时程度轻重不一，可在数小时或数天内出现，偶尔可在数分钟内即危及生命，故应对病情做出正确评估，以便给予及时有效的紧急治疗。哮喘急性发作时病情严重程度的分级（见表 5-1）。

表 5-1 哮喘急性发作时病情严重程度分级表

临床特点	轻度	中度	重度	危重
气短	步行、上楼时	稍事活动	休息时	
体位	可平卧	喜坐位	端坐呼吸	
讲话方式	连续成句	单词	单句	不能讲话
精神状态	可有焦虑，尚安静	时有焦虑或烦躁	常有焦虑、烦躁	嗜睡或意识模糊
出汗	无	有	大汗淋漓	
呼吸频率	轻度增加	增加	常>30 次/分钟	
辅助呼吸肌活动及三凹征	常无	可有	常有	胸腹矛盾呼吸
哮鸣音	散在，呼吸末期	响亮、弥散	响亮、弥散	减弱、乃至无
脉率（次/分钟）	<100	100~120	>120	脉率变慢或不规则

临床特点	轻度	中度	重度	危重
奇脉	无，<10 mmHg	可有，10~25 mmHg	常有，10~25 mmHg（成人）	无，提示呼吸肌疲劳
最初支气管舒张剂治疗后 PEF 占预计值或个人最佳值%	>80%	60%~80%	<60%或 100L/min 或作用时间<2 小时	
PaO_2（吸空气，mmHg）	正常	≥60	<60	<60
$PaCO_2$（mmHg）	<45	≤45	>45	>45
SaO_2（吸空气，%）	>95	91~95	≤90	≤90
pH 值				降低

　　注：对于急性发作的哮喘患者，判断严重程度是以"就重"原则。动脉血气检查对于判断病情严重程度和选择治疗处置场所非常必要，应及时检查

（四）进入路径标准

1. 第一诊断必须符合支气管哮喘疾病编码（ICD-10：J45）。

2. 当患者同时具有其他疾病诊断，但在住院期间不需要特殊处理也不影响第一诊断的临床路径流程实施时，可以进入路径。

释义
- 患者同时具有其他疾病影响第一诊断的临床路径流程实施时均不适合进入本路径。
- 除外危重症哮喘。

（五）住院期间的检查项目

入院后第 1~3 天。

1. 必需的检查项目

（1）血常规、尿常规、便常规。

（2）肝功能、肾功能、电解质、血糖、血脂。

（3）红细胞沉降率、C 反应蛋白、免疫球蛋白、补体、D-二聚体、脑钠肽、心肌酶谱、出凝血检查。

（4）动脉血气分析。

（5）痰细胞学检查（细胞分类、找瘤细胞）、痰涂片细菌检查（普通、抗酸、真菌）、痰培养及药敏试验。

（6）传染性疾病筛查（乙型肝炎、丙型肝炎、梅毒、艾滋病等）。

（7）胸部正侧位 X 线片、心电图、肺功能（病情允许时）。

2. 根据患者病情进行：心电及脉氧监护、动态肺功能检测、胸部 CT、超声心动图、血茶碱

浓度、过敏原测定（皮肤点刺试验、血清特异性 IgE 检测等）、血细菌培养、病原学检查（支原体、衣原体、军团菌、病毒）、自身免疫抗体［抗核抗体（ANA）、可提取性核抗原（ENA）、抗中性粒细胞胞质抗体（ANCA）、ds-DNA、类风湿因子（RF）］、呼出气 NO 等。

> **释义**
>
> ■ 部分检查可以在门诊完成，如果近期已进行过的检查可以不重复。
>
> ■ 根据病情部分检查可以不进行。
>
> ■ 如果进行了胸部 CT 检查可以不进行 X 线胸部正侧位片。

（六）治疗方案与药物选择

1. 一般治疗：氧疗；维持营养、水、电解质、酸碱平衡等；合并症及其他对症治疗，如祛痰治疗、纠正心功能不全、应用胃黏膜保护药物等。
2. 支气管舒张剂：β_2 受体激动剂、抗胆碱能药物、茶碱类等药物。
3. 抗炎药物：糖皮质激素、抗白三烯药物等。
4. 抗过敏药：根据病情选用。
5. 根据病情严重程度及治疗反应调整药物和治疗方案。
6. 确定有感染或高度可能，可应用感染药物。
7. 非药物治疗，如严重哮喘发作需行气管插管和机械通气、有适应证患者的支气管热成形治疗、并发气胸的外科治疗等。

> **释义**
>
> ■ 哮喘急性发作期经过治疗病情稳定后，需要及时给予相应级别的治疗方案并长期规范的治疗、随访和病情监测。
>
> ■ 对于慢性持续期的哮喘患者选择长期治疗方案时应首选"优先选择控制药物"的治疗方案，见表 5-2。

表 5-2　哮喘患者长期（阶梯式）治疗方案

	1 级	2 级	3 级	4 级	5 级
优先选择控制药物		低剂量 ICS	低剂量 ICS/LABA	中/高量 ICS/LABA	加其他治疗，如抗 IgE 单克隆抗体
其他选择控制药物	低剂量 ICS	白三烯受体拮抗剂（LTRA）低剂量茶碱	中/高量 ICS 低剂量 ICS/LTRA（或加茶碱）	中/高量 ICS/LABA 加噻托溴铵 * 高剂量 ICS/LTRA 或加茶碱	加噻托溴铵 * 加低剂量 OCS
缓解药物	按需使用 SABA	按需使用 SABA 或低剂量布地奈德/福莫特罗或倍氯米松/福莫特罗			

注：* 噻托溴铵吸入仅用于 18 岁及以上成人

（七）出院标准

1. 症状缓解。
2. 病情稳定。
3. 没有需要住院治疗的合并症和（或）并发症。

> **释义**
>
> ■ 症状缓解、病情稳定指呼吸困难明显缓解，双肺哮鸣音基本消失，活动耐力基本恢复到加重前水平。
> ■ 如果出现并发症，是否需要继续住院处理，由主管医师具体决定。
> ■ 严重发作时可并发气胸、纵隔气肿、肺不张。病程时间长，反复发作，可合并慢性阻塞性肺气肿、肺源性心脏病。

（八）标准住院日为 7~14 天

> **释义**
>
> ■ 如果患者条件允许，住院时间可以少于上述住院天数。
> ■ 如果患者存在多种合并疾病，住院时间有可能会延长。

四、支气管哮喘给药方案

哮喘急性发作患者的医院内治疗流程如下：

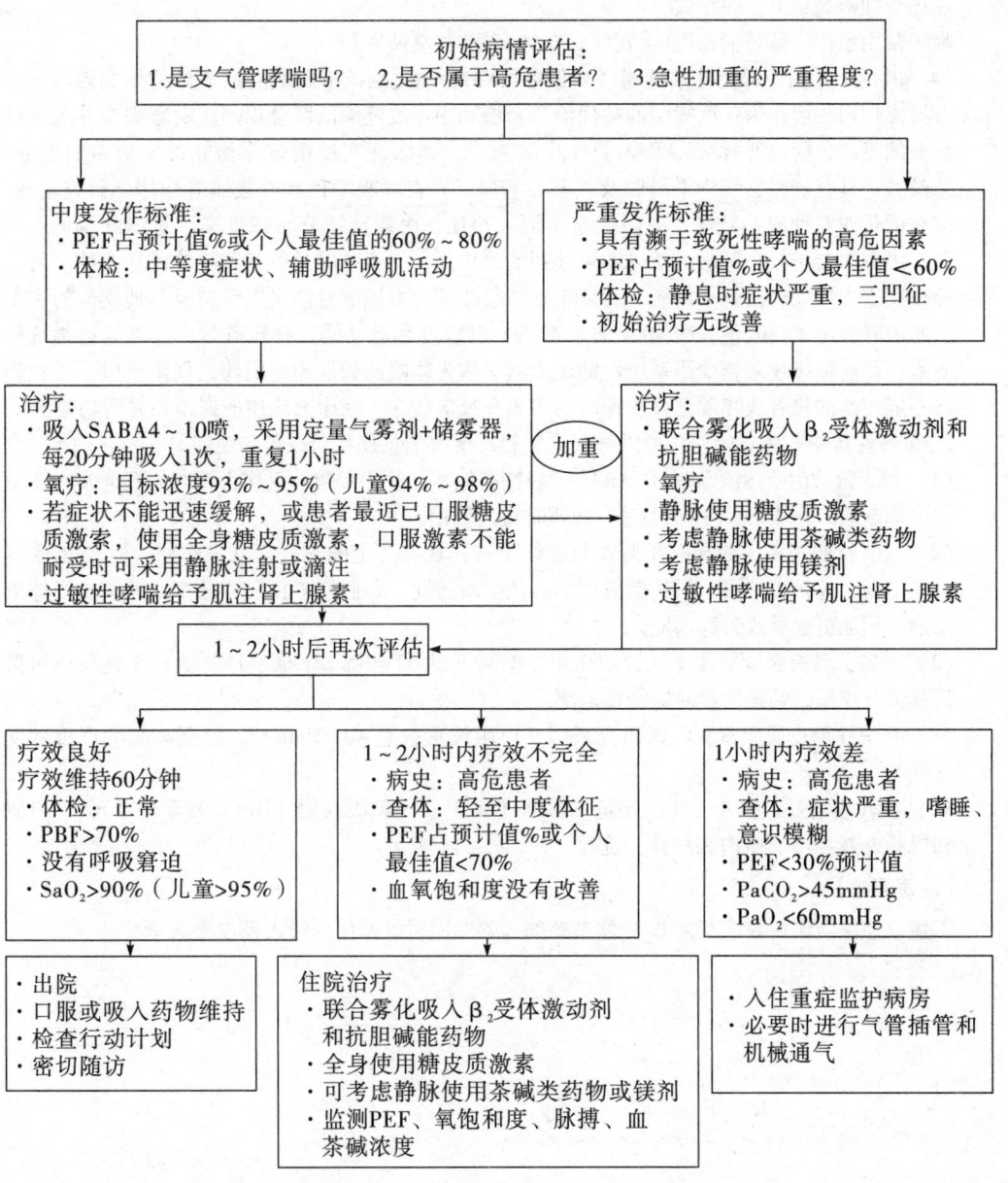

【用药选择】

1. 控制性药物：需要每天使用，如吸入的糖皮质激素是目前最有效的控制药。

（1）吸入糖皮质激素（inhaled glucocorsteroids，ICS）：是控制哮喘气道炎症的首选药物，临床常用包括以下：丙酸倍氯米松、布地奈德、氟替卡松。ICS 的不良反应包括口腔的念珠菌感染、声带功能异常，以及长时间大剂量使用对骨代谢、肾上腺皮质功能的抑制。因此，吸入激素后需要漱口。

（2）吸入长效β₂受体激动剂（long-acting β₂ agonist，LABA）：LABA 舒张支气管平滑肌的作用可维持 12 小时以上。目前在我国临床使用的吸入型 LABA 有沙美特罗、福莫特罗和茚达特罗等。长期单独使用 LABA 有增加哮喘死亡的风险，不推荐长期单独使用 LABA。

（3）含 ICS 和 LABA 的复合制剂：ICS 和 LABA 具有协同的抗炎和平喘作用，可获得相当于或优于加倍剂量 ICS 的疗效。

临床常用包括：氟替卡松/沙美特罗，布地奈德/福莫特罗。

（4）其他：①白三烯受体拮抗剂（如孟鲁司特）：通过拮抗半胱氨酸白三烯的生物效应，具有抗炎作用。可作为轻度哮喘的替代治疗药物和中重度哮喘的联合用药。对哮喘合并过敏性鼻炎的患者、阿司匹林哮喘和运动性哮喘患者，临床证实使用该药物能带来更多的益处。②茶碱：具有舒张支气管平滑肌及强心、利尿、兴奋呼吸中枢和呼吸肌等作用。研究发现，茶碱的代谢有种族差异性，中国人与美国人相比，血浆药物分布浓度高，总清除率低。因此，中国人给予较小剂量的茶碱即可起到治疗作用。多索茶碱是甲基黄嘌呤的衍生物，可直接作用于支气管，松弛平滑肌。适用于支气管哮喘、慢性喘息性支气管炎及其他支气管痉挛引起的呼吸困难。③色甘酸钠/奈多罗米钠：对轻度和运动诱发哮喘有效。④系统性糖皮质激素：目前临床越来越少用系统性糖皮质激素作为哮喘的长期控制用药，仅限于以上治疗仍然不能控制的患者或哮喘急性发作时。因不良反应较多，临床上应用应谨慎，并密切监测。

2. 缓解性药物：按需使用，可以舒张支气管，缓解喘息症状，改善肺功能。

（1）吸入短效β_2受体激动剂（SABA）：如特布他林、沙丁胺醇，仅作为缓解用药通常在 3 分钟内即起效，作用维持 4~6 小时，必要时重复使用。

（2）吸入抗胆碱药：如异丙托溴铵和噻托溴铵，具有一定的支气管舒张作用，但较β_2受体激动剂弱，起效也较慢，但长期应用不易产生耐药性，心血管不良反应较少。其与β_2受体激动剂合用能更显著改善肺功能。

（3）茶碱：具有轻度舒张支气管的作用。但高剂量［≥10mg/（kg·d）］时，不良反应可抵消其治疗作用，临床治疗时应密切监测。

（4）系统性糖皮质激素：临床研究表明，口服泼尼松龙 40~50mg/d，根据哮喘的严重程度疗程为 5~10 天。

3. 药物作用途径：吸入［压力定量气雾剂（MDI）、干粉吸入剂（DPI）和雾化吸入］、口服和胃肠外（皮下、肌内和静脉）途径。

【注意事项】

不建议规律使用短效或长效β_2受体激动剂，除非同时规律使用吸入糖皮质激素。

五、推荐表单

（一）医师表单

支气管哮喘（中-重度急性发作）临床路径医师表单

适用对象：第一诊断为支气管哮喘（ICD-10：J45）

患者姓名：	性别： 年龄： 门诊号：	住院号：
住院日期：　年　月　日	出院日期：　年　月　日	标准住院日：7~14 天

时间	住院第 1~3 天	住院期间
主要诊疗工作	□ 询问病史及体格检查 □ 进行病情初步评估，病情严重度分级 □ 上级医师查房 □ 明确诊断，决定诊治方案 □ 开实验室检查单 □ 完成病历书写	□ 上级医师查房 □ 核查辅助检查的结果是否有异常 □ 病情评估，维持原有治疗或调整药物 □ 观察药物不良反应 □ 指导吸入装置的正确应用 □ 住院医师书写病程记录
重点医嘱	**长期医嘱：** □ 支气管哮喘护理常规 □ 一级或二级护理常规（根据病情） □ 氧疗（必要时） □ 支气管舒张剂（射流雾化吸入给药） □ 糖皮质激素；胃黏膜保护剂（必要时）；抗菌药物（有感染证据） **临时医嘱：** □ 血常规、尿常规、便常规；肝功能、肾功能、电解质、血糖、血脂；红细胞沉降率、CRP、血气分析、D-二聚体、脑钠肽、心肌酶谱、出凝血检查；动脉血气分析 □ 痰细胞学检查（细胞分类、找瘤细胞）、痰涂片细菌检查（普通、抗酸、真菌）、痰培养及药敏试验；传染性疾病筛查 □ 胸部正侧位 X 线片、心电图、肺功能（适时） □ 心电及脉氧监护、动态肺功能检测、胸部 CT、超声心动图、血茶碱浓度、过敏原测定（皮肤点刺试验、血清总 IgE 和特异性 IgE 检测等）、血细菌培养、病原学检查（支原体、衣原体、军团菌、病毒）、自身免疫抗体（ANA、ENA、ANCA、ds-DNA、RF 等）、呼出气 NO 等（必要时） □ 维持营养及水、电解质、酸碱平衡 □ 合并症及对症治疗	**长期医嘱：** □ 支气管哮喘护理常规 □ 二级或三级护理常规（根据病情） □ 氧疗（必要时） □ 支气管舒张剂（射流雾化吸入给药） □ 糖皮质激素（根据病情选择用药剂量） □ 胃黏膜保护剂（必要时） □ 抗菌药物（有感染证据） □ 根据病情调整药物 **临时医嘱：** □ 对症治疗 □ 复查血常规、血气分析（必要时） □ 异常指标复查
病情变异记录	□ 无　□ 有，原因： 1. 2.	□ 无　□ 有，原因： 1. 2.
医师签名		

时间	出院前 1~3 天	住院第 7~14 天 （出院日）
主要诊疗工作	□ 上级医师查房，评估治疗效果 □ 确定出院后治疗方案 □ 完成上级医师查房记录	□ 完成出院小结 □ 向患者交代出院后注意事项 □ 预约复诊日期
重点医嘱	**长期医嘱：** □ 支气管哮喘护理常规 □ 二级或三级护理常规（根据病情） □ 氧疗（必要时） □ 支气管舒张剂（吸入剂） □ 糖皮质激素（吸入剂） □ 胃黏膜保护剂（必要时） □ 抗菌药物（有感染证据） **临时医嘱：** □ 根据需要，复查有关检查	**出院医嘱：** □ 出院带药 □ 门诊随诊
病情变异记录	□ 无　□ 有，原因： 1. 2.	□ 无　□ 有，原因： 1. 2.
医师签名		

（二）护士表单

支气管哮喘（中-重度急性发作）临床路径护士表单

适用对象：第一诊断为支气管哮喘（ICD-10：J45）

患者姓名：	性别：　年龄：　门诊号：	住院号：
住院日期：　　年　月　日	出院日期：　　年　月　日	标准住院日：7~14 天

时间	住院第 1~3 天	住院期间	住院第 7~14 天 （出院日）
健康宣教	□ 入院宣教 □ 介绍主管医师、责任护士 □ 介绍病房环境、设施 □ 介绍住院注意事项 □ 介绍疾病知识 □ 向患者宣教戒烟、戒酒及环境控制的重要性	□ 指导患者正确留取实验室检查标本（血、尿、便、痰） □ 各种检查注意事项宣教（肺功能、影像等） □ 责任护士与患者沟通指导心理应对 □ 指导患者活动 □ 恢复期生活、心理护理	□ 出院宣教 □ 复查时间 □ 服药方法 □ 活动休息 □ 指导饮食 □ 讲解各种定量吸入器使用方法
护理处置	□ 核对患者，佩戴腕带 □ 建立入院护理病历 □ 卫生处置：剪指甲、洗澡、更换病号服	□ 协助完善相关检查 □ 遵医嘱完成治疗和用药	□ 办理出院手续
基础护理	□ 支气管哮喘护理常规 □ 护理查体 □ 一级或二级护理（根据病情） □ 普通饮食 □ 患者安全管理 □ 晨、晚间护理 □ 卧床 □ 心理护理 □ 陪住（必要时） □ 填写跌倒及坠床防范表（必要时）	□ 支气管哮喘护理常规 □ 二级或三级护理（根据病情） □ 普通饮食 □ 患者安全管理 □ 晨、晚间护理 □ 床上或床旁活动 □ 心理护理 □ 陪住（必要时） □ 填写跌倒及坠床防范表（必要时）	□ 支气管哮喘护理常规 □ 三级护理 □ 普通饮食 □ 室内活动 □ 安全护理措施到位 □ 心理护理
专科护理	□ 建立护理记录 □ 入院护理评估，护理计划 □ 观察患者情况，呼吸频率、血氧饱和度监测，必要时吸氧 □ 介绍病房环境、设施和设备 □ 静脉取血，用药指导 □ 进行哮喘防治知识的宣教和教授吸入装置的使用以及病情监测的方法（PEF 监测和哮喘日记） □ 协助患者完成实验室检查及辅助检查	□ 遵医嘱完成相关检查 □ 观察患者一般情况及病情变化、呼吸频率、血氧饱和度监测，必要时吸氧 □ 疾病相关健康教育，向患者介绍各种雾化吸入器及干粉吸入器使用方法 □ 观察疗效及药物反应，根据用药情况观察药物作用及不良反应 □ 检查患者吸入装置使用的正确性 □ 督促患者进行病情监测（PEF 和哮喘日记）	□ 病情观察：评估患者生命体征，特别是呼吸频率及需氧饱和度 □ 恢复期生活和心理护理 □ 出院准备指导 □ 配合办理出院手续 □ 出院指导（嘱咐定期随访和病情监测）

续　表

时间	住院第 1~3 天	住院期间	住院第 7~14 天 （出院日）
重点 医嘱	□ 详见医嘱执行单	□ 详见医嘱执行单	□ 详见医嘱执行单
病情 变异 记录	□ 无　□ 有，原因： 1. 2.	□ 无　□ 有，原因： 1. 2.	□ 无　□ 有，原因： 1. 2.
护士 签名			

（三）患者表单

支气管哮喘（中-重度急性发作）临床路径患者表单

适用对象：第一诊断为支气管哮喘（ICD-10：J45）

患者姓名：	性别： 年龄： 门诊号：	住院号：
住院日期： 年 月 日	出院日期： 年 月 日	标准住院日：7~14 天

时间	住院第 1~3 天	住院期间	住院第 7~14 天 （出院日）
医患配合	□ 配合询问病史、收集资料，请务必详细告知既往史、用药史、过敏史 □ 配合进行体格检查 □ 有任何不适告知医师	□ 配合完善相关检查，如采血、留尿、心电图、X 线胸片等 □ 医师向患者及家属介绍病情，如有异常检查结果需进一步检查 □ 配合医师调整用药 □ 有任何不适告知医师	□ 接受出院 □ 知道复查程序 □ 获取出院诊断证明书
护患配合	□ 配合测量体温、脉搏、呼吸、血压、血氧饱和度、体重 □ 配合完成入院护理评估单（简单询问病史、过敏史、用药史） □ 接受入院宣教（环境介绍、病室规定、订餐制度、贵重物品保管等）及哮喘知识相关教育 □ 有任何不适告知护士	□ 配合测量体温、脉搏、呼吸，询问大便 1 次 □ 接受检查宣教，正确留取标本，配合检查 □ 接受输液、服药治疗，并告知用药后效果，学会定量吸入器使用方法 □ 注意活动安全，避免坠床或跌倒 □ 配合执行探视及陪伴	□ 接受出院宣教 □ 办理出院手续 □ 获取出院带药 □ 知晓服药方法、作用、注意事情 □ 知道复印病历方法 □ 知晓复查时间
饮食	□ 正常饮食或遵医嘱（避免易引起哮喘发作的食物）	□ 正常饮食或遵医嘱（避免易引起哮喘发作的食物）	□ 正常饮食或遵医嘱（避免易引起哮喘发作的食物）
排泄	□ 正常排尿便 □ 避免便秘	□ 正常排尿便 □ 避免便秘	□ 正常排尿便 □ 避免便秘
活动	□ 正常适度活动，避免疲劳	□ 正常适度活动，避免疲劳	□ 正常适度活动，避免疲劳

附：原表单（2016 年版）

支气管哮喘临床路径表单

适用对象：第一诊断为支气管哮喘（ICD-10：J45）

患者姓名：	性别：	年龄：	门诊号：	住院号：
住院日期：　　年　月　日	出院日期：　　年　月　日			标准住院日：7~14 天

时间	住院第 1~3 天	住院期间
主要诊疗工作	□ 询问病史及体格检查 □ 进行病情初步评估，病情严重度分级 □ 上级医师查房 □ 明确诊断，决定诊治方案 □ 开实验室检查单 □ 完成病历书写	□ 上级医师查房 □ 核查辅助检查的结果是否有异常 □ 病情评估，维持原有治疗或调整药物 □ 观察药物不良反应 □ 指导吸入装置的正确应用 □ 住院医师书写病程记录
重点医嘱	**长期医嘱：** □ 支气管哮喘护理常规 □ 一级/二级/三级护理常规（根据病情） □ 氧疗（必要时） □ 支气管舒张剂 □ 糖皮质激素；胃黏膜保护剂（必要时）；抗菌药物（有感染证据） **临时医嘱：** □ 血常规、尿常规、便常规；肝功能、肾功能、电解质、血糖、血脂；红细胞沉降率、CRP、血气分析、D-二聚体、脑钠肽、心肌酶谱、出凝血检查；动脉血气分析 □ 痰细胞学检查（细胞分类、找瘤细胞）、痰涂片细菌检查（普通、抗酸、真菌）、痰培养及药敏试验；传染性疾病筛查 □ 胸部正侧位 X 线片、心电图、肺功能（适时） □ 心电及脉氧监护、动态肺功能检测、胸部 CT、超声心动图、血茶碱浓度、过敏原测定（皮肤点刺试验、血清特异性 IgE 检测等）、血细菌培养、病原学检查（支原体、衣原体、军团菌、病毒）、自身免疫抗体（ANA、ENA、ANCA、ds-DNA、RF 等）、呼出气 NO 等（必要时） □ 维持营养及水、电解质、酸碱平衡 □ 合并症及对症治疗	**长期医嘱：** □ 支气管哮喘护理常规 □ 二级或三级护理常规（根据病情） □ 氧疗（必要时） □ 支气管舒张剂 □ 糖皮质激素 □ 胃黏膜保护剂（必要时） □ 抗菌药物（有感染证据） □ 根据病情调整药物 **临时医嘱：** □ 对症治疗 □ 复查血常规、血气分析（必要时） □ 异常指标复查
主要护理工作	□ 介绍病房环境、设施和设备 □ 入院护理评估，护理计划 □ 观察患者情况 □ 静脉取血，用药指导 □ 进行戒烟、戒酒的建议和教育 □ 协助患者完成实验室检查及辅助检查	□ 观察患者一般情况及病情变化 □ 观察疗效及药物反应 □ 疾病相关健康教育

续 表

时间	住院第 1~3 天	住院期间
病情 变异 记录	□ 无 □ 有，原因： 1. 2.	□ 无 □ 有，原因： 1. 2.
护士 签名		
医师 签名		

时间	出院前 1~3 天	住院第 7~14 天 （出院日）
主要诊疗工作	□ 上级医师查房，评估治疗效果 □ 确定出院后治疗方案 □ 完成上级医师查房记录	□ 完成出院小结 □ 向患者交代出院后注意事项 □ 预约复诊日期
重点医嘱	**长期医嘱：** □ 支气管哮喘护理常规 □ 二级或三级护理常规（根据病情） □ 氧疗（必要时） □ 支气管舒张剂 □ 糖皮质激素 □ 胃黏膜保护剂（必要时） □ 抗菌药物（有感染证据） **临时医嘱：** □ 根据需要，复查有关检查	**出院医嘱：** □ 出院带药 □ 门诊随诊
主要护理工作	□ 观察患者一般情况 □ 观察疗效、各种药物作用和不良反应 □ 恢复期生活和心理护理 □ 出院准备指导	□ 帮助患者办理出院手续 □ 出院指导
病情变异记录	□ 无　□ 有，原因： 1. 2.	□ 无　□ 有，原因： 1. 2.
护士签名		
医师签名		

第六章

支气管扩张症临床路径释义

一、支气管扩张编码

疾病名称及编码：支气管扩张症（ICD-10：J47）

二、临床路径检索方法

J47

三、支气管扩张症临床路径标准住院流程

（一）适用对象

第一诊断为支气管扩张症（ICD-10：J47）。

（二）诊断依据

根据《临床诊疗指南·呼吸病学分册》（中华医学会编著，人民卫生出版社，2009）。

1. 病史：反复咳嗽、咳脓痰、咯血。
2. 影像学检查显示支气管扩张的异常改变。

> **释义**
>
> ■ 确定性实验室诊断：胸部 X 线摄片或胸部 HRCT。

（三）治疗方案的选择

根据《临床诊疗指南·呼吸病学分册》（中华医学会编著，人民卫生出版社，2009）。

1. 保持气道通畅，积极排出痰液。
2. 积极控制感染。
3. 咯血时给予止血治疗。
4. 对症治疗。

> **释义**
>
> ■ 排出痰液的方法主要为体位引流和物理治疗。体位引流的原则是病变部位抬高，引流支气管开口向下。物理治疗包括胸部叩击、震荡正压呼气压力仪器治疗，以上方法效果不佳时，可考虑支气管镜下吸痰。
>
> ■ 控制感染时需使用抗菌药物，要考虑铜绿假单胞菌感染，同时选择肺部组织浓度高的抗菌药物。对于合并重症肺炎的患者不进入本临床路径。
>
> ■ 咯血是支气管扩张的常见症状，对于大咯血（单次咯血>200ml 或单日咯血>450ml）的患者需要考虑介入或手术治疗，不进入本临床路径。
>
> ■ 局限性支气管扩张考虑手术治疗的患者不进入本临床路径。

■ 长期支气管扩张导致慢性肺源性心脏病的患者不进入本路径。

■ 合并侵袭性肺部真菌感染患者不进入本临床路径。

（四）标准住院日为 7~14 天

释义

■ 如果患者条件允许，住院时间可以少于上述住院天数。

■ 如果合并感染为耐药菌，住院时间可以延长（合并侵袭性真菌感染需退出本路径）。

（五）进入路径标准

1. 第一诊断必须符合 ICD-10：J47 支气管扩张症疾病编码。

2. 当患者同时具有其他疾病诊断，但在住院期间不需要特殊处理也不影响第一诊断的临床路径流程实施时，可以进入路径。

释义

■ 患者同时具有其他疾病影响第一诊断的临床路径流程实施时均不适合进入本临床路径。

■ 支气管扩张合并重症肺炎、大咯血、侵袭性肺部真菌感染、慢性肺源性心脏病等不进入本临床路径。

（六）住院后第 1~3 天

1. 必需的检查项目

（1）血常规、尿常规、便常规。

（2）肝肾功能、电解质、红细胞沉降率、C 反应蛋白（CRP）、血糖、凝血功能、感染性疾病筛查（乙型肝炎、丙型肝炎、梅毒、艾滋病等）。

（3）痰病原学检查。

（4）胸部正侧位 X 线片、心电图。

2. 根据患者病情选择的检查项目：血气分析、肺功能、胸部 CT、超声心动图。

释义

■ 部分检查可以在门诊完成。

■ 病原学检查根据情况标本来源不限于痰液，可包括血液、胸腔积液等，可进行涂片、培养、药敏试验，也包括血清抗体检测。

■ 如果进行了胸部 CT 检查可以不进行胸部 X 线正侧位片。

（七）治疗方案与药物选择

1. 抗菌治疗：按照《抗菌药物临床应用指导原则》（卫医发〔2004〕285 号）执行，根据患者病情合理使用抗菌药物。首选覆盖革兰阴性杆菌的广谱抗菌药物，有铜绿假单胞菌感染史或危险因素者，需选择可覆盖铜绿假单胞菌的抗菌药物，必要时可同时联合用氨基糖苷类抗菌药物治疗。
2. 祛痰药物及辅助排痰治疗：体位引流、支气管舒张剂，必要时可用支气管镜吸痰。
3. 咯血的处理：休息，并根据病情选用止血药。
4. 氧疗。

> **释义**
>
> ■ 抗菌药物选择首先根据经验用药，然后根据患者疗效和病原学检查结果进行调整。
>
> ■ 对经常反复感染的患者可以考虑预防性使用抗菌药物。
>
> ■ 祛痰治疗有助于慢性气道炎症性疾病患者减轻气道狭窄，避免反复感染，延缓肺功能下降，临床常用药物有 N-乙酰半胱氨酸、糜蛋白酶、氨溴索等。

（八）出院标准

1. 症状缓解。
2. 病情稳定。
3. 没有需要住院治疗的合并症和（或）并发症。

> **释义**
>
> ■ 症状缓解指患者体温正常、咯血控制、咳痰症状有所减轻，基本恢复到患者加重前水平。
>
> ■ 如果出现并发症，是否需要继续住院处理，由主管医师具体决定。

（九）变异及原因分析

1. 治疗无效或者病情进展，需复查病原学检查并调整抗菌药物，导致住院时间延长。
2. 伴有影响本病治疗效果的合并症和并发症，需要进行相关诊断和治疗。
3. 伴有大量咯血者，按照大咯血的临床路径处理。
4. 有手术治疗指征需外科治疗者，转入外科治疗路径。

> **释义**
>
> ■ 微小变异：因医院检验项目的及时性，不能按照要求完成检查；因节假日不能按照要求完成检查；患者不愿配合完成相应检查，短期不愿按照要求出院随诊。
>
> ■ 重大变异：因基础疾病需要进一步诊断和治疗；因各种原因需要其他治疗措施；医院与患者或家属发生医疗纠纷，患者要求离院或转院；不愿按照要求出院随诊而导致入院时间明显延长。
>
> ■ 出现侵袭性肺部真菌感染需退出临床路径。

四、支气管扩张症合并感染的给药方案

1. 保持支气管通畅，促进痰液排出。

（1）体位引流：原则上应使患肺位置抬高，引流支气管开口朝下，以利于痰液流入大支气管和气管而排出，每日引流2~3次，每次15~30分钟。痰液较黏稠可应用祛痰剂，或引流前用高渗盐水（3%~5%）雾化吸入，使痰液变稀薄，更有利于体位引流。

（2）机械性引流：体位引流痰液仍难以排出者，可经通过支气管镜、高频振荡设备帮助引流痰液。

（3）支气管扩张剂使用：部分病例由于气道敏感性增高或支气管炎的刺激，可出现支气管痉挛，影响痰液的排出。在无咯血的情况下，可应用支气管扩张药，首选 $β_2$ 受体激动剂/胆碱能受体拮抗剂雾化或吸入治疗。

2. 积极控制感染：支气管扩张急性发作期应积极控制感染。抗菌药物的选择应根据症状、体征、痰液颜色及细菌培养结果而个体化。按病情轻重决定抗菌药物用量、用法，并应注意真菌与厌氧菌的感染的可能性。轻中度患者可口服抗菌药物，疗程至少2~3周。

3. 减轻气道炎症：长期吸入皮质激素可减少气道内炎症，改善症状。但使用时应特别注意权衡激素可能产生的继发感染的风险。大环内酯类抗菌药物具有非特异性抗炎作用，对泛细支气管炎和闭塞性支气管炎引起的支扩有一定效果。

4. 外科手术切除：支气管扩张的根治方法是外科手术切除。病变比较局限、在1叶或单侧肺组织，有反复咯血或感染者，是手术适应证。

5. 氧疗：根据血气分析进行氧疗，注意2型呼吸衰竭时需低浓度吸氧。

【临床路径】

1. 询问病史：幼年是否曾患麻疹、百日咳以及反复发生的支气管-肺部感染史。是否有反复慢性咳嗽、咳脓痰、咯血史。

2. 体格检查：注意有无固定性湿性音和与其他疾病相鉴别的体征及杵状指（趾）。

3. 辅助检查：胸部 HRCT 对支气管扩张的诊断和鉴别诊断有重要意义。

4. 处理：促进痰液引流，适当应用抗菌药物控制感染，减轻气道炎症，以及必要的外科手术切除。

5. 预防：积极防治呼吸道感染、肺部康复锻炼。

五、推荐表单

（一）医师表单

支气管扩张症临床路径医师表单

适用对象：第一诊断为支气管扩张症（ICD-10：J47）

患者姓名：	性别： 年龄： 门诊号：	住院号：
住院日期： 年 月 日	出院日期： 年 月 日	标准住院日：7~14 天

时间	住院第 1~3 天	住院期间
主要诊疗工作	□ 询问病史及体格检查 □ 进行病情初步评估 □ 上级医师查房 □ 确定治疗方案，进行经验性抗感染治疗 □ 开实验室检查单，完成病历书写	□ 上级医师查房 □ 评估辅助检查的结果 □ 注意观察咳嗽、痰量、咯血的变化 □ 病情评估，根据患者病情变化调整治疗方案 □ 观察药物不良反应 □ 住院医师书写病程记录
重点医嘱	**长期医嘱：** □ 呼吸内科护理常规 □ 一级/二级/三级护理常规（根据病情） □ 抗菌药物 □ 祛痰剂 □ 支气管舒张剂（必要时） □ 止血药（必要时） **临时医嘱：** □ 血常规、尿常规、便常规 □ 肝肾功能、电解质、红细胞沉降率、CRP、血糖、凝血功能、感染性疾病筛查 □ 痰病原学检查及药敏试验 □ 胸部正侧位 X 线片、心电图 □ 血气分析、肺功能、胸部 CT、超声心动图（必要时）	**长期医嘱：** □ 呼吸内科护理常规 □ 二级或三级护理常规（根据病情） □ 根据病情调整抗菌药物 □ 祛痰药 □ 支气管舒张剂（必要时） □ 止血药（必要时） **临时医嘱：** □ 复查血常规 □ 复查 X 线胸片（必要时） □ 异常指标复查 □ 病原学检查（必要时） □ 有创性检查（必要时）
病情变异记录	□ 无 □ 有，原因： 1. 2.	□ 无 □ 有，原因： 1. 2.
护士签名		
医师签名		

时间	出院前 1~3 天	住院第 7~14 天 （出院日）
主要诊疗工作	□ 上级医师查房 □ 评估治疗效果 □ 确定出院后治疗方案 □ 完成上级医师查房记录	□ 完成出院小结 □ 向患者交代出院后注意事项 □ 预约复诊日期
重点医嘱	**长期医嘱:** □ 呼吸内科护理常规 □ 二级或三级护理常规（根据病情） □ 根据病情调整抗菌药物 □ 祛痰药 □ 支气管舒张剂（必要时） □ 止血药（必要时） □ 根据病情调整用药 **临时医嘱:** □ 血常规、X 线胸片检查（必要时） □ 根据需要，复查有关检查	**出院医嘱:** □ 出院带药 □ 门诊随诊
病情变异记录	□ 无 □ 有，原因: 1. 2.	□ 无 □ 有，原因: 1. 2.
护士签名		
医师签名		

（二）护士表单

支气管扩张症临床路径护士表单

适用对象：第一诊断为支气管扩张症（ICD-10：J47）

患者姓名：	性别： 年龄： 门诊号：	住院号：
住院日期： 年 月 日	出院日期： 年 月 日	标准住院日：7~14 天

时间	住院第1天	住院期间	住院第7~14天（出院日）
健康宣教	□ 入院宣教 　介绍主管医师、护士 　介绍环境、设施 　介绍住院注意事项 □ 介绍疾病知识	□ 指导患者正确留取痰培养标本、大便标本及血尿标本 □ 主管护士与患者沟通，了解并指导心理应对 □ 宣教疾病及用药相关知识 □ 各种检查注意事项宣教 □ 告知饮食、活动及探视注意事项 □ 指导患者活动 □ 恢复期生活护理	□ 出院宣教 　复查时间 　服药方法 　活动休息 　指导饮食 □ 指导办理出院手续
护理处置	□ 核对患者，佩戴腕带 □ 建立入院护理病历 □ 卫生处置：剪指甲、洗澡、更换病号服	□ 随时观察患者病情变化 □ 遵医嘱正确使用抗菌药物及祛痰等对症处理 □ 指导患者正确咳嗽方法，指导患者体位引流 □ 协助医师完成各项检查	□ 办理出院手续 □ 书写出院小结
基础护理	□ 二级护理 □ 晨晚间护理 □ 患者安全管理	□ 二级护理 □ 晨晚间护理 □ 患者安全管理	□ 三级护理 □ 晨晚间护理 □ 患者安全管理
专科护理	□ 护理查体 □ 呼吸频率、血氧饱和度监测 □ 需要时填写跌倒及压疮防范表 □ 需要时请家属陪伴 □ 心理护理	□ 呼吸频率、血氧饱和度监测 □ 遵医嘱完成相关检查 □ 遵医嘱正确给药 □ 根据用药情况观察药物不良反应 □ 注意痰液变化，观察有无并发症 □ 指导患者辨别发生大咯血前及咯血时应采取的应急体位 □ 心理护理	□ 病情观察：评估患者生命体征，特别是呼吸频率及血氧饱和度 □ 心理护理
重点医嘱	□ 详见医嘱执行单	□ 详见医嘱执行单	□ 详见医嘱执行单

续　表

时间	住院第 1 天	住院期间	住院第 7~14 天 （出院日）
病情 变异 记录	□无　□有，原因： 1. 2.	□无　□有，原因： 1. 2.	□无　□有，原因： 1. 2.
护士 签名			

（三）患者表单

支气管扩张症临床路径患者表单

适用对象：第一诊断为支气管扩张症（ICD-10：J47）

患者姓名：	性别： 年龄： 门诊号：	住院号：
住院日期： 年 月 日	出院日期： 年 月 日	标准住院日：7~14 天

时间	入院当日	住院期间	住院第 7~14 天 （出院日）
医患配合	□ 配合询问病史、收集资料，请务必详细告知既往史、用药史、过敏史 □ 配合进行体格检查 □ 有任何不适告知医师	□ 配合完善相关检查，如采血、留尿、心电图、X 线胸片等 □ 医师向患者及家属介绍病情，如有异常检查结果需进一步检查 □ 配合医师调整用药 □ 有任何不适告知医师	□ 接受出院前指导 □ 知道复查程序 □ 获取出院诊断书
护患配合	□ 配合测量体温、脉搏、呼吸、血压、血氧饱和度、体重 □ 配合完成入院护理评估单（简单询问病史、过敏史、用药史） □ 接受入院宣教（环境介绍、病室规定、订餐制度、贵重物品保管等）及支气管扩张知识相关教育 □ 有任何不适告知护士	□ 配合定时测量生命体征，每日询问大便 □ 接受相关实验室检查宣教，正确留取标本，配合检查 □ 配合用药及治疗，学会正确咳嗽和体位引流方法 □ 接受输液、服药治疗，并告知用药后效果 □ 注意活动安全，避免坠床或跌倒 □ 配合执行探视及陪伴	□ 接受出院宣教 □ 办理出院手续 □ 获取出院带药 □ 知道服药方法、作用、注意事项 □ 知道复印病历方法
饮食	□ 正常饮食	□ 正常饮食	□ 正常饮食
排泄	□ 正常排尿便	□ 正常排尿便 □ 避免便秘	□ 正常排尿便 □ 避免便秘
活动	□ 适量活动	□ 适量活动	□ 正常适度活动，避免疲劳

附：原表单（2009年版）

支气管扩张症临床路径表单

适用对象：第一诊断为支气管扩张症（ICD-10：J47）

患者姓名：	性别：	年龄：	门诊号：	住院号：
住院日期：　年　月　日	出院日期：　年　月　日			标准住院日：7~14 天

时间	住院第 1~3 天	住院期间
主要诊疗工作	□ 询问病史及体格检查 □ 进行病情初步评估 □ 上级医师查房 □ 确定治疗方案，进行经验性抗感染治疗 □ 开实验室检查单，完成病历书写	□ 上级医师查房 □ 评估辅助检查的结果 □ 注意观察咳嗽、痰量、咯血的变化 □ 病情评估，根据患者病情变化调整治疗方案 □ 观察药物不良反应 □ 住院医师书写病程记录
重点医嘱	**长期医嘱：** □ 呼吸内科护理常规 □ 一级/二级/三级护理常规（根据病情） □ 抗菌药物 □ 祛痰剂 □ 支气管舒张剂（必要时） □ 止血药（必要时） **临时医嘱：** □ 血常规、尿常规、便常规 □ 肝肾功能、电解质、红细胞沉降率、CRP、血糖、凝血功能、感染性疾病筛查 □ 痰病原学检查及药敏试验 □ 胸正侧位 X 线片、心电图 □ 血气分析、肺功能、胸部 CT、超声心动图（必要时）	**长期医嘱：** □ 呼吸内科护理常规 □ 二级或三级护理常规（根据病情） □ 根据病情调整抗菌药物 □ 祛痰药 □ 支气管舒张剂（必要时） □ 止血药（必要时） **临时医嘱：** □ 复查血常规 □ 复查 X 线胸片（必要时） □ 异常指标复查 □ 病原学检查（必要时） □ 有创性检查（必要时）
主要护理工作	□ 介绍病房环境、设施和设备 □ 入院护理评估，护理计划 □ 观察患者情况 □ 静脉取血，用药指导 □ 指导正确留取痰标本 □ 进行戒烟、戒酒的建议和教育	□ 观察患者一般情况及病情变化 □ 注意痰液变化，协助、指导体位引流 □ 观察药物不良反应 □ 疾病相关健康教育
病情变异记录	□ 无　□ 有，原因： 1. 2.	□ 无　□ 有，原因： 1. 2.
护士签名		
医师签名		

时间	出院前 1~3 天	住院第 7~14 天 （出院日）
主 要 诊 疗 工 作	□ 上级医师查房 □ 评估治疗效果 □ 确定出院后治疗方案 □ 完成上级医师查房记录	□ 完成出院小结 □ 向患者交代出院后注意事项 □ 预约复诊日期
重 点 医 嘱	长期医嘱： □ 呼吸内科护理常规 □ 二级或三级护理常规（根据病情） □ 根据病情调整抗菌药物 □ 祛痰药 □ 支气管舒张剂（必要时） □ 止血药（必要时） □ 根据病情调整用药 临时医嘱： □ 血常规、X 线胸片检查（必要时） □ 根据需要，复查有关检查	出院医嘱： □ 出院带药 □ 门诊随诊
主 要 护 理 工 作	□ 观察患者一般情况 □ 注意痰液的色、质、量变化 □ 观察疗效、各种药物作用和不良反应 □ 恢复期生活和心理护理 □ 出院准备指导	□ 帮助患者办理出院手续 □ 出院指导
病情 变异 记录	□ 无　□ 有，原因： 1. 2.	□ 无　□ 有，原因： 1. 2.
护士 签名		
医师 签名		

第七章

慢性支气管炎临床路径释义

一、慢性支气管炎编码

1. 卫计委原编码

疾病名称及编码：慢性支气管炎（ICD-10：J42. x02）

2. 修改编码

疾病名称及编码：单纯性和黏液脓性慢性支气管炎（ICD-10：J41）

慢性支气管炎（ICD-10：J42）

二、临床路径检索方法

J41/J42

三、慢性支气管炎临床路径标准住院流程

（一）适用对象

第一诊断为慢性支气管炎（ICD-10：J42. x02）。

本临床路径仅适合于无基础疾病的慢性支气管炎。

（二）诊断依据

根据《临床诊疗指南·呼吸病学分册》（中华医学会编著，人民卫生出版社，2009）。

1. 慢性或反复咳嗽、咳痰或伴有喘息，每年发病至少3个月，并连续2年或以上者。

2. 如每年发病持续不足3个月，而有明确的客观检查依据（如X线胸片、肺功能等）亦可诊断。

3. 排除其他心、肺疾患（如肺结核、肺尘埃沉着病、支气管哮喘、支气管扩张、肺癌、心脏病、心功能不全、慢性鼻炎、慢性咽炎等）引起的咳嗽、咳痰或伴有喘息等。

> **释义**
>
> ■ 根据《临床诊疗指南·呼吸病学分册》（中华医学会编著，人民卫生出版社，2009），《慢性阻塞性肺疾病诊治指南（2013年修订版）》（中华结核和呼吸杂志，中华医学会呼吸病学分会慢性阻塞性肺疾病学组）。
>
> ■ 根据临床表现慢性或反复咳嗽、咳痰或伴有喘息，每年发病至少3个月，并连续2年或以上者。如每年发病持续不足3个月，而有明确的客观检查依据（如X线胸片、肺功能等）亦可诊断。需排除其他心、肺疾患（如肺结核、肺尘埃沉着病、支气管哮喘、支气管扩张、肺癌、心脏病、心功能不全、慢性鼻炎等）引起的咳嗽、咳痰或伴有喘息等。

（三）选择治疗方案的依据

根据《临床诊疗指南·呼吸病学分册》（中华医学会编著，人民卫生出版社，2009）。

1. 预防措施：戒烟和避免烟雾刺激，增强体质，提高免疫力。
2. 控制感染。
3. 祛痰、镇咳。
4. 解痉、平喘。

> 释义
>
> ■ 根据《临床诊疗指南·呼吸病学分册》（中华医学会编著，人民卫生出版社，2009），《慢性阻塞性肺疾病诊治指南（2013 年修订版）》（中华结核和呼吸杂志，中华医学会呼吸病学分会慢性阻塞性肺疾病学组）。

（四）标准住院日为 7~14 天

> 释义
>
> ■ 如果患者条件允许，住院时间可以少于上述住院天数。

（五）进入路径标准

1. 第一诊断必须符合 ICD-10：J42. x02 慢性支气管炎疾病编码。
2. 当患者同时具有其他疾病诊断，但在住院期间不需要特殊处理，也不影响第一诊断的临床路径流程实施时，可以进入路径。

（六）住院期间的检查项目

1. 必需的检查项目
(1) 血常规、尿常规、便常规。
(2) 肝肾功能、电解质、红细胞沉降率、C 反应蛋白（CRP）、凝血功能、感染性疾病筛查（乙型肝炎、丙型肝炎、梅毒、艾滋病等）。
(3) 病原学检查及药敏试验。
(4) 胸部正侧位 X 线片。
(5) 心电图。
(6) 肺功能。
2. 根据患者情况可选择的检查项目：血气分析、胸部 CT、支气管镜等检查。

> 释义
>
> ■ 一般情况下结合病史，行胸部影像学和肺功能检查即可明确诊断。
> ■ 如果通过上述检查排除了慢性支气管炎则患者退出本临床路径。

（七）选择用药

1. 抗感染治疗。
2. 祛痰、镇咳药物。
3. 解痉、平喘药物。

> **释义**
>
> ■ 如确定感染，应尽早开始抗菌药物经验治疗。可选用复方磺胺甲噁唑（SMZ）、青霉素类抗菌药物或头孢菌素类抗菌药物，亦可选择大环内酯类抗菌药物、氟喹诺酮类抗菌药物。严重感染时，可选用联合静脉滴注给药。
>
> ■ 常用有氨溴索（盐酸溴环己胺醇）、羧甲司坦（羧甲基半胱氨酸）、溴己新等。如痰液黏稠不易咳出者，可用生理盐水或2%碳酸氢钠、糜蛋白酶或N-乙酰半胱氨酸经雾化器雾化吸入；咳剧而痰黏时可选用复方氢溴酸右美沙芬糖浆等。
>
> ■ 慢性支气管炎伴有干咳、顽固性咳嗽时，或慢性支气管炎急性发作时，可选用强效中枢性镇咳药，如复方福尔可定糖浆等。喘息型支气管炎常选择解痉、平喘药物，如氨茶碱、丙卡特罗、特布他林、复方氯丙那林溴己新片。慢性支气管炎有可逆性气流受限者可以常规应用支气管舒张剂，如异丙托溴铵、沙丁胺醇等吸入治疗。反复呼吸道感染者可选用免疫调节剂或中药治疗。免疫调节剂如脾多肽注射液、胸腺五肽注射液等，对机体免疫功能有双向调节作用，可触发和增强机体对感染的抵抗力、增强患者体力和耐寒力、改善人体细胞免疫功能。

（八）出院标准

1. 症状明显缓解。
2. 没有需要住院治疗的合并症和（或）并发症。

> **释义**
>
> ■ 如果出现合并症和（或）并发症，是否需要继续住院处理，由主管医师具体决定。

（九）变异及原因分析

1. 治疗无效或者病情进展，需复查病原学检查并调整抗菌药物，导致住院时间延长。
2. 伴有影响本病治疗效果的合并症和并发症，需要进行相关检查及治疗，导致住院时间延长。

> **释义**
>
> ■ 变异分为微小变异和重大变异两大类，前者是不出路径、偏离预定轨迹的病例，后者是需要退出本路径或进入其他路径的病例。
>
> ■ 微小变异
>
> 感染控制不佳，需要复查病原学并更改抗菌药物，导致住院时间延长。
>
> 医院原因：因医院检验项目的及时性，不能按照要求完成检查；因节假日不能按照要求完成检查。
>
> 个人原因：患者不愿配合完成相应检查，短期不愿按照要求出院随诊。
>
> ■ 重大变异
>
> 并发症：严重感染合并呼吸衰竭，严重感染合并其他脏器损害，合并真菌感染等。

医院原因：与患者或家属发生医疗纠纷。

个人原因：患者要求离院或转院；患者不愿按照要求出院随诊而导致入院时间明显延长。

四、慢性支气管炎给药方案

【用药选择】

1. 抗感染治疗

（1）在未获取病原学结果之前，一旦确定感染存在，应尽早开始抗菌药物经验治疗。可选用复方磺胺甲噁唑（SMZ）每次2片，每日2次；阿莫西林2~4g/d，分3~4次口服；氨苄西林2~4g/d，分4次口服；头孢氨苄2~4g/d或头孢拉定1~2g/d，分4次口服；头孢呋辛1g/d或头孢克洛500mg~1g/d，分2~3次口服。亦可选择大环内酯类抗菌药物如罗红霉素0.3g/d，分2次口服。抗菌治疗疗程一般7~10天，反复感染病例可适当延长。经治疗3天后，病情未见好转者，应根据痰细菌培养药敏试验的结果，选择抗菌药物。严重感染时，可选用磺苄西林、氨苄西林、环丙沙星、左氧氟沙星、莫西沙星、阿米卡星（丁胺卡那霉素）、奈替米星（乙基西梭霉素）或头孢菌素类联合静脉滴注给药。

（2）轻症患者可口服用药；重症患者选用静脉给药，待临床表现显著改善并能口服时改用口服药序贯治疗。

（3）反复呼吸道感染者可选用免疫调节剂或中药治疗。免疫调节剂如脾多肽注射液、胸腺五肽注射液等，对机体免疫机能有双向调节作用，可触发和增强机体对感染的抵抗力、增强患者体力和耐寒力、改善人体细胞免疫功能。

2. 祛痰、镇咳：予以盐酸溴环己胺醇30mg或羧甲基半胱氨酸500mg，每日3次口服。溴己新、氯化铵等均有一定祛痰作用。当痰黏稠不易咳出时，应用雾化吸入，以稀释气道内分泌物。慢性支气管炎刺激性干咳时，可予以镇咳药，如复方福尔可定糖浆，10~15毫升/次，每日3次口服，同时具有平喘、祛痰作用。如痰液黏稠不易咳出者，可用生理盐水或2%碳酸氢钠、糜蛋白酶或N-乙酰半胱氨酸经雾化器雾化吸入，以湿化气道有利排痰。可联合使用具有祛痰镇咳作用、安全性好的中药，如清肺消炎丸等，提高治疗效果。

3. 解痉、平喘：喘息型支气管炎常选择解痉平喘药物，如氨茶碱0.1~0.2g，每日3次口服；多索茶碱注射液，成人每次200mg，12小时1次，以25%葡萄糖注射液稀释至40ml缓慢静脉注射，时间应在20分钟以上，5~10日为一个疗程或遵医嘱；也可将多索茶碱注射液300mg加入5%葡萄糖注射液或生理盐水注射液100ml中，缓慢静脉滴注；丙卡特罗50μg，每日2次口服；特布他林2.5mg，每日2~3次口服；复方氯丙那林溴己新片1片，每日3次口服。慢性支气管炎有可逆性气流受限者可以常规应用支气管舒张剂，如异丙托溴铵、沙丁胺醇等吸入治疗。阵发性咳嗽常伴有不同程度的支气管痉挛，采用支气管舒张剂后可改善症状，有利于痰的清除。

【药学提示和注意事项】

1. 大环内酯类静脉给药可引起血栓性静脉炎，故红霉素静滴时药物浓度不宜超过1mg/ml；此类药物与甲泼尼龙、茶碱、卡马西平、华法林等药物有相互作用。

2. 喹诺酮类大部分以原形经肾脏排泄，在体内代谢甚少，故肾功能不全者应根据肌酐清除率减量或延长给药时间。

3. 应用支气管舒张剂，如拟肾上腺素类药物β₂受体激动剂，少数人可见恶心、头痛、头晕、心悸、手指震颤等不良反应。剂量过大时，可见心动过速和血压波动。一般减量即恢复，严重时应停药。对其他肾上腺素受体激动剂过敏者可能对本品呈交叉过敏。长期用药亦可形成耐受性，使疗效降低。茶碱类药物不良反应与血药浓度的关联性很高，当血药浓度小于10mg/L时极少出现不良反应。所以，大剂量给药时最好测定血药浓度，以便指导安全用药。最常见的不良反应是恶心、呕吐、头痛，这些现象与磷酸二酯酶抑制有关。腺苷受体阻滞可导致利尿、心悸，剂量更高的情况下可出现心律失常、癫痫发作甚至死亡。突然停用茶碱类药物，可能导致哮喘恶化。有多种干扰茶碱代谢的药理及病理生理过程，包括可能增加茶碱血药浓度的情况（红霉素、环丙沙星、别嘌呤醇、西咪替丁、扎鲁司特、老年、高碳水化合物饮食、充血性心力衰竭、肺炎、肝病、病毒感染、接种）和可能降低茶碱血药浓度的情况（利福平、苯巴比妥、乙醇、吸烟、吸食大麻、儿童、高蛋白低碳水化合物饮食）。存在上述因素时，应增加茶碱血药浓度监测的频率。

五、推荐表单

（一）医师表单

慢性支气管炎临床路径医师表单

适用对象：第一诊断为慢性支气管炎（ICD-10：J42. x02）

患者姓名：	性别：	年龄：	门诊号：	住院号：
住院日期：　　年　月　日	出院日期：　　年　月　日			标准住院日：7~14 天

时间	住院第 1~3 天	住院期间
主要诊疗工作	□ 询问病史及体格检查 □ 进行病情初步评估 □ 上级医师查房 □ 明确诊断，决定诊治方案 □ 完善入院检查 □ 完成病历书写	□ 上级医师查房 □ 评估辅助检查的结果 □ 注意观察咳嗽、痰量的变化 □ 病情评估，根据患者病情变化调整治疗方案 □ 观察药物不良反应 □ 住院医师书写病程记录
重点医嘱	**长期医嘱：** □ 呼吸内科护理常规 □ 一级/二级/三级护理常规（根据病情） □ 抗菌药物 □ 祛痰剂 □ 支气管舒张剂（必要时） □ 镇咳药（必要时） **临时医嘱：** □ 血常规、尿常规、便常规 □ 肝肾功能、电解质、红细胞沉降率、C 反应蛋白（CRP）、凝血功能、感染性疾病筛查 □ 痰病原学检查及药敏试验 □ 胸部正侧位 X 线片、心电图、肺功能 □ 血气分析、胸部 CT（必要时）	**长期医嘱：** □ 呼吸内科护理常规 □ 一级/二级/三级护理常规（根据病情） □ 根据病情调整抗菌药物 □ 祛痰剂 □ 支气管舒张剂（必要时） □ 镇咳药（必要时） **临时医嘱：** □ 复查血常规 □ 复查 X 线胸片（必要时） □ 异常指标复查 □ 病原学检查（必要时） □ 有创性检查（必要时）
主要护理工作	□ 介绍病房环境、设施和设备 □ 入院护理评估，护理计划 □ 观察患者情况 □ 静脉取血，用药指导 □ 指导正确留取痰标本，协助患者完成实验室检查及辅助检查 □ 进行戒烟、戒酒的建议和教育	□ 观察患者一般情况及病情变化 □ 注意痰液变化 □ 观察药物疗效及不良反应 □ 指导患者有效的咳嗽排痰方法，指导陪护人员协助患者拍背排痰方法 □ 疾病相关健康教育
病情变异记录	□ 无　□ 有，原因： 1. 2	□ 无　□ 有，原因： 1. 2.
医师签名		

时间	出院前 1~3 天	住院第 7~14 天 （出院日）
主 要 诊 疗 工 作	□ 上级医师查房 □ 评价治疗效果 □ 确定出院后治疗方案 □ 完成上级医师查房记录	□ 完成出院小结 □ 向患者交代出院后注意事项 □ 预约复诊日期
重 点 医 嘱	**长期医嘱：** □ 呼吸内科护理常规 □ 二级或三级护理常规（根据病情） □ 根据病情调整抗菌药物 □ 祛痰剂 □ 支气管舒张剂（必要时） □ 镇咳药（必要时） □ 根据病情调整用药 **临时医嘱：** □ 血常规、X 线胸片检查（必要时） □ 根据需要，复查有关检查	**出院医嘱：** □ 出院带药 □ 门诊随诊
主 要 护 理 工 作	□ 观察患者一般情况 □ 注意痰液的色、质、量变化 □ 观察疗效、各种药物作用和不良反应 □ 恢复期生活和心理护理 □ 出院准备指导	□ 帮助患者办理出院手续 □ 出院指导
病情 变异 记录	□ 无 □ 有，原因： 1. 2.	□ 无 □ 有，原因： 1. 2.
护士 签名		
医师 签名		

（二）护士表单

慢性支气管炎临床路径护士表单

适用对象：第一诊断为慢性支气管炎（ICD-10：J42. x02）

患者姓名：	性别：　　年龄：　　门诊号：	住院号：
住院日期：　　年　月　日	出院日期：　　年　月　日	标准住院日：7~10 天

时间	住院第 1 天	住院第 2~6 天	住院第 7~14 天（出院日）
健康宣教	□ 入院宣教 　　介绍主管医师、护士 　　介绍环境、设施 　　介绍住院注意事项 □ 向患者宣教戒烟、戒酒的重要性 □ 介绍疾病知识	□ 主管护士与患者沟通，了解并指导心理应对 □ 宣教疾病知识 □ 使用药物宣教 □ 正确留取标本及各种检查注意事项宣教 □ 给予患者及家属心理支持 □ 指导患者活动 □ 恢复期生活护理	□ 出院宣教 　　复查时间 　　服药方法 　　活动休息 　　指导饮食 □ 指导办理出院手续
护理处置	□ 核对患者，佩戴腕带 □ 建立入院护理病历 □ 卫生处置：剪指甲、洗澡、更换病号服	□ 随时观察患者病情变化 □ 遵医嘱氧疗 □ 遵医嘱完成用药 □ 协助医师完成各项检查	□ 办理出院手续 □ 书写出院小结
基础护理	□ 二级护理 □ 流质饮食或普通饮食 □ 晨晚间护理 □ 卧床 □ 患者安全管理 □ 心理护理	□ 二级护理 □ 半流质饮食或普通饮食 □ 晨晚间护理 □ 床上或床旁活动 □ 患者安全管理 □ 心理护理	□ 三级护理 □ 普通饮食 □ 晨晚间护理 □ 床旁、室内室外活动 □ 患者安全管理
专科护理	□ 护理查体 □ 呼吸频率、血氧饱和度监测 □ 需要时填写跌倒及压疮防范表 □ 需要时请家属陪伴 □ 心理护理	□ 呼吸频率、血氧饱和度监测 □ 遵医嘱完成相关检查 □ 随时观察患者病情变化及药物疗效 □ 必要时吸氧 □ 遵医嘱正确给药 □ 观察患者药物不良反应，有无出凝血征象 □ 提供并发症征象的依据 □ 心理护理	□ 病情观察： 　　评估患者生命体征，特别是呼吸频率及血氧饱和度 □ 心理护理
重点医嘱	□ 详见医嘱执行单	□ 详见医嘱执行单	□ 详见医嘱执行单

续　表

时间	住院第 1 天	住院第 2~6 天	住院第 7~14 天 （出院日）
病情 变异 记录	□ 无　□ 有，原因： 1. 2.	□ 无　□ 有，原因： 1. 2.	□ 无　□ 有，原因： 1. 2.
护士 签名			

（三）患者表单

慢性支气管炎临床路径患者表单

适用对象：第一诊断为慢性支气管炎（ICD-10：J42. x02）

患者姓名：	性别： 年龄： 门诊号：	住院号：
住院日期： 年 月 日	出院日期： 年 月 日	标准住院日：7~10 天

时间	入院当日	住院第 2~6 天	住院第 7~14 天（出院日）
医患配合	□ 配合询问病史、收集资料，请务必详细告知既往史、用药史、过敏史 □ 配合进行体格检查 □ 有任何不适告知医师	□ 配合完善相关检查，如采血、留尿、心电图、X 线胸片等 □ 医师向患者及家属介绍病情，如有异常检查结果需进一步检查 □ 配合医师调整用药 □ 有任何不适告知医师	□ 接受出院前指导 □ 知道复查程序 □ 获取出院诊断书
护患配合	□ 配合测量体温、脉搏、呼吸、血压、血氧饱和度、体重 □ 配合完成入院护理评估单（简单询问病史、过敏史、用药史） □ 接受入院宣教（环境介绍、病室规定、订餐制度、贵重物品保管等）及疾病知识相关教育 □ 有任何不适告知护士	□ 正确留取标本，配合检查 □ 配合用药及治疗 □ 配合定时测量生命体征，每日询问大便 □ 接受输液、服药治疗，并告知用药后效果 □ 注意活动安全，避免坠床或跌倒 □ 配合执行探视及陪伴	□ 接受出院宣教 □ 办理出院手续 □ 获取出院带药 □ 知道服药方法、作用、注意事项 □ 知道复印病历方法及复诊时间
饮食	□ 正常饮食 □ 遵医嘱饮食 □ 低脂饮食	□ 正常饮食 □ 遵医嘱饮食 □ 低脂饮食	□ 正常饮食 □ 遵医嘱饮食
排泄	□ 正常排尿便 □ 避免便秘	□ 正常排尿便 □ 避免便秘	□ 正常排尿便 □ 避免便秘
活动	□ 卧床休息	□ 卧床休息 □ 遵医嘱适量活动	□ 正常适度活动，避免疲劳

附：原表单（2011年版）

慢性支气管炎临床路径表单

适用对象：第一诊断为慢性支气管炎（ICD-10：J42.x02）

患者姓名：		性别： 年龄： 门诊号：	住院号：
住院日期： 年 月 日		出院日期： 年 月 日	标准住院日：7~14天

时间	住院第1~3天	住院期间
主要诊疗工作	□ 询问病史及体格检查 □ 进行病情初步评估 □ 上级医师查房 □ 明确诊断，决定诊治方案 □ 完善入院检查 □ 完成病历书写	□ 上级医师查房 □ 评估辅助检查的结果 □ 注意观察咳嗽、痰量的变化 □ 病情评估，根据患者病情变化调整治疗方案 □ 观察药物不良反应 □ 住院医师书写病程记录
重点医嘱	**长期医嘱：** □ 呼吸内科护理常规 □ 一级/二级/三级护理常规（根据病情） □ 抗菌药物 □ 祛痰剂 □ 支气管舒张剂（必要时） □ 镇咳药（必要时） **临时医嘱：** □ 血常规、尿常规、便常规 □ 肝肾功能、电解质、红细胞沉降率、C反应蛋白（CRP）、凝血功能、感染性疾病筛查 □ 痰病原学检查及药敏试验 □ 胸部正侧位X线片、心电图、肺功能 □ 血气分析、胸部CT（必要时）	**长期医嘱：** □ 呼吸内科护理常规 □ 一级/二级/三级护理常规（根据病情） □ 根据病情调整抗菌药物 □ 祛痰剂 □ 支气管舒张剂（必要时） □ 镇咳药（必要时） **临时医嘱：** □ 复查血常规 □ 复查X线胸片（必要时） □ 异常指标复查 □ 病原学检查（必要时） □ 有创性检查（必要时）
主要护理工作	□ 介绍病房环境、设施和设备 □ 入院护理评估，护理计划 □ 观察患者情况 □ 静脉取血，用药指导 □ 指导正确留取痰标本，协助患者完成实验室检查及辅助检查 □ 进行戒烟、戒酒的建议和教育	□ 观察患者一般情况及病情变化 □ 注意痰液变化 □ 观察药物疗效及不良反应 □ 指导患者有效的咳嗽排痰方法，指导陪护人员协助患者拍背排痰方法 □ 疾病相关健康教育
病情变异记录	□ 无 □ 有，原因： 1. 2	□ 无 □ 有，原因： 1. 2.
护士签名		
医师签名		

时间	出院前 1~3 天	出院日
主要诊疗工作	□ 上级医师查房 □ 评价治疗效果 □ 确定出院后治疗方案 □ 完成上级医师查房记录	□ 完成出院小结 □ 向患者交代出院后注意事项 □ 预约复诊日期
重点医嘱	**长期医嘱:** □ 呼吸内科护理常规 □ 二级或三级护理常规(根据病情) □ 根据病情调整抗菌药物 □ 祛痰剂 □ 支气管舒张剂(必要时) □ 镇咳药(必要时) □ 根据病情调整用药 **临时医嘱:** □ 血常规、X 线胸片检查(必要时) □ 根据需要,复查有关检查	**出院医嘱:** □ 出院带药 □ 门诊随诊
主要护理工作	□ 观察患者一般情况 □ 注意痰液的色、质、量变化 □ 观察疗效、各种药物作用和不良反应 □ 恢复期生活和心理护理 □ 出院准备指导	□ 帮助患者办理出院手续 □ 出院指导
病情变异记录	□ 无 □ 有,原因: 1. 2.	□ 无 □ 有,原因: 1. 2.
护士签名		
医师签名		

第八章

肺动脉高压临床路径释义

一、肺动脉高压编码

1. 卫计委原编码

疾病名称及编码：原发性肺动脉高压（ICD-10：I27. 0）

继发性肺动脉高压，其他的（ICD-10：I27. 2）

2. 修改编码

疾病名称及编码：原发性肺动脉高压（ICD-10：I27. 0）

二、临床路径检索方法

I27. 0

三、肺动脉高压临床路径标准住院流程

（一）适用对象

第一诊断为肺动脉高压（ICD-10：I27. 0，I27. 2）。

（二）诊断依据

根据《临床诊疗指南·呼吸病学分册》（中华医学会编著，人民卫生出版社，2009 年），《肺动脉高压诊断和治疗指南》（欧洲心脏病学会和欧洲呼吸学会，2009 年），《肺动脉高压诊断和治疗专家共识》（世界卫生组织工作组，2013 年）。

1. 结合临床表现和危险因素识别可疑的肺动脉高压的患者（超声心动图显示 sPAP≥50mmHg）。

2. 对高危或疑诊患者行血流动力学检查，明确是否存在肺动脉高压，其血流动力学诊断标准为：在海平面，静息状态下，右心导管检查测肺动脉平均压（mean pulmonary artery pressure，mPAP）≥25mmHg；如果针对第一大类肺动脉高压，同时还需要肺动脉楔压（pulmonary artery wedge pressure，PAWP）<15mmHg，肺血管阻力≥3Wood 单位。

3. 对证实肺动脉高压患者进行病因学分析和临床归类。

4. 对肺动脉高压进行临床评估和功能评价。

> **释义**
>
> ■ 肺动脉高压（pulmonary hypertension，PH）是指一组由异源性疾病所组成、不同发病机制引起的、以肺血管阻力持续性增加为特征的临床-病理生理综合征。其表现为肺动脉压力异常升高的一种血流动力学状态，肺动脉压力的异常升高导致右心负荷增大，进而产生右心功能不全，从而引起一系列临床症状。严重者可发生右心衰竭而死亡，因此这是一组严重的慢性肺循环疾病。临床上，肺动脉高压通常由超声心动图筛查发现，超声心动图估测肺动脉收缩压≥50mmHg 则可临床初步诊断肺动脉高压，但肺动脉压力的准确测定须经过右心导管检查获得，其诊断标准为：在海平面，静息状态下，右心导管检查测肺动脉平均压（mean pulmonary artery pressure，mPAP）≥25mmHg。

■ 肺动脉高压既可来源于肺血管自身的病变，也可继发于其他心、肺或系统性疾病，由此肺动脉高压分为 5 大类，动脉性肺动脉高压（pulmonary arterial hypertension，PAH）、左心疾病相关性肺动脉高压、肺部疾病和（或）低氧相关性肺动脉高压、慢性血栓栓塞性肺动脉高压（chronic thromboembolic pulmonary hypertension，CTEPH）及其他未明机制所致肺动脉高压，其中，动脉性肺动脉高压包括特发性肺动脉高压、家族性肺动脉高压、结缔组织疾病相关肺动脉高压、先心病相关肺动脉高压等。

（三）选择治疗方案的依据

根据《临床诊疗指南·呼吸病学分册》（中华医学会编著，人民卫生出版社，2009 年），《肺动脉高压诊断和治疗指南》（欧洲心脏病学会和欧洲呼吸学会，2009 年），《肺动脉高压诊断和治疗专家共识》（世界卫生组织工作组，2013 年）。

1. 治疗原发病。
2. 一般治疗
（1）活动和旅行。
（2）预防感染。
（3）避孕、绝经期后激素替代治疗。
（4）降低血液黏度。
（5）抗凝治疗。
（6）氧疗。
（7）纠正心力衰竭治疗。
（8）心理治疗。
3. 药物治疗
（1）钙通道阻滞剂（calcium channel blockers，CCB）。
（2）前列环素类药物（Prostanoids）。
（3）内皮素-1 受体拮抗剂（Endothelin-1 Antagonists）。
（4）磷酸二酯酶抑制剂-5（Phosphodiesterase-5，PDE-5）。
（5）可溶性鸟苷酸环化酶激动剂。
（6）Rho-激酶抑制剂。
（7）联合用药。
4. 介入及手术治疗。

释义

■ 肺动脉高压的治疗主要是针对血管收缩与重构、心功能不全进行，旨在降低肺血管阻力和压力，改善心功能，改善症状及预后。常规治疗包括以下内容：氧疗、抗凝治疗、应用利尿剂与强心剂等，氧疗可减轻缺氧继发的肺动脉收缩及缺氧继发的脏器损伤，抗凝治疗预防肺动脉病变基础上的原位血栓形成。利尿剂可减轻心脏负荷，改善患者症状，对于利尿剂不易改善的心功能不全患者，可酌情应用小剂量强心药物。

■ 降低肺动脉高压的药物包括钙离子拮抗剂、前列环素类药物、内皮素受体拮抗剂、5 型磷酸二酯酶抑制剂、可溶性鸟苷酸环化酶受体激动剂等。需要注意的是，应用钙离子拮抗剂前必须通过右心导管行急性血管反应试验，急性血管反应试验阳性的患者，可首先试用钙离子拮抗剂治疗。如果未行急性血管反应试验而盲目应用钙离子拮抗剂有可能加重患者病情。

■ 对于慢性血栓栓塞性肺动脉高压患者，肺动脉血栓内膜剥脱术是最有效的治疗方法，部分患者通过手术可达到治愈，当然，需根据血栓栓塞阻塞的部位和程度、血流动力学参数评估手术可行性和风险。经过积极药物治疗，病情持续进展的肺动脉高压患者，则需要考虑肺移植。

（四）标准住院日为 15~30 天

释义

■ 对于首诊的肺动脉高压患者，由于确诊及病因学检查需要一定时间，住院时间略长；对于合并严重右心功能不全的患者，由于治疗难度大，住院时间略长；对于复诊、不合并严重右心功能不全的患者，根据病情住院时间可缩短。

（五）进入路径标准

1. 第一诊断必须符合肺动脉高压疾病编码（ICD-10：I27.0，I27.2）。
2. 当患者同时具有其他疾病诊断，但在住院期间不需要特殊处理，也不影响第一诊断的临床路径流程实施时，可以进入路径。

释义

■ 肺动脉高压分为 5 大类，动脉性肺动脉高压（pulmonary arterial hypertension，PAH）、左心疾病相关性肺动脉高压、肺部疾病和（或）低氧相关性肺动脉高压、慢性血栓栓塞性肺动脉高压（chronic thromboembolic pulmonary hypertension，CTEPH）及其他未明机制所致肺动脉高压。其中，动脉性肺动脉高压包括特发性肺动脉高压、家族性肺动脉高压、结缔组织疾病相关肺动脉高压、先心病相关肺动脉高压、药物相关肺动脉高压等。

■ 肺动脉高压既可来源于肺血管自身的病变，也可继发于其他心、肺或系统性疾病。根据临床诊疗特点，对于继发于其他心、肺或系统性疾病的肺动脉高压（包括结缔组织疾病、先天性心脏病、左心疾病、慢性肺部疾病等相关肺动脉高压），治疗原发疾病是肺动脉高压的基础，这些类型的肺动脉高压通常也不作为疾病的第一诊断，不纳入本临床路径。对于特发性、家族性、慢性血栓栓塞性肺动脉高压患者，其诊治以肺血管本身病变为主，且第一诊断符合临床路径纳入标准，需要纳入本临床路径。

（六）住院期间的诊疗项目

1. 必需的检查项目：血常规、尿常规、便常规、肝功能、肾功能、电解质、血气分析、凝血功能、D-二聚体（D-dimer）、红细胞沉降率、C反应蛋白（CRP）、感染性疾病筛查（乙型肝炎、丙型肝炎、梅毒、艾滋病等）、NBP或脑钠肽前体（NT-proBNP）、肌钙蛋白T、自身抗体［抗核抗体（ANA）、抗可提取性核抗原抗体（ENA抗体）、抗中性粒细胞胞浆抗体（ANCA）、抗线粒体抗体、抗磷脂抗体等］、甲状腺功能，蛋白S、蛋白C、抗凝血酶Ⅲ等易栓症相关检查，血管紧张素转换酶（ACE）、血红蛋白电泳等，肿瘤标志物，胸部正侧位X线片、心电图、超声心动图、双下肢静脉超声，肺功能（病情允许时）、通气灌注扫描、CT肺动脉造影，右心漂浮导管检查或同时行肺动脉造影检查。

2. 根据患者病情可选择的检查项目：胸部高分辨率CT、磁共振肺动脉造影、心脏磁共振检查，腹部B超、甲状腺超声，结缔组织疾病相关检查（如唇腺活检、腮腺动态显像、肌肉或皮肤活检等），睡眠呼吸监测，急性血管活性反应试验。

3. 住院期间需要复查的项目：复查血常规、凝血功能，复查心电图，异常指标复查，重症患者必要时复查BNP、肌钙蛋白T或I、肺功能、血气分析，复查超声心动图。

4. 住院期间选择用药

（1）抗凝治疗：肝素、低分子肝素、华法林等。

（2）血管活性药物应用。

（3）呼吸循环支持治疗。

> **释义**
>
> ■以上检查和检验项目包括对肺动脉高压患者的病因学分析、病情评估，这些检查与治疗方案的选择密切相关，有条件的单位需要尽可能完善。由于某些检查如右心导管和肺动脉造影检查、急性血管反应试验并非所有单位均开展这些检查项目，根据患者情况，建议转诊至有条件的肺血管病诊治中心完善相关检查。另外，某些检查项目可以在门诊完成。

（七）出院标准

1. 症状相对稳定，确定长期治疗方案。

2. 临床稳定72小时以上。

> **释义**
>
> ■如果出现并发症，是否需要继续住院处理，由主管医师具体决定。
>
> ■肺动脉高压患者出院后的长期用药和随访管理至关重要，出院时需要告知患者长期用药、注意事项及随访周期。

（八）变异及原因分析

肺动脉高压一般病情比较复杂，疑诊患者需要比较多的检查确定类型，临床路径的变异较多。

1. 存在并发症，需要进行相关的诊断和治疗，延长住院时间。

2. 病情严重，需要呼吸支持者，归入其他路径。

3. 伴有其他疾病，需要相关诊断治疗。

> **释义**
>
> ■ 对于初诊肺动脉高压，经过病因分析后，如诊断为结缔组织疾病相关肺动脉高压、先天性心脏病相关肺动脉高压、左心疾病相关性肺动脉高压、慢性肺部疾病相关肺动脉高压，则退出本临床路径。
>
> ■ 如患者病情严重或出现严重合并症，包括严重心力衰竭和心律失常、呼吸衰竭，大咯血，治疗的首要矛盾是治疗合并症、纠正心力衰竭或呼吸衰竭，则退出本临床路径。
>
> ■ 肺动脉高压患者伴发临床情况较多，如伴随其他疾病，如严重肝功能不全、肾功能不全、血小板减少、咯血等情况，且需要进行相关处理者。

四、肺动脉高压给药方案

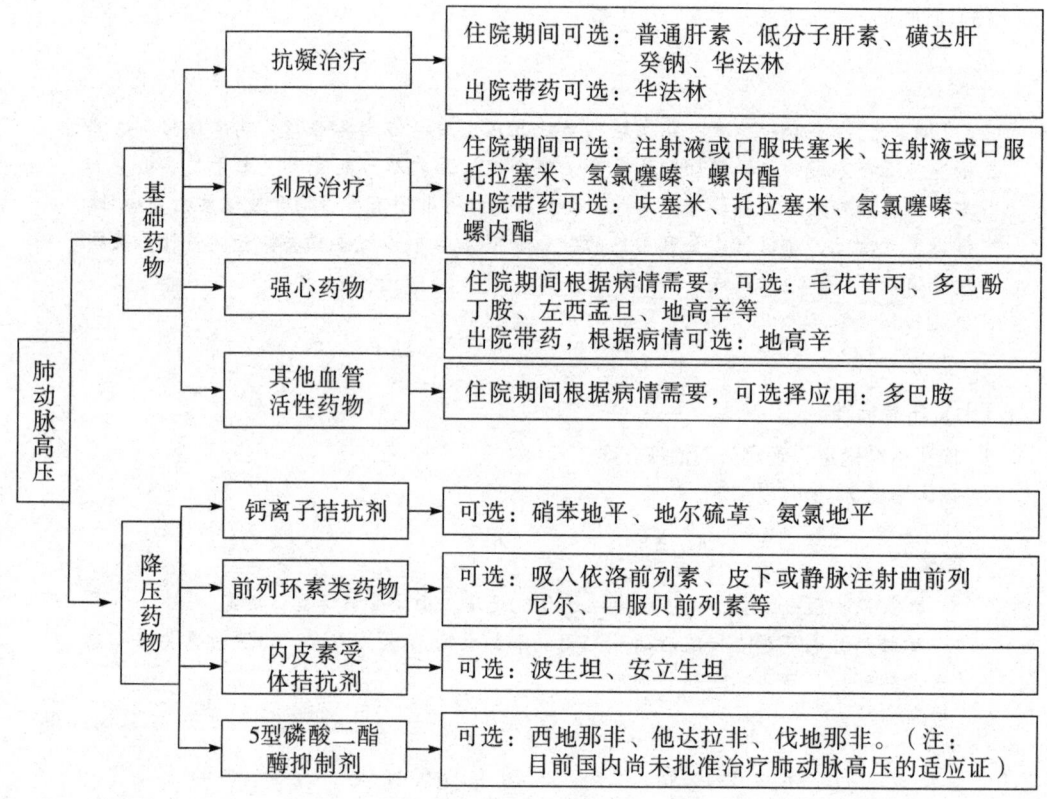

【用药选择】

特发性肺动脉高压患者，只要无禁忌证，建议应用预防性抗凝治疗；慢性血栓栓塞性肺动脉高压患者，建议长期足量抗凝治疗，通常选用华法林，新型口服抗凝药物在特发性肺动脉高压中的疗效目前尚不清楚。对于合并右心功能不全的患者，常规小剂量利尿药物可减轻心脏负荷、改善心功能；合并不易控制的心力衰竭则建议适当应用强心和血管活性药物。

对于特发性肺动脉高压患者，如急性血管反应试验阳性，建议首先选择钙离子拮抗剂；急性血管反应试验阴性的患者，则降低肺动脉高压的药物可选择前列环素类药物、内皮素受体拮抗剂、5 型磷酸二酯酶抑制剂，或三类药物中选择联合应用。对于慢性血栓栓塞性肺动脉高压则首先评估手术，而不是首先应用降肺动脉高压药物治疗。

【药学提示】

需要注意的是，应用钙离子拮抗剂前必须通过右心导管行急性血管反应试验，急性血管反应试验阳性的患者，可首先试用钙离子拮抗剂治疗；如果未行急性血管反应试验而盲目应用钙离子拮抗剂有可能加重患者病情。

应用所有利尿药物，需关注电解质紊乱、低血压不良反应的发生。

应用所有降肺动脉高压药物，均需要注意低血压不良反应情况，且用药后，不建议突然停药，否则有可能导致病情反弹加重。

应用内皮素受体拮抗剂需要定期监测肝功能。

【注意事项】

肺动脉高压的治疗需要制订长期方案，定期随访，用药后不超过半年应评估治疗反应，根据情况调整方案。且需要综合患者的社会经济状况、用药依从性等选择合适的长期用药方案。

五、推荐表单

（一）医师表单

肺动脉高压临床路径医师表单

适用对象：第一诊断为肺动脉高压（ICD-10：I27.9）

患者姓名：		性别：	年龄：	门诊号：	住院号：
住院日期： 年 月 日		出院日期： 年 月 日			标准住院日：15~30 天

时间	住院第 1~3 天	住院期间
主要诊疗工作	□ 询问病史及体格检查 □ 进行病情初步评估，病情严重程度分级 □ 上级医师查房 □ 明确诊断，决定诊治方案 □ 开实验室检查单 □ 完成病历书写	□ 上级医师查房 □ 评估辅助检查的结果 □ 根据患者病情调整治疗方案，处理可能发生的并发症 □ 观察药物不良反应 □ 指导吸入装置的正确应用 □ 住院医师书写病程记录
重点医嘱	**长期医嘱：** □ 呼吸内科护理常规 □ 一级/二级/三级护理常规（根据病情） □ 控制性氧疗（根据病情） □ 心电图、血氧饱和度监测（必要时） □ 血管活性药、利尿剂、抗凝剂（根据情况） □ 纠正酸碱失衡和电解质紊乱 □ 糖皮质激素、胃黏膜保护剂（必要时） **临时医嘱：** □ 血常规、尿常规、便常规、肝功能、肾功能、电解质、血气分析、红细胞沉降率、D-二聚体、C反应蛋白、脑钠肽、凝血功能、自身抗体、甲状腺功能、感染性疾病筛查 □ X线胸片、心电图、超声心动图、心肌酶学、肺功能 □ 根据情况选择通气灌注扫描、CT肺动脉造影或磁共振肺动脉造影、心脏磁共振或胸部高分辨CT、腹部B超、下肢静脉超声（必要时） □ 右心漂浮导管和肺动脉造影（必要时） □ 维持水、电解质、酸碱平衡	**长期医嘱：** □ 呼吸内科护理常规 □ 一级/二级/三级护理常规（根据病情） □ 控制性氧疗（根据病情） □ 心电图、血氧饱和度监测（必要时） □ 血管活性药、利尿剂、抗凝剂 □ 纠正酸碱失衡和电解质紊乱 □ 糖皮质激素、胃黏膜保护剂（必要时） □ 根据病情调整药物 **临时医嘱：** □ 对症治疗 □ 复查血常规、血气分析（必要时） □ 异常指标复查 □ 根据情况，选择结缔组织疾病的进一步检查
病情变异记录	□ 无 □ 有，原因： 1. 2.	□ 无 □ 有，原因： 1. 2.
医师签名		

时间	出院前 1~3 天	出院日
主要诊疗工作	□ 上级医师查房 □ 评估治疗效果 □ 确定出院日期及出院后治疗方案 □ 完成上级医师查房记录	□ 完成出院小结 □ 向患者交代出院后注意事项 □ 预约复诊日期
重点医嘱	长期医嘱： □ 基本同前 □ 根据病情调整 临时医嘱： □ 根据需要，复查有关项目	出院医嘱： □ 出院带药 □ 门诊随诊
病情变异记录	□ 无　□ 有，原因： 1. 2.	□ 无　□ 有，原因： 1. 2.
医师签名		

（二）护士表单

肺动脉高压临床路径护士表单

适用对象：第一诊断为肺动脉高压（ICD-10：I27.9）

患者姓名：	性别： 年龄： 门诊号：	住院号：
住院日期： 年 月 日	出院日期： 年 月 日	标准住院日：15~30 天

时间	住院第 1~3 天	住院第 7~14 天	出院前
健康宣教	□ 介绍主管医师、护士 □ 介绍环境、设施 □ 介绍住院注意事项 □ 向患者宣教戒烟、戒酒的重要性，及减少二手烟的吸入	□ 指导患者正确留取相关检查标本 □ 主管护士与患者沟通，了解并指导心理应对 □ 宣教疾病知识、用药知识及特殊检查操作过程 □ 告知检查及操作前后饮食、活动及探视注意事项及应对方式	□ 康复和锻炼 □ 定时复查 □ 出院带药服用方法 □ 饮食休息等注意事项指导 □ 讲解增强体质的方法，减少感染的机会
护理处置	□ 核对患者，佩戴腕带 □ 建立入院护理病历 □ 卫生处置：剪指甲、沐浴、更换病号服	□ 随时观察患者病情变化 □ 执行医嘱用药 □ 协助医师完成各项检查 □ 术前准备 □ 禁食、禁水	□ 办理出院手续 □ 书写出院小结
基础护理	□ 二级护理 □ 晨晚间护理 □ 患者安全管理	□ 二级护理 □ 晨晚间护理 □ 患者安全管理	□ 二级护理 □ 晨晚间护理 □ 患者安全管理
专科护理	□ 护理查体 □ 呼吸频率、血氧饱和度监测 □ 需要时填写跌倒及压疮防范表 □ 需要时请家属陪伴 □ 心理护理	□ 呼吸频率、血氧饱和度监测 □ 遵医嘱完成相关检查 □ 心理护理 □ 必要时吸氧 □ 遵医嘱正确给药 □ 提供并发症征象的依据	□ 病情观察：评估患者生命体征，特别是呼吸频率及血氧饱和度 □ 心理护理
重点医嘱	□ 详见医嘱执行单	□ 详见医嘱执行单	□ 详见医嘱执行单
病情变异记录	□ 无 □ 有，原因： 1. 2.	□ 无 □ 有，原因： 1. 2.	□ 无 □ 有，原因： 1. 2.
护士签名			

（三）患者表单

肺动脉高压临床路径患者表单

适用对象：第一诊断为肺动脉高压（ICD-10：I27.9）

患者姓名：	性别： 年龄： 门诊号：	住院号：
住院日期：　　年　月　日	出院日期：　　年　月　日	标准住院日：15~30 天

时间	入院当日	住院第 2~6 天	出院日
医患配合	□ 配合询问病史、收集资料，请务必详细告知既往史、用药史、过敏史 □ 配合进行体格检查 □ 有任何不适告知医师	□ 配合完善相关检查，如采血、留尿、心电图、X 线胸片等 □ 医师向患者及家属介绍病情，如有异常检查结果需进一步检查 □ 配合用药及治疗 □ 配合医师调整用药 □ 有任何不适告知医师	□ 接受出院前指导 □ 知道复查程序 □ 获取出院诊断书
护患配合	□ 配合测量体温、脉搏、呼吸、血压、血氧饱和度、体重 □ 配合完成入院护理评估单（简单询问病史、过敏史、用药史） □ 接受入院宣教（环境介绍、病室规定、订餐制度、贵重物品保管等） □ 有任何不适告知护士	□ 配合测量体温、脉搏、呼吸，询问每日排便情况 □ 接受相关实验室检查宣教，正确留取标本，配合检查 □ 有任何不适告知护士 □ 接受输液、服药治疗 □ 注意活动安全，避免坠床或跌倒 □ 配合执行探视及陪伴 □ 接受疾病及用药等相关知识指导	□ 接受出院宣教 □ 办理出院手续 □ 获取出院带药 □ 知道服药方法、作用、注意事项 □ 知道复印病历方法
饮食	□ 正常饮食	□ 正常饮食	□ 正常饮食
排泄	□ 正常排尿便	□ 正常排尿便	□ 正常排尿便
活动	□ 适量活动	□ 适量活动	□ 适量活动

附：原表单（2016 年版）

肺动脉高压临床路径表单

适用对象：第一诊断为肺动脉高压（ICD-10：I27.9）

| 患者姓名： | 性别： | 年龄： | 门诊号： | 住院号： |
| 住院日期：　　年　月　日 | 出院日期：　　年　月　日 | | 标准住院日：15~30 天 | |

时间	住院第 1~3 天	住院期间
主要诊疗工作	□ 询问病史及体格检查 □ 进行病情初步评估，病情严重程度分级 □ 上级医师查房 □ 明确诊断，决定诊治方案 □ 开实验室检查单 □ 完成病历书写	□ 上级医师查房 □ 评估辅助检查的结果 □ 根据患者病情调整治疗方案，处理可能发生的并发症 □ 观察药物不良反应 □ 指导吸入装置的正确应用 □ 住院医师书写病程记录
重点医嘱	**长期医嘱：** □ 呼吸内科护理常规 □ 一级/二级/三级护理常规（根据病情） □ 控制性氧疗（根据病情） □ 心电图、血氧饱和度监测（必要时） □ 血管活性药、利尿剂、抗凝剂（根据情况） □ 纠正酸碱失衡和电解质紊乱 □ 糖皮质激素、胃黏膜保护剂（必要时） **临时医嘱：** □ 血常规、尿常规、便常规、肝功能、肾功能、电解质、血气分析、红细胞沉降率、D-二聚体、C反应蛋白、脑钠肽、凝血功能、自身抗体、甲状腺功能、感染性疾病筛查 □ X 线胸片、心电图、超声心动图、心肌酶学、肺功能 □ 根据情况选择通气灌注扫描、CT 肺动脉造影或磁共振肺动脉造影、心脏磁共振或胸部高分辨 CT、腹部 B 超、下肢静脉超声（必要时） □ 右心漂浮导管和肺动脉造影（必要时） □ 维持水、电解质、酸碱平衡	**长期医嘱：** □ 呼吸内科护理常规 □ 一级/二级/三级护理常规（根据病情） □ 控制性氧疗（根据病情） □ 心电图、血氧饱和度监测（必要时） □ 血管活性药、利尿剂、抗凝剂 □ 纠正酸碱失衡和电解质紊乱 □ 糖皮质激素、胃黏膜保护剂（必要时） □ 根据病情调整药物 **临时医嘱：** □ 对症治疗 □ 复查血常规、血气分析（必要时） □ 异常指标复查 □ 根据情况，选择结缔组织疾病的进一步检查
主要护理工作	□ 介绍病房环境、设施和设备 □ 入院护理评估、护理计划 □ 指导氧疗、吸入治疗 □ 静脉取血、用药指导 □ 进行健康宣教 □ 协助患者完成实验室检查及辅助检查	□ 观察患者一般情况及病情变化 □ 观察疗效及药物反应 □ 疾病相关健康教育
病情变异记录	□ 无　□ 有，原因： 1. 2.	□ 无　□ 有，原因： 1. 2.

时间	住院第1~3天	住院期间
护士 签名		
医师 签名		

时间	出院前 1~3 天	出院日
主要诊疗工作	□ 上级医师查房 □ 评估治疗效果 □ 确定出院日期及出院后治疗方案 □ 完成上级医师查房记录	□ 完成出院小结 □ 向患者交代出院后注意事项 □ 预约复诊日期
重点医嘱	**长期医嘱：** □ 基本同前 □ 根据病情调整 **临时医嘱：** □ 根据需要，复查有关项目	**出院医嘱：** □ 出院带药 □ 门诊随诊
主要护理工作	□ 观察患者一般情况 □ 观察疗效、各种药物作用和不良反应 □ 指导呼吸康复训练（根据需要） □ 恢复期心理和生活护理 □ 出院准备指导	□ 出院注意事项（戒烟、避免烟尘吸入、坚持康复锻炼、注意保暖、加强营养） □ 帮助患者办理出院手续 □ 出院指导
病情变异记录	□ 无 □ 有，原因： 1. 2.	□ 无 □ 有，原因： 1. 2.
护士签名		
医师签名		

第九章
肺血栓栓塞症临床路径释义

一、肺血栓栓塞症编码

1. 卫计委原编码

疾病名称及编码：肺栓塞提及急性肺源性心脏病（ICD-10：I26. 001）

肺栓塞未提及急性肺源性心脏病（ICD-10：I26. 901）

2. 修改编码

疾病名称及编码：肺栓塞（ICD-10：I26）

二、临床路径检索方法

I26

三、肺血栓栓塞症临床路径标准住院流程

（一）适用对象

第一诊断为肺血栓栓塞症（ICD-10：I26. 001/I26. 901）。

（二）诊断依据

根据《临床诊疗指南·呼吸病学分册》（中华医学会编著，人民卫生出版社，2009 年），《肺血栓栓塞症的诊断与治疗指南（草案）》（中华医学会呼吸病学分会，2001 年），《基于循证医学的抗栓治疗与血栓预防临床实践指南》（美国胸科医师学院，2012 年），《急性肺栓塞诊断和处理指南》（欧洲心脏病学会，2014 年）。

1. 存在肺血栓栓塞症和（或）深静脉血栓形成的危险因素，如手术、骨折、创伤、卧床、感染、恶性肿瘤等。

2. 临床表现可有呼吸困难、胸痛和咯血，重症患者可以出现晕厥、低血压、休克甚或猝死等。

3. 下列检查 1 项或以上阳性，可以确诊：

（1）CT 肺动脉造影（CTPA）：表现为肺动脉内的低密度充盈缺损，部分或完全包围在不透光的血流之间，或者呈完全充盈缺损。

（2）核素肺通气灌注扫描：呈肺段分布的肺灌注缺损，并与通气显像不匹配，即至少两个或更多叶段的局部灌注缺损而该部位通气良好或胸部 X 线片无异常。

（3）磁共振肺动脉造影（MRPA）：发现肺动脉内的低密度充盈缺损，部分或完全包围在不透光的血流之间，或者呈完全充盈缺损。

（4）选择性肺动脉造影：发现肺栓塞的直接征象，如肺血管内对比剂充盈缺损，伴或不伴轨道征的血流阻断。

（5）超声心动图：发现肺动脉近端的血栓。

4. 需排除以下疾病：肺动脉肉瘤，羊水栓塞，脂肪栓塞、空气栓塞，感染性血栓、肿瘤栓塞等。

释义

■ 根据《临床诊疗指南·呼吸病学分册》（中华医学会编著，人民卫生出版社，2009 年），《急性肺栓塞诊断与治疗中国专家共识（2015）》（中华医学会心血管病学分会肺血管病学组），《急性肺栓塞诊断和处理指南》（欧洲心脏病学会，2014年），《基于循证医学的抗栓治疗与血栓预防临床实践指南》（美国胸科医师学院，2016 年）。

■ 肺栓塞（pulmonary embolism, PE）是来自全身静脉系统或右心的内源性或外源性栓子阻塞肺动脉或其分支引起肺循环和呼吸功能障碍的临床和病理生理综合征。PE 的栓子包括血栓、脂肪、羊水、空气、瘤栓和感染性栓子等，其中 99% 的 PE 栓子是血栓，故也称为肺血栓栓塞症（pulmonary thromboembolism, PTE）。肺栓塞大多数是由发生在下肢周围静脉，包括股静脉、腘静脉和腓肠肌深静脉中的深静脉血栓（deep venous thrombosis, DVT）所致，故深静脉血栓形成往往是肺栓塞的前兆。

肺血栓栓塞症通常被认为是由患者遗传因素和环境因素相互作用的结果。遗传性危险因素由遗传变异引起，包括 V 因子突变、蛋白 C 缺乏、蛋白 S 缺乏和抗凝血酶缺乏等，常以反复静脉血栓栓塞为主要临床表现。如 40 岁以下的年轻患者无明显诱因或反复发生静脉血栓栓塞症，或呈家族遗传倾向，应注意做相关遗传学检查。获得性危险因素是指后天获得的易发生静脉血栓栓塞症的多种病理生理异常，包括骨折、手术、创伤、恶性肿瘤、妊娠、口服避孕药、激素替代治疗、严重的慢性疾病状态、中心静脉置管、重症感染、制动、高龄及肥胖等。上述危险因素可以单独存在，也可同时存在，协同作用。肺血栓栓塞症主要易患因素：骨折（髋部或腿）、髋或膝关节置换、普外科大手术、大创伤、脊髓损伤；其次易患因素：膝关节镜手术、中心静脉置管、化疗、慢性心力衰竭或呼吸衰竭、激素替代治疗、恶性肿瘤、口服避孕药治疗、卒中发作、妊娠（产后）、既往下肢静脉血栓、血栓形成倾向；其他易患因素：卧床>3 天、久坐不动（如长途车或空中旅行）、年龄增长、腹腔镜手术（如胆囊切除术）、肥胖、妊娠（产前）、静脉曲张等对没有明确的获得性危险因素的静脉血栓栓塞症患者，应注意其可能存有潜在的危险因素，如恶性肿瘤、易栓症和抗磷脂抗体综合征等。此外，即使积极地应用较完备的技术手段寻找危险因素，临床上仍有相当比例的病例不能明确危险因素。

■ 根据临床表现 [休克或低血压（收缩压<90mmHg，或血压下降超过 40mmHg 持续 15 分钟）]、右心室功能不全征象 [超声心动图提示右心室扩张、压力超负荷，CT 提示右心室扩张，右心导管检查提示右心室压力过高、脑钠肽（BNP）或 N 末端脑钠肽前体（NT-proBNP）升高] 和心肌损伤标志（TnI 或 TnT 阳性）进行危险程度分层。高危肺血栓栓塞症为伴休克或低血压患者，中危肺血栓栓塞症为伴右心功能不全或心肌损伤的患者，低危肺血栓栓塞症为无上述临床特征的患者。

■ 对于疑诊肺血栓栓塞症患者，如病情允许，推荐将 CTPA 作为首选的影像学检查手段，CTPA 结果阴性或存在 CTPA 检查相对禁忌（如对比剂过敏、肾功能不全、妊娠等），建议考虑其他影像学检查如核素通气/灌注（V/Q）显像等；对于临床情况高度不稳定的高危肺血栓栓塞症患者，推荐行床旁超声心动图检查，检查过程中如发现急性肺动脉高压和右心室功能不全的证据，即可按肺血栓栓塞症进行治疗，并于临床情况稳定后行相关检查明确诊断。

（三）治疗方案的选择

根据《临床诊疗指南·呼吸病学分册》（中华医学会编著，人民卫生出版社，2009 年），《肺血栓栓塞症的诊断与治疗指南（草案）》（中华医学会呼吸病学分会，2001 年），《基于循证医学的抗栓治疗与血栓预防临床实践指南》（美国胸科医师学院，2012 年），《急性肺栓塞诊断和处理指南》（欧洲心脏病学会，2014 年）。

1. 一般处理：血流动力学及呼吸支持。
2. 抗凝治疗。
3. 溶栓治疗。
4. 其他治疗措施：外科取栓、经静脉导管碎栓和抽吸血栓、置入腔静脉滤器等。

> **释义**
>
> ■ 肺栓塞需要根据病情严重程度进行相应的治疗，因此必须迅速准确地对患者进行危险度分层（高危、中危、低危），为制订相应的治疗策略提供重要依据。危险度分层主要根据临床表现、右室功能不全征象、心脏血清标志物（脑钠肽、N 末端脑钠肽前体和肌钙蛋白等）进行评价。
>
> ■ 一般治疗：对于高度疑诊或确诊的肺血栓栓塞症患者，应进行积极的对症支持治疗。对高度疑诊或确诊肺血栓栓塞症的患者，应首先根据血流动力学状况进行危险分层，针对不同严重程度的患者，采取相对应的处理策略。对于高危患者，应进行严密监护，监测呼吸、心率、血压、心电图及血气的变化。保持大便通畅，避免用力；对于有焦虑和惊恐症状的患者应予安慰并可适当使用镇静剂；胸痛者可予止痛剂；对于发热、咳嗽等症状可给予相应的对症治疗以尽量降低耗氧量；对于重度高血压患者，应尽快控制血压。出现休克或低血压的高危肺血栓栓塞症患者，必须进行血流动力学及呼吸支持治疗。对有低氧血症的患者，采用经鼻导管或面罩吸氧通常可以逆转低氧血症。当合并严重的呼吸衰竭时，可使用经鼻/面罩无创性机械通气或经气管插管行机械通气。当需要机械通气时，应注意避免其血流动力学方面的不利影响，应该采用低潮气量（约 6ml/kg）使得吸气末平台压 < 30cm 水柱（H_2O）。应避免做气管切开，以免在抗凝或溶栓过程中局部大出血。
>
> ■ 抗凝治疗是急性肺血栓栓塞症的基础治疗。
>
> 一旦临床确诊肺血栓栓塞症，如果没有禁忌，即应该给予规范的抗凝治疗。①对于急性高危肺血栓栓塞症或急性中高危肺血栓栓塞症患者，如果不确定是否需要溶栓治疗，初始抗凝治疗推荐首选普通肝素；②对于中低危或低危肺血栓栓塞症患者，初始抗凝治疗推荐首选低分子量肝素（LMWH）或者磺达肝癸钠；③对于中低危或低危肺血栓栓塞症患者，如果患者不情愿静脉或皮下注射治疗，非维生素 K 拮抗剂口服抗凝药物（NOACs）可作为部分患者初始抗凝治疗替代选择方案。
>
> 急性肺栓塞的抗凝时间长短应个体化，一般至少需要 3 个月。对于无明显诱发因素的首次肺栓塞患者（特发性静脉血栓）建议抗凝至少 6 个月；对于再次发生的无诱发因素的肺栓塞患者建议长期抗凝；对于静脉血栓栓塞危险因素长期存在的患者应长期抗凝治疗，如癌症患者、抗心脂抗体综合征、易栓症等；如果急性肺栓塞（0.5%～5%患者）发展成慢性血栓栓塞性肺动脉高压者应长期抗凝治疗。由暂时或可逆性诱发因素（服用雌激素、临时制动、创伤和手术）导致的肺栓塞患者推荐抗凝时程为 3 个月。
>
> ■ 对于急性高危肺血栓栓塞症，推荐首选溶栓治疗。对于大多数急性非高危肺

血栓栓塞症患者，不推荐溶栓治疗。对某些初始不合并低血压的急性中危（尤其是中高危）肺血栓栓塞症患者，需密切监测是否出现临床恶化；若出血风险低，可考虑同时进行补救性溶栓治疗。溶栓时间一般定为14天以内，溶栓方案建议选择快速溶栓方案。进行溶栓治疗时，建议选择低剂量溶栓（如50mg rt-PA），如果效果不佳，可以考虑追加剂量。

■ 对急性高危肺血栓栓塞症患者，或急性中危（尤其是中高危）肺血栓栓塞症临床恶化患者，若有肺动脉主干或主要分支血栓，并存在高出血风险或溶栓治疗禁忌；经溶栓或积极的内科治疗无效；或在溶栓起效前可能发生致死性休克，在具备相应专业人员和技术的情况下，可采用经静脉导管碎栓和抽吸血栓等介入治疗。

■ 对肺动脉主干或主要分支的急性高危肺血栓栓塞症患者［即出现因栓塞所致休克和（或）低血压］，若存在溶栓禁忌（如高出血风险），溶栓治疗或导管取栓失败、溶栓治疗起效前可能发生致死性休克，在具备外科专业技术和条件的情况下，可考虑行肺动脉血栓摘除术。

（四）标准住院日

高危10~14天，中、低危7~10天。

> **释义**
>
> ■ 如果患者条件允许，住院时间可以少于上述住院天数，即高危<10天，中、低危<7天。

（五）进入路径标准

1. 第一诊断必须符合肺血栓栓塞症疾病编码（ICD-10：I26.001/I26.901）。
2. 当患者同时具有其他疾病诊断，但在住院期间不需要特殊处理也不影响第一诊断的临床路径流程实施时，可以进入路径。
3. 有明显影响肺血栓栓塞症常规治疗的情况，不进入肺血栓栓塞症临床路径。

> **释义**
>
> ■ 诊断可以是临床初步诊断，不一定为临床确诊。
> ■ 患者同时具有其他疾病，包括与肺血栓栓塞症相关的疾病（如骨折、手术、恶性肿瘤等）和与肺血栓栓塞症无关的疾病（如不稳定型心绞痛、感染、活动消化道溃疡等），如果影响第一诊断的临床路径流程实施时均不适合进入本临床路径。

（六）入院后第1~3天

1. 必需的检查项目
（1）血常规、尿常规、便常规。
（2）肝功能、肾功能、电解质、血气分析、血型、凝血功能、D-二聚体（D-dimer）、心肌酶谱、感染性疾病筛查（乙型肝炎、丙型肝炎、梅毒、艾滋病等）。

（3）心脏血清标志物（脑钠肽、N末端脑钠肽前体），肌钙蛋白T或I。

（4）肿瘤标志物。

（5）胸部X线片、心电图、超声心动图、双下肢静脉超声。

2. 下列相关检查之一可确诊：CT肺动脉造影、核素肺通气灌注扫描、磁共振肺动脉造影、选择性肺动脉造影（CTA）。但有时当一种检查方法不能确诊时，需要采用两种方法进行检查。

3. 根据患者病情，有条件的可选择：自身抗体（包括心磷脂抗体）、蛋白S、蛋白C、抗凝血酶III等。

> **释义**
>
> ■ X线胸片可以由胸部CT替代，双下肢静脉超声可以由CTV替代。部分检查在治疗后相应的时间需要复查，以评价治疗效果
>
> ■ 一般情况下上述检查之一即可明确诊断，但当某一项检查不能确诊，而临床怀疑肺血栓栓塞症时，可以进行其他检查，检查完成时间可以超出入院后3天。
>
> ■ 如果通过上述检查排除了肺血栓栓塞症则患者退出本临床路径。
>
> ■ 有条件可选择的检查并不影响患者的进一步处理，完成时间可以超出3天。

（七）选择用药

1. 溶栓治疗：尿激酶、链激酶、重组组织型纤溶酶原激活剂。

2. 抗凝治疗：肝素、低分子肝素、华法林、新型口服抗凝药物（NOACs）等。

3. 呼吸循环支持治疗。

4. 抗感染治疗。

（八）住院第4~6天

1. 复查血常规、凝血功能。

2. 复查D-二聚体。

3. 复查心电图。

4. 异常指标复查。

5. 重症患者必要时复查BNP、肌钙蛋白T或I、血气分析。

（九）住院第7~10天

1. 复查下肢静脉超声。

2. 危重患者复查心脏超声。

3. 凝血功能检查。

（十）出院标准

1. 生命体征平稳。

2. 调节国际标准化比值（INR）达标（2.0~3.0）。

3. 没有需要继续住院处理的并发症。

> **释义**
>
> ■ 调节国际标准化比值（INR）达标（2.0~3.0）适用于使用华法林抗凝治疗的患者。如果因为病情需要，采用低分子肝素抗凝治疗的患者，不需要调节该指标。

> ■ 如果出现并发症，是否需要继续住院处理，由主管医师具体决定。

（十一）变异及原因分析

1. 治疗过程中出现并发症。
2. 伴有其他疾病，需要相关诊断治疗。

释义

　　■ 变异分为微小变异和重大变异两大类，前者是不出路径、偏离预定轨迹的病例，后者是需要退出本路径或进入其他路径的病例。

　　■ 微小变异

　　1. 并发症：溶栓后不严重出血，如少量咯血、皮下血肿；溶栓其他不良反应，包括发热、恶心、呕吐、肌痛和头痛等，抗凝治疗相关的小出血，肝素抗凝相关的轻度血小板下降。

　　2. 医院原因：医院检验项目不能按照要求完成检查；如节假日不能按照要求完成检查。

　　3. 个人原因：患者不愿配合完成相应检查，短期不愿按照要求出院随诊。

　　■ 重大变异

　　1. 疾病本身原因：因基础疾病需要进一步诊断和治疗，如肿瘤；因为合并其他疾病需要进一步诊断和治疗，如感染；因各种原因需要其他治疗措施，包括外科取栓、经静脉导管碎栓和抽吸血栓、置入腔静脉滤器等。

　　2. 并发症：溶栓后严重出血，如脑内出血、内脏器官出血；肝素抗凝相关的严重血小板下降。

　　3. 医院原因：与患者或家属发生医疗纠纷。

　　4. 个人原因：患者要求离院或转院；患者不愿按照要求出院随诊而导致入院时间明显延长。

四、肺血栓栓塞症给药方案

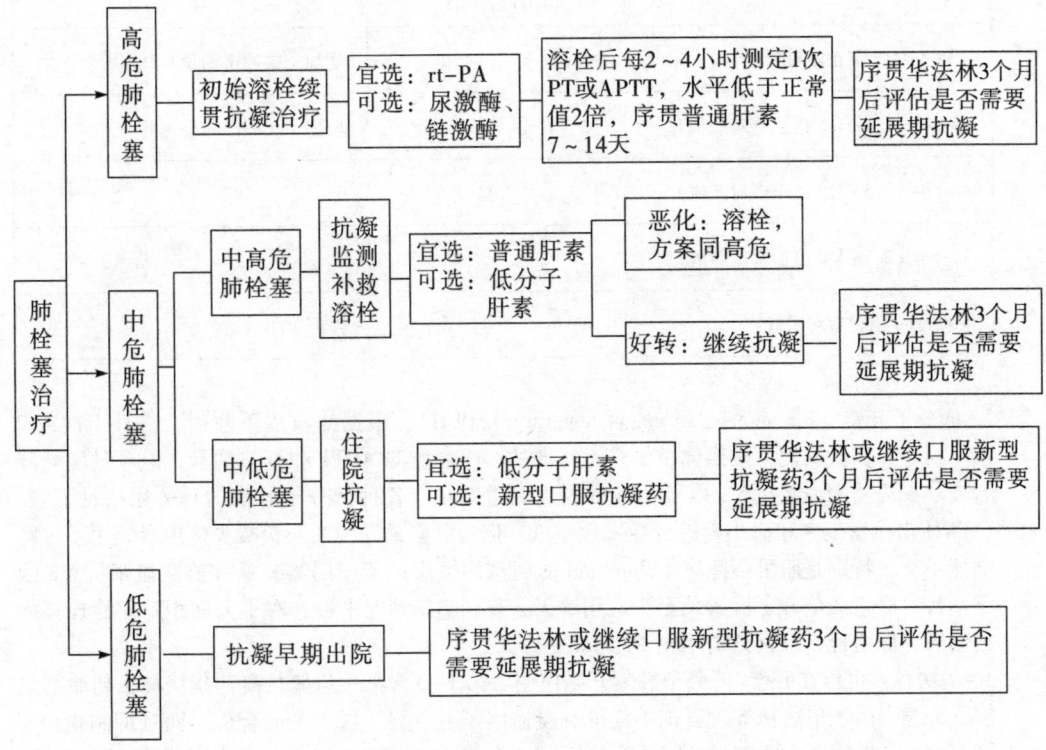

【药学选择】

结合国内外循证医学证据，推荐以下方案与剂量供参考使用。

1. 尿激酶：20 000IU/kg 持续静滴 2 小时；另可考虑 12 小时溶栓方案：负荷量 4400 IU/kg，静注 10 分钟，随后以 2200IU/（kg·h）持续静滴 12 小时。

2. 链激酶：负荷量 250 000IU，静注 30 分钟，随后以 100 000IU/h 持续静滴 24 小时。链激酶具有抗原性，故用药前需肌注苯海拉明或地塞米松，以防止过敏反应。

3. 重组组织型纤溶酶原激活剂（rt-PA）：50mg 持续静滴 2 小时。rt-PA 可能对血栓有较快的溶解作用，低剂量溶栓（50mg rt-PA）与 FDA 推荐剂量（100mg rt-PA）相比疗效相似，而安全性更好，如果效果不佳，可以考虑追加剂量。

使用尿激酶、链激酶溶栓期间勿同用肝素。对以 rt-PA 溶栓时是否需停用肝素无特殊要求。溶栓治疗结束后，应每 2~4 小时测 1 次 PT 或 APTT，其水平低于正常值 2 倍，即应重新开始规范肝素治疗。

1. 普通肝素（unfractionated heparin，UFH）：首剂负荷量 80U/kg（或 5000U 静推）继之以 18U/（kg·h）速度泵入，然后按照 Raschke 计算表根据 APTT 调整肝素剂量，在最初 24 小时内每 4~6 小时测定 1 次 APTT。尽快使 APTT 达到并维持于正常对照值的 1.5~2.5 倍（此后可每天测定 1 次 APTT），为防止血小板减少症发生，在肝素使用前和以后的第 3~5 天必须动态观察血小板变化，若长时间使用肝素尚应在第 7~10 天和 14 天复查。

表 9-1 根据 APTT 调整静滴肝素用量表

APTT（s）	剂量调整 [IU/（kg·h）]	其他措施
<35（<1.2倍正常对照值）	+4	增加1次冲击剂量80IU/kg
35~45（1.2~1.5倍正常对照值）	+2	增加1次冲击剂量40IU/kg
46~70（1.5~2.3倍正常对照值）	0	0
71~90（2.3~3.0倍正常对照值）	−2	0
>90（>3倍正常对照值）	−3	停药1小时

2. 低分子肝素（low molecular weight heparin，LMWH）：根据体重皮下注射，每日1次或2次。对于大多数病例，按照体重给药是有效的，不需监测 APTT 和调整剂量，但对过度肥胖者或孕妇应监测血浆抗 Xa 因子活性并据以调整剂量。各种低分子肝素的具体用法见下表。LMWH 出血发生率和血小板减少症发生率低。但对肝素诱导的血小板减少症患者禁用。对肾功能不全，特别是肌酐清除率<30ml/min 的病例须慎用；若应用需减量并监测血浆抗 Xa 因子活性。肝素或低分子肝素须至少应用5天，直到临床情况平稳。对于大面积肺血栓栓塞症或髂股静脉血栓，肝素约需用至10天或更长。

3. 华法林：可以在肝素/低分子肝素开始应用后第1~3天加用口服抗凝剂华法林，初始剂量3~5mg/d，由于华法林等抗凝剂不仅抑制凝血因子Ⅱ、Ⅶ、Ⅸ、Ⅹ的合成，而且抑制蛋白C和蛋白S（生物半衰期较凝血因子Ⅱ等短）的合成，在最初3~5天口服期内发挥促凝活性，因此应在使用肝素（或 LMWH）治疗第1天后开始口服华法林，并与肝素（或 LMWH）至少合用5天，而不直接单独应用华法林（否则静脉血栓栓塞症复发率增加3~4倍）以达到最大的抗栓效果，防止血栓形成和静脉血栓栓塞症复发。当连续2天测定 INR 达到2.5（2~3）或 PT 延长至1.5~2.5倍时可停用肝素或 LMWH，单独口服华法林治疗。在达到治疗水平前，应每日测定 INR，其后2周每周监测2~3次，以后根据 INR 稳定情况每周监测1次或更少。若行长期治疗，约每4周测定 INR 并调整华法林剂量1次。

表 9-2 各种 LMWH 推荐使用方法

LMWH 药品名	剂量	使用方法	最短治疗用药时间
那屈肝素钙（nadroparin）	<50kg，0.4ml	q12h，SC	5天
	50~59kg，0.5ml	q12h，SC	5天
	60~69kg，0.6ml	q12h，SC	5天
	70~79kg，0.7ml	q12h，SC	5天
	80~89kg，0.8ml	q12h，SC	5天
	>90kg，0.9ml	q12h，SC	5天
依诺肝素钠（enoxaparin）	100 anti-XaIU/kg	q12h，SC	10天
达肝素钠（dalteparin）	200 anti-XaIU/kg	qd，SC	5天

注：SC 皮下注射；依诺肝素钠 10 000U 相当于100mg（1ml）

4. 新型口服抗凝药物（NOACs）：分为两大类，直接凝血酶抑制剂（达比加群酯）及直接凝血因子 Ⅹa 抑制剂（利伐沙班、阿哌沙班和依度沙班）。

（1）达比加群酯：成人推荐剂量 300mg/d，存在出血风险或 80 岁及以上患者 110mg bid。应用达比加群酯禁忌证：重度肾功能不全（CrCl<30ml/min）；临床上显著的活动性出血。

（2）利伐沙班：第 1~21 天：15mg 每日 2 次，每日最大剂量 30mg；第 22 天以后：20mg 每日 1 次，每日最大剂量 20mg。空腹或餐后服用均可。注意事项：密切观察是否有出血并发症，孕妇和哺乳妇女禁用。

（3）阿哌沙班：推荐剂量每次 2.5mg，2 次/日。初始治疗时需要给予负荷剂量进行强化治疗。与其他抗凝药合用会增加出血风险，临床应用时不需要与普通肝素或 LMWH 重叠。禁忌证：有临床明显活动性出血；伴凝血异常和临床相关出血风险的肝病。

使用达比加群酯和依度沙班，初始治疗时需要先给予胃肠外抗凝治疗。以上 4 种 NOACs 应避免用于严重肾功能损害（肌酐清除率<15ml/min）的患者。

【药学提示】

1. 华法林的主要并发症是出血。INR>3.0 一般无助于提高疗效，但出血的机会增加。华法林所致出血可以用维生素 K 拮抗。华法林有可能引起血管性紫癜，导致皮肤坏死，多发生于治疗的前几周。

2. 因肝素可能会引起血小板减少症，在使用肝素的第 3~5 天必须复查血小板计数。若较长时间使用肝素，尚应在第 7~10 天和 14 天复查。肝素诱导的血小板减少症（HIT）很少在肝素治疗的 2 周后出现。若出现血小板迅速或持续降低达 30% 以上，或血小板计数<100×10^9/L，应停用肝素。一般在停用肝素后 10 天内血小板开始逐渐恢复。需注意 HIT 可能会伴发肺血栓栓塞症和深静脉血栓形成（DVT）的进展或复发。

【注意事项】

应用抗凝和溶栓治疗时，应充分评估出血风险。

五、推荐表单

（一）医师表单

肺血栓栓塞症（低危、中低危）临床路径医师表单

适用对象：第一诊断为肺血栓栓塞症（ICD-10：I26.001/I26.901）

患者姓名：	性别：	年龄：	门诊号：	住院号：
住院日期： 年 月 日	出院日期： 年 月 日			标准住院日：7~10 天

时间	住院第 1 天	住院第 2~6 天
主要诊疗工作	□ 询问病史及体格检查 □ 进行病情初步评估，病情严重度分级 □ 上级医师查房 □ 明确诊断，决定诊治方案 □ 开实验室检查单，完成病历书写	□ 上级医师查房 □ 评估辅助检查的结果 □ 病情评估，根据患者病情调整治疗方案 □ 观察药物不良反应 □ 确认有无并发症 □ 住院医师书写病程记录
重点医嘱	**长期医嘱：** □ 呼吸内科护理常规 □ 一级或二级护理（根据病情） □ 卧床休息 □ 吸氧（必要时） □ 心电、呼吸、血压、血氧监测（必要时） □ 抗凝治疗 **临时医嘱：** □ 血常规、尿常规、便常规，电解质、肝功能、肾功能、血糖、凝血功能、血型、血气分析、D-二聚体、感染性疾病筛查、肌钙蛋白 T 或 I、BNP、肿瘤标志物 □ 胸部 X 线片、心电图、超声心动图、双下肢静脉超声 □ CT 肺动脉造影、核素肺通气灌注扫描、磁共振肺动脉造影或选择性肺动脉造影 □ 有条件行：免疫指标、蛋白 S、蛋白 C、抗凝血酶Ⅲ、抗心磷脂抗体等	**长期医嘱：** □ 呼吸内科护理常规 □ 一级或二级护理（根据病情） □ 卧床休息 □ 吸氧（必要时） □ 心电、呼吸、血压、血氧监测（必要时） □ 抗凝治疗 **临时医嘱：** □ 复查血常规、凝血功能、心电图、D-二聚体 □ 异常指标复查 □ 必要时复查 BNP、肌钙蛋白 T 或 I、血气分析
医师签名		

时间	出院前 1~3 天	住院第 7~10 天 （出院日）
主要诊疗工作	□ 上级医师查房，治疗效果评估 □ 进行病情评估，确定华法林是否达到治疗水平， 　　确定是否符合出院标准、是否出院 □ 确定出院后治疗方案 □ 完成上级医师查房记录	□ 完成出院小结 □ 向患者交代出院后注意事项 □ 预约复诊日期
重点医嘱	**长期医嘱：** □ 呼吸内科护理常规 □ 二级或三级护理（根据病情） □ 卧床休息 □ 吸氧（必要时） □ 心电、呼吸、血压、血氧监测（必要时） □ 抗凝治疗 **临时医嘱：** □ 根据需要，复查有关检查	**出院医嘱：** □ 出院带药 □ 门诊随诊
医师签名		

肺血栓栓塞症（中高危、高危）临床路径医师表单

适用对象：第一诊断为肺血栓栓塞症（ICD-10：I26.001/I26.901 伴有 R57.9 或 I95）

患者姓名：	性别：	年龄：	门诊号：	住院号：

住院日期： 年 月 日	出院日期： 年 月 日	标准住院日：10~14 天

时间	住院第 1~3 天	住院期间
主要诊疗工作	□ 询问病史及体格检查 □ 进行病情初步评估，病情严重度分级 □ 上级医师查房 □ 明确诊断，决定诊治方案 □ 开实验室检查单，完成病历书写 □ 签署相关通知书、同意书等	□ 上级医师查房 □ 评估辅助检查的结果 □ 病情评估，根据患者病情调整治疗方案 □ 观察药物不良反应、确认有无并发症 □ 住院医师书写病程记录
重点医嘱	长期医嘱： □ 呼吸内科护理常规（根据病情） □ 特级护理 □ 告病危（重） □ 卧床休息 □ 氧疗、心电、呼吸、血压、血氧监测 □ 抗凝治疗 临时医嘱： □ 血、尿、便常规，电解质、肝功能、肾功能、凝血功能、血型、血气分析、D-二聚体、感染性疾病筛查、BNP、肌钙蛋白 T 或 I、胸部 X 线片、心电图、超声心动图、双下肢静脉超声 □ CT 肺动脉造影或核素肺通气灌注扫描或磁共振肺动脉造影或选择性肺动脉造影 □ 有条件行：免疫指标、蛋白 S、蛋白 C、抗凝血酶Ⅲ、抗心磷脂抗体等 □ 溶栓治疗、导管取栓碎栓治疗、血栓摘除术 □ 血管活性药物（必要时）	长期医嘱： □ 特级护理 □ 卧床休息 □ 氧疗、心电、呼吸、血压、血氧监测 □ 抗凝治疗 临时医嘱： □ 复查血常规、凝血功能、心电图 □ 异常指标复查 □ 必要时复查 BNP、肌钙蛋白 T 或 I、血气分析
医师签名		

时间	出院前 1~3 天	住院第 10~14 天 （出院日）
主要诊疗工作	□ 上级医师查房，治疗效果评估 □ 进行病情评估，确定华法林是否达到治疗水平，确定是否符合出院标准、是否出院 □ 确定出院后治疗方案 □ 完成上级医师查房记录	□ 完成出院小结 □ 向患者交代出院后注意事项 □ 预约复诊日期
重点医嘱	**长期医嘱：** □ 一级/二级/三级护理 □ 卧床休息 □ 吸氧、心电、呼吸、血压、血氧监测（必要时） □ 抗凝治疗 □ 根据病情调整 **临时医嘱：** □ 根据需要，复查有关检查	**出院医嘱：** □ 出院带药 □ 门诊随诊
医师签名		

（二）护士表单

肺血栓栓塞症（低危、中低危）临床路径护士表单

适用对象：第一诊断为肺血栓栓塞症（ICD-10：I26.001/I26.901）

患者姓名：	性别： 年龄： 门诊号：	住院号：
住院日期： 年 月 日	出院日期： 年 月 日	标准住院日：7~10 天

时间	住院第 1 天	住院第 2~6 天
主要护理工作	□ 介绍病房环境、设施和设备 □ 入院护理评估，护理计划 □ 观察患者情况、监测生命体征 □ 观察各种药物疗效和不良反应 □ 静脉取血，用药指导 □ 协助患者完成实验室检查及辅助检查	□ 定时监测生命体征 □ 观察患者一般情况及病情变化 □ 观察疗效和药物反应 □ 疾病相关健康教育
病情变异记录	□ 无 □ 有，原因： 1. 2.	□ 无 □ 有，原因： 1. 2.
护士签名		

时间	出院前 1~3 天	住院第 7~10 天 （出院日）
主要护理工作	□ 观察患者一般情况 □ 观察疗效、各种药物作用和不良反应 □ 恢复期生活和心理护理 □ 出院准备指导	□ 告知复诊计划，就医指征 □ 帮助患者办理出院手续 □ 出院指导
病情变异记录	□ 无　□ 有，原因： 1. 2.	□ 无　□ 有，原因： 1. 2.
护士签名		

肺血栓栓塞症（中高危、高危）临床路径护士表单

适用对象：第一诊断为肺血栓栓塞症（ICD-10：I26.001/I26.901 伴有 R57.9 或 I95）

患者姓名：		性别： 年龄： 门诊号：	住院号：
住院日期： 年 月 日		出院日期： 年 月 日	标准住院日：10~14 天

时间	住院第 1~3 天	住院期间
主要护理工作	□ 介绍病房环境、设施和设备 □ 入院护理评估，护理计划 □ 随时观察患者情况、监测生命体征 □ 观察各种药物疗效和不良反应 □ 静脉取血，用药指导 □ 协助患者完成实验室检查及辅助检查	□ 定时监测生命体征 □ 观察患者一般情况及病情变化 □ 观察疗效和药物反应 □ 疾病相关健康教育
病情变异记录	□ 无 □ 有，原因： 1. 2.	□ 无 □ 有，原因： 1. 2.
护士签名		

时间	出院前 1~3 天	住院第 10~14 天 （出院日）
主要护理工作	□ 观察患者一般情况 □ 观察疗效、各种药物作用和不良反应 □ 恢复期生活和心理护理 □ 出院准备指导	□ 告知复诊计划，就医指征 □ 帮助患者办理出院手续 □ 出院指导
病情变异记录	□ 无 □ 有，原因： 1. 2.	□ 无 □ 有，原因： 1. 2.
护士签名		

（三）患者表单

肺血栓栓塞症（低危、中低危）临床路径患者表单

适用对象：第一诊断为肺血栓栓塞症（ICD-10：I26.001/I26.901）

| 患者姓名： | 性别： | 年龄： | 门诊号： | 住院号： |

| 住院日期： 年 月 日 | 出院日期： 年 月 日 | 标准住院日：7~10 天 |

时间	入院当日	住院第 2~6 天	住院第 7~10 天（出院日）
医患配合	□ 配合询问病史、收集资料，请务必详细告知既往史、用药史、过敏史 □ 配合进行体格检查 □ 有任何不适告知医师	□ 配合完善相关检查，如采血、留尿、心电图、X线胸片等 □ 医师向患者及家属介绍病情，如有异常检查结果需进一步检查 □ 配合用药及治疗 □ 配合医师调整用药 □ 有任何不适告知医师	□ 接受出院前指导 □ 知道复查程序 □ 获取出院诊断书
护患配合	□ 配合测量体温、脉搏、呼吸、血压、血氧饱和度、体重 □ 配合完成入院护理评估单（简单询问病史、过敏史、用药史） □ 接受入院宣教（环境介绍、病室规定、订餐制度、贵重物品保管等） □ 有任何不适告知护士	□ 配合测量体温、脉搏、呼吸，询问每日排便情况 □ 接受相关实验室检查宣教，正确留取标本，配合检查 □ 有任何不适告知护士 □ 接受输液、服药治疗 □ 注意活动安全，避免坠床或跌倒 □ 配合执行探视及陪伴 □ 接受疾病及用药等相关知识指导	□ 接受出院宣教 □ 办理出院手续 □ 获取出院带药 □ 知道服药方法、作用、注意事项 □ 知道复印病历方法
饮食	□ 正常饮食	□ 正常饮食	□ 正常饮食
排泄	□ 正常排尿便	□ 正常排尿便	□ 正常排尿便
活动	□ 床上活动	□ 床旁活动	□ 适量活动

肺血栓栓塞症（中高危、高危）临床路径患者表单

适用对象：第一诊断为肺血栓栓塞症（ICD-10：I26.001/I26.901）

患者姓名：	性别：　　年龄：　　门诊号：	住院号：
住院日期：　　年　月　日	出院日期：　　年　月　日	标准住院日：7~14 天

时间	入院当日	住院第 2~6 天	住院第 7~14 天 （出院日）
医患配合	□ 配合询问病史、收集资料，请务必详细告知既往史、用药史、过敏史 □ 配合进行体格检查 □ 有任何不适告知医师	□ 配合完善相关检查，如采血、留尿、心电图、X 线胸片等 □ 医师向患者及家属介绍病情，如有异常检查结果需进一步检查 □ 配合用药及治疗 □ 配合医师调整用药 □ 有任何不适告知医师	□ 接受出院前指导 □ 知道复查程序 □ 获取出院诊断书
护患配合	□ 配合测量体温、脉搏、呼吸、血压、血氧饱和度、体重 □ 配合完成入院护理评估单（简单询问病史、过敏史、用药史） □ 接受入院宣教（环境介绍、病室规定、订餐制度、贵重物品保管等） □ 有任何不适告知护士	□ 配合测量体温、脉搏、呼吸，询问每日排便情况 □ 接受相关实验室检查宣教，正确留取标本，配合检查 □ 有任何不适告知护士 □ 接受输液、服药治疗 □ 注意活动安全，避免坠床或跌倒 □ 配合执行探视及陪伴 □ 接受疾病及用药等相关知识指导	□ 接受出院宣教 □ 办理出院手续 □ 获取出院带药 □ 知道服药方法、作用、注意事项 □ 知道复印病历方法
饮食	□ 正常饮食	□ 正常饮食	□ 正常饮食
排泄	□ 正常排尿便	□ 正常排尿便	□ 正常排尿便
活动	□ 床上活动	□ 床旁活动	□ 适量活动

附：原表单（2016 年版）

肺血栓栓塞症（低危、中低危）临床路径表单

适用对象：第一诊断为肺血栓栓塞症（ICD-10：I26.001/I26.901）

患者姓名：	性别： 年龄： 门诊号：	住院号：
住院日期： 年 月 日	出院日期： 年 月 日	标准住院日：7~10 天

时间	住院第 1 天	住院第 2~6 天
主要诊疗工作	□ 询问病史及体格检查 □ 进行病情初步评估，病情严重度分级 □ 上级医师查房 □ 明确诊断，决定诊治方案 □ 开实验室检查单，完成病历书写	□ 上级医师查房 □ 评估辅助检查的结果 □ 病情评估，根据患者病情调整治疗方案 □ 观察药物不良反应 □ 确认有无并发症 □ 住院医师书写病程记录
重点医嘱	**长期医嘱** □ 呼吸内科护理常规 □ 一级或二级护理（根据病情） □ 卧床休息 □ 吸氧（必要时） □ 心电、呼吸、血压、血氧监测（必要时） □ 抗凝治疗 **临时医嘱** □ 血常规、尿常规、便常规，电解质、肝功能、肾功能、血糖、凝血功能、血型、血气分析、D-二聚体、感染性疾病筛查、肌钙蛋白 T 或 I、BNP、肿瘤标志物 □ 胸部 X 线片、心电图、超声心动图、双下肢静脉超声 □ CT 肺动脉造影、核素肺通气灌注扫描、磁共振肺动脉造影或选择性肺动脉造影 □ 有条件行：免疫指标、蛋白 S、蛋白 C、抗凝血酶 Ⅲ、抗心磷脂抗体等	**长期医嘱** □ 呼吸内科护理常规 □ 一级或二级护理（根据病情） □ 卧床休息 □ 吸氧（必要时） □ 心电、呼吸、血压、血氧监测（必要时） □ 抗凝治疗 **临时医嘱** □ 复查血常规、凝血功能、心电图、D-二聚体 □ 异常指标复查 □ 必要时复查 BNP、肌钙蛋白 T 或 I、血气分析
主要护理工作	□ 介绍病房环境、设施和设备 □ 入院护理评估，护理计划 □ 观察患者情况、监测生命体征 □ 观察各种药物疗效和不良反应 □ 静脉取血，用药指导 □ 协助患者完成实验室检查及辅助检查	□ 定时监测生命体征 □ 观察患者一般情况及病情变化 □ 观察疗效和药物反应 □ 疾病相关健康教育
病情变异记录	□ 无 □ 有，原因： 1. 2.	□ 无 □ 有，原因： 1. 2.

时间	住院第 1 天	住院第 2~6 天
护士 签名		
医师 签名		

时间	出院前 1~3 天	住院第 7~10 天 （出院日）
主要诊疗工作	□ 上级医师查房，治疗效果评估 □ 进行病情评估，确定华法林是否达到治疗水平，确定是否符合出院标准、是否出院 □ 确定出院后治疗方案 □ 完成上级医师查房记录	□ 完成出院小结 □ 向患者交代出院后注意事项 □ 预约复诊日期
重点医嘱	**长期医嘱：** □ 呼吸内科护理常规 □ 二级或三级护理（根据病情） □ 卧床休息 □ 吸氧（必要时） □ 心电、呼吸、血压、血氧监测（必要时） □ 抗凝治疗 **临时医嘱：** □ 根据需要，复查有关检查	**出院医嘱：** □ 出院带药 □ 门诊随诊
主要护理工作	□ 观察患者一般情况 □ 观察疗效、各种药物作用和不良反应 □ 恢复期生活和心理护理 □ 出院准备指导	□ 告知复诊计划，就医指征 □ 帮助患者办理出院手续 □ 出院指导
病情变异记录	□ 无　□ 有，原因： 1. 2.	□ 无　□ 有，原因： 1. 2.
护士签名		
医师签名		

肺血栓栓塞症（中高危、高危）临床路径表单

适用对象：第一诊断为肺血栓栓塞症（ICD-10：I26.001/I26.901 伴有 R57.9 或 I95）

患者姓名：	性别：	年龄：	门诊号：	住院号：

住院日期：	年　月　日	出院日期：	年　月　日	标准住院日：10~14 天

时间	住院第 1~3 天	住院期间
主要诊疗工作	□ 询问病史及体格检查 □ 进行病情初步评估，病情严重度分级 □ 上级医师查房 □ 明确诊断，决定诊治方案 □ 开实验室检查单，完成病历书写 □ 签署相关通知书、同意书等	□ 上级医师查房 □ 评估辅助检查的结果 □ 病情评估，根据患者病情调整治疗方案 □ 观察药物不良反应、确认有无并发症 □ 住院医师书写病程记录
重点医嘱	**长期医嘱：** □ 呼吸内科护理常规（根据病情） □ 特级护理 □ 告病危（重） □ 卧床休息 □ 氧疗、心电、呼吸、血压、血氧监测 □ 抗凝治疗 **临时医嘱：** □ 血、尿、便常规，电解质、肝功能、肾功能、凝血功能、血型、血气分析、D-二聚体、感染性疾病筛查、BNP、肌钙蛋白 T 或 I、胸部 X 线片、心电图、超声心动图、双下肢静脉超声 □ CT 肺动脉造影或核素肺通气灌注扫描或磁共振肺动脉造影或选择性肺动脉造影 □ 有条件行：免疫指标、蛋白 S、蛋白 C、抗凝血酶Ⅲ、抗心磷脂抗体等 □ 溶栓治疗、导管取栓碎栓治疗、血栓摘除术 □ 血管活性药物（必要时）	**长期医嘱：** □ 特级护理 □ 卧床休息 □ 氧疗、心电、呼吸、血压、血氧监测 □ 抗凝治疗 **临时医嘱：** □ 复查血常规、凝血功能、心电图 □ 异常指标复查 □ 必要时复查 BNP、肌钙蛋白 T 或 I、血气分析
主要护理工作	□ 介绍病房环境、设施和设备 □ 入院护理评估，护理计划 □ 随时观察患者情况、监测生命体征 □ 观察各种药物疗效和不良反应 □ 静脉取血，用药指导 □ 协助患者完成实验室检查及辅助检查	□ 定时监测生命体征 □ 观察患者一般情况及病情变化 □ 观察疗效和药物反应 □ 疾病相关健康教育
病情变异记录	□ 无　□ 有，原因： 1. 2.	□ 无　□ 有，原因： 1. 2.
护士签名		
医师签名		

时间	出院前 1~3 天	住院第 10~14 天 （出院日）
主要诊疗工作	□ 上级医师查房，治疗效果评估 □ 进行病情评估，确定华法林是否达到治疗水平，确定是否符合出院标准、是否出院 □ 确定出院后治疗方案 □ 完成上级医师查房记录	□ 完成出院小结 □ 向患者交代出院后注意事项 □ 预约复诊日期
重点医嘱	**长期医嘱：** □ 一级/二级/三级护理 □ 卧床休息 □ 吸氧、心电、呼吸、血压、血氧监测（必要时） □ 抗凝治疗 □ 根据病情调整 **临时医嘱：** □ 根据需要，复查有关检查	**出院医嘱：** □ 出院带药 □ 门诊随诊
主要护理工作	□ 观察患者一般情况 □ 观察疗效、各种药物作用和不良反应 □ 恢复期生活和心理护理 □ 出院准备指导	□ 告知复诊计划，就医指征 □ 帮助患者办理出院手续 □ 出院指导
病情变异记录	□ 无 □ 有，原因： 1. 2.	□ 无 □ 有，原因： 1. 2.
护士签名		
医师签名		

第十章
孤立肺部结节临床路径释义

一、肺部结节编码

1. 卫计委原编码

疾病名称及编码：肺部结节（ICD-10：R91）

2. 修改编码

疾病名称及编码：孤立性肺结节（ICD-10：R91. x04）

二、临床路径检索方法

R91. x04

三、孤立肺部结节临床路径标准住院流程

（一）适用对象

第一诊断为肺部结节（ICD-10：R91. X00）。

> 释义
>
> ■ 肺部结节（pulmonary nodule，PN）是指肺内直径≤3cm 的类圆形或不规则形病灶；影像学表现为密度增高的阴影，可单发或多发，病灶边界清晰或不清晰。
> ■ 孤立性肺结节（solitary pulmonary nodule，SPN）是指单一的、边界清楚的、影像不透明的、直径≤30mm、周围为含气肺组织所包绕的病变，没有肺不张、肺门增大或胸腔积液表现的肺部结节。

（二）诊断依据

根据《肺部结节诊治中国专家共识》[中华结核和呼吸杂志，2015，38（4）：249-254]。

1. 临床表现可无症状，多于健康体检时经胸部 X 线或胸部 CT 发现，也可有咳嗽、咳痰、咯血或血丝痰、呼吸困难、胸痛和咯血等。

2. 可有吸烟、结核患者接触史等危险因素。

3. 下列检查 1 项或以上阳性，可以确诊：

（1）支气管镜+支气管透壁肺活检+组织病理学检查。

（2）CT 引导下肺穿刺检查+组织病理学检查。

（3）胸部小切口手术肺组织活检+组织病理学检查。

4. 需排除以下疾病：肺部结节>3cm，其诊治见肺癌等相关路径。

> 释义
>
> ■ 肺部结节的评估主要包括临床信息、影像学分析、肿瘤标志物和临床肺癌概率计算。

■ 患者临床信息如年龄、职业、吸烟史、慢性肺部疾病史、个人和家族肿瘤史、治疗经过及转归，可为鉴别诊断提供重要参考意见；胸部CT检查可提高肺结节的鉴别诊断率；如果在随访阶段发现肿瘤标志物进行性增高，需要排除早期肺癌；在行影像学检查或活检之前评估临床恶性肿瘤的概率具有重要意义，有助于选择合适的后续检查方法和随访模式。

■ 局部病灶直径>3cm者称为肺肿块，肺癌的可能性相对较大。

（三）治疗方案的选择

根据《肺部结节诊治中国专家共识》[中华结核和呼吸杂志，2015，38（4）：249-254]。

1. 一般对症处理。

2. 视病理结果制订进一步治疗方案。

3. 确诊为肺结核，结核病院进一步诊治。

4. 确诊为早期非小细胞性肺癌，建议手术治疗，进一步治疗手段入《支气管肺癌临床路径》。

5. 确诊为早期小细胞性肺癌或非小细胞肺癌伴远处转移，建议分子靶向治疗（根据分子检测结果决定）或化疗及放疗治疗，进一步治疗手段入《肺部肿瘤化疗临床路径》。

6. 确诊为炎性假瘤或良性肿瘤建议随访，伴随明显症状时可考虑手术治疗。

7. 确诊为曲霉菌球等感染性病灶时按相关感染给予针对性抗感染治疗。

> **释义**
>
> ■ 根据《肺部结节诊治中国专家共识》将结节直径界限值定为8mm，≤8mm者在短时间内发展为恶性肿瘤的可能性相对较小，或肿瘤倍增时间较长，目前较难用影像学技术进行精确评估，也很难进行非手术活检。
>
> ■ 对肺癌可能性较小的病例可抗炎治疗5~7天，休息1个月后复查，结节增大或无变化者，由多学科会诊，决定是否进入临床治疗；结节缩小可在2年内进行随访。
>
> ■ 直径为8~30mm的实性结节处理流程见图10-1：
>
> 单个不明原因结节直径>8mm，恶性肿瘤的预测概率为低、中度（5%~65%）者：建议行功能成像，有条件者可考虑PET/CT，以便更好地描述结节。恶性肿瘤的预测概率为高度（>65%）者：视情况决定是否使用功能成像描述结节，对于对高度怀疑肿瘤者可考虑直接做PET/CT，因其可同时进行手术前的预分期。
>
> ■ 对单个不明原因结节直径>8mm者：进行随访，建议在3~6个月、9~12个月以及18~24个月进行薄层、低剂量CT扫描。

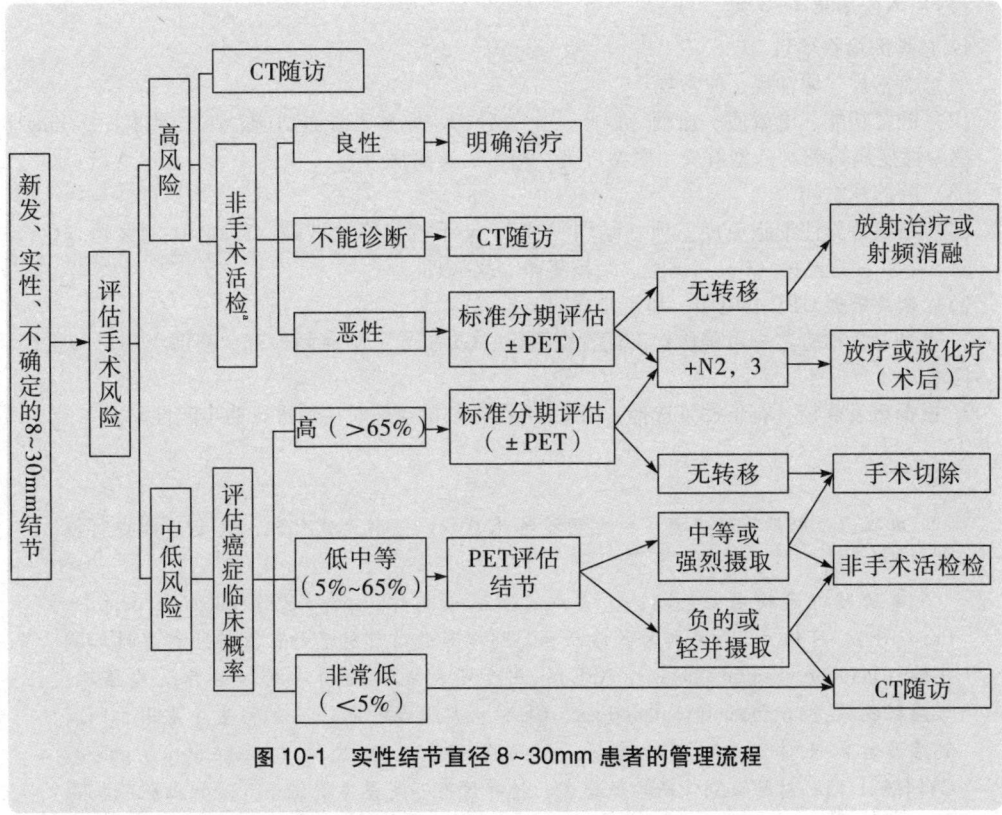

图 10-1 实性结节直径 8~30mm 患者的管理流程

（四）标准住院日为 10~14 天

> 释义
>
> ■ 如患者条件允许，住院时间可以少于上述住院天数。

（五）进入路径标准

1. 第一诊断必须符合 ICD-10：R91．X00 肺部结节疾病编码。
2. 当患者同时具有其他疾病诊断，但在住院期间不需要特殊处理也不影响第一诊断的临床路径流程实施时，可以进入路径。
3. 有明显影响肺部结节常规治疗的情况，不进入肺部结节临床路径。

> 释义
>
> ■ 患者同时具有其他疾病影响第一诊断的临床路径流程实施时，不适合进入临床路径。
>
> ■ 如治疗期间出现与第一诊断不符或明显影响第一诊断及治疗的情况，需退出临床路径。

（六）入院后第1~3天

1. 必需的检查项目

（1）血常规、尿常规、便常规。

（2）肝肾功能、电解质、血糖、血脂、血气分析、血型、凝血功能、D-二聚体（D-dimer）、感染性疾病筛查（乙型肝炎、丙型肝炎、梅毒、艾滋病等）。

（3）肿瘤标志物。

（4）结核特异性细胞免疫三项（结明三项）、γ-干扰素释放试验、1,3-β-D-葡聚糖（G）试验、半乳甘露聚糖（GM）试验、结核集菌、痰病理。

（5）胸部增强CT、心电图、超声心动图。

2. 下列相关检查之一可确诊：支气管镜活检、CT引导下肺穿刺检查、胸部小切口肺组织活检术。

3. 根据患者病情，有条件可选择：PET-CT在有创检查前对病灶进行初步定性。

> **释义**
>
> ■ 孤立性肺结节患者大多数无明显临床症状，一般无需住院。大部分检查可以在门诊完成。
>
> ■ 肿瘤标志物主要包括：①胃泌素释放肽前体（pro gastrin releasing peptide, Pro-GRP）：可作为小细胞肺癌的诊断和鉴别诊断的首选标志物；②神经特异性烯醇化酶（neurone specific enolase, NSE）：用于小细胞肺癌的诊断和治疗反应监测；③癌胚抗原（carcinoembryonicantigen, CEA）：目前血清中CEA的检查主要用于判断肺癌预后以及对治疗过程的监测；④细胞角蛋白19片段（cytokeratin fragment, CYFRA21-1）：对肺鳞癌诊断的敏感度、特异度有一定参考价值；⑤鳞状细胞癌抗原（squarmous cell carcinoma antigen, SCC）：对肺鳞状细胞癌疗效监测和预后判断有一定价值。
>
> ■ 胸部小切口肺组织活检术，如内科胸腔镜及外科胸腔镜。
>
> ■ PET-CT检查尽可能选择全身PET-CT，如条件不允许，可选择胸部PET-CT。
>
> ■ 根据病情部分检查可以不进行。

（七）治疗方法

1. 手术治疗：对于早期非小细胞性肺癌、不伴有呼吸功能障碍的炎性假瘤或良性肿瘤等手术治疗，如肺部结节或所在肺叶切除术。

2. 抗感染治疗：急性炎性，给予抗感染治疗，如青霉素、头孢菌素类、喹诺酮等抗菌药物。

3. 抗结核治疗：对于拟诊结核的患者，若有必要可考虑抗结核治疗并建议转结核病院治疗。

4. 视病理结果不同而不同的治疗方法。

（八）出院标准

1. 生命体征平稳。

2. 没有需要继续住院处理的并发症。

> **释义**
>
> ■ 如果出现并发症，是否需要继续住院处理，由主管医师具体决定。
>
> ■ 不需要手术或者治疗稳定患者的动态随访及观察不需要继续住院。

（九）变异及原因分析

1. 检查发现伴有其他疾病，需要相关诊断治疗。

2. 有时由于结节较小，病理活检有困难，可根据结节的大小不同，参考《肺部结节诊治中国专家共识》，采用不同时间，动态观察。

3. 病理确诊后，根据不同病因，采取相应的病因治疗。

> **释义**
>
> ■微小变异：因医院检验项目的完整性、及时性，不能按照要求完成检查；因节假日不能按照要求完成检查；患者各种原因不愿配合完成相应检查；短期不愿按照要求出院随诊。
>
> ■重大变异：因基础疾病需要进一步诊断和治疗；因各种原因需要其他治疗措施；医院与患者或家属发生医疗纠纷，患者要求离院或转院；患者不愿按照要求出院随诊而导致入院时间明显延长。

四、肺部结节给药方案

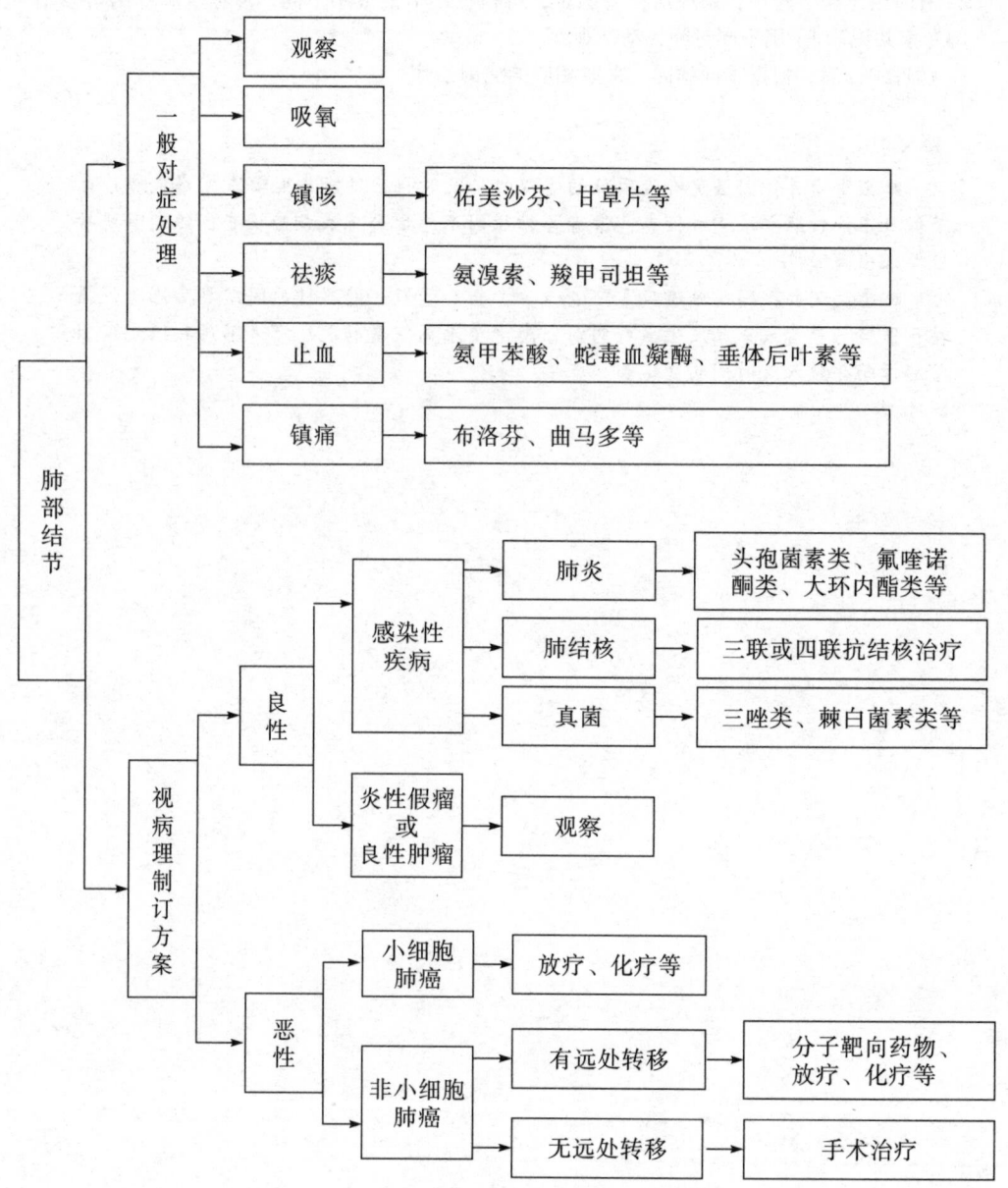

【用药选择】

1. 孤立性肺结节患者大多数无明显临床症状，一般无需药物治疗。少数患者可以对症治疗，是根据患者临床症状的轻重给予相应的药物治疗。轻度咳嗽不需进行镇咳治疗；严重的咳嗽，如剧烈干咳或频繁咳嗽影响休息和睡眠时，可适当给予镇咳治疗。痰多患者禁用强力镇咳治疗。

2. 痰中带血或少量咯血时，可给予观察、止血、吸氧、心电监护等对症治疗；大咯血时，首先保持呼吸道通常，避免窒息，给予静脉止血、输血等、必要时行介入或手术止血治疗，给予镇咳、镇静等对症治疗。

3. 抗结核治疗坚持早期、联用、适量、规律和全程使用敏感药物的原则。

4. 具有敏感突变靶点的转移性非小细胞肺癌患者推荐相应分子靶向药物治疗，因为与接受化疗者相比生活质量明显改善。

5. 隐球菌感染首选氟康唑，侵袭性曲霉病首选伏立康唑。

【药学提示】

1. 垂体后叶素为动物脑垂体后叶提取物，是治疗大咯血的首选药物之一，它通过直接作用于血管平滑肌，产生强烈的收缩血管作用，发挥止血作用，垂体后叶素对内脏血管的收缩作用并无选择性，对于高血压、冠心病、心力衰竭、肺源性心脏病者忌用。

2. 化疗前应了解化疗用药方案以及每种化疗药物的刺激性，避免局部静脉反应的发生；抗肿瘤化学治疗药物均有不同程度的不良反应，应给予相应的预防和保护措施。

【注意事项】

医务人员在接触化疗药物过程中具有潜在危险性，抗肿瘤药可经过直接接触、呼吸道吸入或消化道摄入而致医护人员职业损伤。因此，经常接触化疗药物的医务人员要正确执行抗癌药操作规程、做好安全防护。

五、推荐表单

（一）医师表单

孤立肺部结节临床路径医师表单

适用对象：第一诊断为肺部结节（ICD-10：R91.X00）

患者姓名：	性别： 年龄： 门诊号：	住院号：
住院日期： 年 月 日	出院日期： 年 月 日	标准住院日：10~14 天

时间	住院第 1 天	住院第 2~6 天
主要诊疗工作	□ 询问病史及体格检查 □ 进行病情初步评估 □ 上级医师查房 □ 明确诊断方案及对症治疗方案 □ 开实验室检查单，完成病历书写	□ 上级医师查房 □ 评估辅助检查的结果 □ 病情评估，根据患者病情调整诊断方案 □ 观察药物不良反应 □ 确认有创有无并发症 □ 住院医师书写病程记录
重点医嘱	**长期医嘱：** □ 呼吸内科护理常规 □ 二级或三级护理（根据病情） □ 普通饮食 □ 吸氧（必要时） □ 心电、呼吸、血压、血氧监测（必要时） □ 对症药物治疗（必要时） **临时医嘱：** □ 血常规、尿常规、便常规 □ 电解质、肝肾功能、血糖、血脂、凝血功能、血型、D-二聚体、感染性疾病筛查、肿瘤标志物、结核特异性细胞免疫三项、T-SPOT、C 反应蛋白、降钙素原、G 实验、GM 实验等 □ 胸部增强 CT、心电图、超声心动图	**长期医嘱：** □ 呼吸内科护理常规 □ 二级或三级护理（根据病情） □ 卧床休息 □ 吸氧（必要时） □ 心电、呼吸、血压、血氧监测（必要时） □ 止血等对症药物治疗（必要时） **临时医嘱：** □ CT 引导下肺穿刺（必要时） □ 气管镜检查、支气管透壁肺活检（必要时） □ 胸部小切口肺部结节活检术（必要时） □ PET-CT（必要时） □ 肺组织涂片及病理、TB-DNA、肺组织涂片 □ EGFR、ALK 基因检测（必要时） □ 胸腔穿刺及闭式引流术（CT 引导下肺穿刺发生气胸并发症时用）
病情变异记录	□ 无 □ 有，原因： 1. 2.	□ 无 □ 有，原因： 1. 2.
医师签名		

时间	住院第 7~12 天	住院第 10~14 天（出院日）
主要诊疗工作	□ 上级医师查房，确定肺部结节性质 □ 进行病情评估，确定治疗方案 □ 完成上级医师查房记录 □ 若有适应证转胸外科给予手术治疗并转入相关路径 □ 若考虑肺部结核，转专科医院相应治疗 □ 必要时给予抗感染等治疗	□ 若无恶性疾病可能，准予出院 □ 完成出院小结 □ 向患者交代出院后注意事项 □ 视病情制订复诊方案，告知预约复诊日期
重点医嘱	**长期医嘱：** □ 呼吸内科护理常规 □ 二级或三级护理（根据病情） □ 卧床休息 □ 吸氧（必要时） □ 心电、呼吸、血压、血氧监测（必要时） □ 预防性抗凝治疗 **临时医嘱：** □ 根据需要，复查有关检查	**出院医嘱：** □ 必要时出院带药 □ 门诊随诊
病情变异记录	□ 无　□ 有，原因： 1. 2.	□ 无　□ 有，原因： 1. 2.
医师签名		

（二）护士表单

孤立肺部结节临床路径护士表单

适用对象：第一诊断为肺部结节（ICD-10：R91. X00）

患者姓名：	性别： 年龄： 门诊号：	住院号：
住院日期： 年 月 日	出院日期： 年 月 日	标准住院日：10~14 天

时间	住院第 1 天	住院第 2~6 天
健康宣教	□ 介绍病房环境、设施和设备 □ 入院护理评估、护理计划 □ 观察患者情况、监测生命体征 □ 观察各种药物疗效和不良反应 □ 静脉取血，用药指导 □ 协助患者完成实验室检查及辅助检查	□ 定时监测生命体征 □ 观察患者一般情况及病情变化 □ 观察疗效和药物反应 □ 疾病相关健康教育
护理处置	□ 核对患者，佩戴腕带 □ 建立入院护理病历 □ 卫生处置：剪指甲、洗澡、更换病号服	□ 随时观察患者病情变化 □ 遵医嘱正确使用药物 □ 协助医师完成各项检查 □ 术前准备 □ 禁食、禁水
基础护理	□ 二级护理 □ 晨晚间护理 □ 患者安全管理	□ 二级护理 □ 晨晚间护理 □ 患者安全管理
专科护理	□ 护理查体 □ 呼吸频率、血氧饱和度监测 □ 需要时填写跌倒及压疮防范表 □ 需要时请家属陪伴 □ 心理护理	□ 呼吸频率、血氧饱和度监测 □ 遵医嘱完成相关检查 □ 心理护理 □ 必要时吸氧 □ 遵医嘱正确给药 □ 提供并发症征象的依据
重点医嘱	□ 详见医嘱执行单	□ 详见医嘱执行单
病情变异记录	□ 无 □ 有，原因： 1. 2.	□ 无 □ 有，原因： 1. 2.
护士签名		

时间	住院第 7~12 天	住院第 12~14 天
健康宣教	□ 观察患者一般情况 □ 观察疗效、各种药物作用和不良反应 □ 恢复期生活和心理护理 □ 出院准备指导	□ 告知复诊计划，就医指征 □ 帮助患者办理出院手续 □ 出院指导
护理处置	□ 随时观察患者病情变化 □ 遵医嘱正确使用药物 □ 协助医师完成各项检查 □ 完善出院前准备	□ 办理出院手续 □ 书写出院小结
基础护理	□ 二级护理 □ 晨晚间护理 □ 患者安全管理	□ 三级护理 □ 晨晚间护理 □ 患者安全管理
专科护理	□ 呼吸频率、血氧饱和度监测 □ 遵医嘱完成相关检查 □ 心理护理 □ 必要时吸氧 □ 遵医嘱正确给药 □ 提供并发症征象的依据	□ 病情观察：评估患者生命体征，特别是呼吸频率及血氧饱和度 □ 心理护理
重点医嘱	□ 详见医嘱执行单	□ 详见医嘱执行单
病情变异记录	□ 无 □ 有，原因： 1. 2.	□ 无 □ 有，原因： 1. 2.
护士签名		

（三）患者表单

孤立肺部结节临床路径患者表单

适用对象：第一诊断为肺部结节（ICD-10：R91. X00）

患者姓名：	性别： 年龄： 门诊号：	住院号：
住院日期： 年 月 日	出院日期： 年 月 日	标准住院日：10~14 天

时间	入院当日	住院第 2~12 天	住院第 12~14 天（出院日）
医患配合	□ 配合询问病史、收集资料，请务必详细告知既往史、用药史、过敏史 □ 配合进行体格检查 □ 有任何不适告知医师	□ 配合完善相关检查，如采血、留尿、心电图、胸部CT 等 □ 医师向患者及家属介绍病情，如有异常检查结果需进一步检查 □ 配合用药及治疗 □ 配合医师调整用药 □ 有任何不适告知医师	□ 接受出院前指导 □ 知道复查程序 □ 获取出院诊断书
护患配合	□ 配合测量体温、脉搏、呼吸、血压、血氧饱和度、体重 □ 配合完成入院护理评估单（简单询问病史、过敏史、用药史） □ 接受入院宣教（环境介绍、病室规定、订餐制度、贵重物品保管等） □ 有任何不适告知护士	□ 配合测量体温、脉搏、呼吸，询问每日排便情况 □ 接受相关实验室检查宣教，正确留取标本，配合检查 □ 有任何不适告知护士 □ 接受输液、服药治疗 □ 注意活动安全，避免坠床或跌倒 □ 配合执行探视及陪伴 □ 接受疾病及用药等相关知识指导	□ 接受出院宣教 □ 办理出院手续 □ 获取出院带药 □ 知道服药方法、作用、注意事项 □ 知道复印病历方法
饮食	□ 正常饮食	□ 正常饮食	□ 正常饮食
排泄	□ 正常排尿便	□ 正常排尿便	□ 正常排尿便
活动	□ 适量活动	□ 适量活动	□ 适量活动

附：原表单（2016 年版）

孤立肺部结节临床路径表单

适用对象：第一诊断为肺部结节（ICD-10：R91.X00）

患者姓名：		性别：	年龄：	门诊号：	住院号：
住院日期：　　年　月　日		出院日期：　　年　月　日			标准住院日：10~14 天

时间	住院第 1 天	住院第 2~6 天
主要诊疗工作	□ 询问病史及体格检查 □ 进行病情初步评估 □ 上级医师查房 □ 明确诊断方案及对症治疗方案 □ 开实验室检查单，完成病历书写	□ 上级医师查房 □ 评估辅助检查的结果 □ 病情评估，根据患者病情调整诊断方案 □ 观察药物不良反应 □ 确认有创有无并发症 □ 住院医师书写病程记录
重点医嘱	**长期医嘱：** □ 呼吸内科护理常规 □ 二级或三级护理（根据病情） □ 普通饮食 □ 吸氧（必要时） □ 心电、呼吸、血压、血氧监测（必要时） □ 对症药物治疗（必要时） **临时医嘱：** □ 血常规、尿常规、便常规 □ 电解质、肝肾功能、血糖、血脂、凝血功能、血型、D-二聚体、感染性疾病筛查、肿瘤标志物、结核特异性细胞免疫三项、T-SPOT、C 反应蛋白、降钙素原、G 实验、GM 实验等 □ 胸部增强 CT、心电图、超声心动图	**长期医嘱：** □ 呼吸内科护理常规 □ 二级或三级护理（根据病情） □ 卧床休息 □ 吸氧（必要时） □ 心电、呼吸、血压、血氧监测（必要时） □ 止血等对症药物治疗（必要时） **临时医嘱：** □ CT 引导下肺穿刺（必要时） □ 气管镜检查、支气管透壁肺活检（必要时） □ 胸部小切口肺部结节活检术（必要时） □ PET-CT（必要时） □ 肺组织涂片及病理、TB-DNA、肺组织涂片 □ EGFR、ALK 基因检测（必要时） □ 胸腔穿刺及闭式引流术（CT 引导下肺穿刺发生气胸并发症时用）
主要护理工作	□ 介绍病房环境、设施和设备 □ 入院护理评估，护理计划 □ 观察患者情况、监测生命体征 □ 观察各种药物疗效和不良反应 □ 静脉取血，用药指导 □ 协助患者完成实验室检查及辅助检查	□ 定时监测生命体征 □ 观察患者一般情况及病情变化 □ 观察疗效和药物反应 □ 疾病相关健康教育
病情变异记录	□ 无　□ 有，原因： 1. 2.	□ 无　□ 有，原因： 1. 2.
护士签名		
医师签名		

时间	住院第 7~12 天	住院第 10~14 天（出院日）
主要诊疗工作	□ 上级医师查房，确定肺部结节性质 □ 进行病情评估，确定治疗方案 □ 完成上级医师查房记录 □ 若有适应证转胸外科给予手术治疗并转入相关路径 □ 若考虑肺部结核，转专科医院相应治疗 □ 必要时给予抗感染等治疗	□ 若无恶性疾病可能，准予出院 □ 完成出院小结 □ 向患者交代出院后注意事项 □ 视病情制订复诊方案，告知预约复诊日期
重点医嘱	**长期医嘱：** □ 呼吸内科护理常规 □ 二级或三级护理（根据病情） □ 卧床休息 □ 吸氧（必要时） □ 心电、呼吸、血压、血氧监测（必要时） □ 预防性抗凝治疗 **临时医嘱：** □ 根据需要，复查有关检查	**出院医嘱：** □ 必要时出院带药 □ 门诊随诊
主要护理工作	□ 观察患者一般情况 □ 观察疗效、各种药物作用和不良反应 □ 恢复期生活和心理护理 □ 出院准备指导	□ 告知复诊计划，就医指征 □ 帮助患者办理出院手续 □ 出院指导
病情变异记录	□ 无　□ 有，原因： 1. 2.	□ 无　□ 有，原因： 1. 2.
护士签名		
医师签名		

第十一章
原发性支气管肺癌临床路径释义

一、原发性支气管肺癌编码

1. 卫计委原码

疾病名称及编码：原发性支气管肺癌（ICD-10：C34/D02.2）

手术操作名称及编码：肺局部切除/肺叶切除/全肺切除术（ICD-9-CM-3：32.29/32.3/32.5）

2. 修改编码

疾病名称及编码：支气管或肺恶性肿瘤（ICD-10：C34）

手术操作名称及编码：胸腔镜下肺组织或病损的切除术（ICD-9-CM-3：32.20）

内镜下肺病损或肺组织的切除术或破坏术（ICD-9-CM-3：32.28）

肺病损或组织的其他局部切除术或破坏术（ICD-9-CM-3：32.29）

胸腔镜肺叶节段切除术（ICD-9-CM-3：32.30）

其他和未特指的肺叶节段切除术（ICD-9-CM-3：32.39）

胸腔镜下肺叶切除术（ICD-9-CM-3：32.41）

其他肺叶切除术（ICD-9-CM-3：32.49）

胸腔镜下肺切除术（ICD-9-CM-3：32.50）

其他和未特指的肺切除术（ICD-9-CM-3：32.59）

胸腔结构的根治性清扫术（ICD-9-CM-3：32.6）

治疗性放射学和核医学（ICD-9-CM-3：92.2）

注射或输注癌瘤化学治疗药物（ICD-9-CM-3：99.25）

二、临床路径检索方法

C34 伴（32.20/32.28/32.29/32.30/32.39/32.41/32.49/32.50/32.59/32.6/92.2/99.25）

三、原发性支气管肺癌临床路径标准住院流程

（一）适用对象

第一诊断为原发性支气管肺癌（ICD-10：C34/D02.2）。

行肺局部切除/肺叶切除/全肺切除/开胸探查术（ICD-9-CM-3：32.29/32.3-32.5）。

> **释义**
>
> ■ 手术不是必要条件，但必须有病理诊断，病理诊断不包括痰细胞学。

（二）诊断依据

根据《临床诊疗指南·呼吸病学分册》（中华医学会编著，人民卫生出版社），《2009 年 NCCN 非小细胞肺癌临床实践指南（中国版）》（NCCN 指南中国版专家组），《2009 年 NCCN 小细胞肺癌临床实践指南》（NCCN 小细胞肺癌专家组）。

1. 临床表现：咳嗽、痰血、咯血、呼吸困难、Horner 征、上腔静脉压迫综合征、远处转移

引起的症状以及肺外非特异性表现（副癌综合征）等。

2. 辅助检查

（1）胸部影像学检查。

（2）病理学检查：痰脱落细胞学检查、支气管镜活检、淋巴结活检、肺穿刺活检等确诊。

3. 评价肿瘤转移情况的相关检查：腹部增强 CT 或超声、肾上腺 CT、头颅增强 MRI 或增强 CT、ECT 全身骨扫描、PET-CT 等。

4. 根据上述检查结果进行临床分期。

> **释义**
>
> ■ 必须有病理诊断，明确患者的组织类型，必要时可以借助免疫组织化学检查。其次明确分期，不同分期患者的治疗方法不同，预后也不同。对于非鳞癌、非小细胞肺癌或小标本诊断的鳞癌，特别是低分化鳞癌，要进行 EGFR 基因突变检测和 ALK 基因及 ROS-1 重排检测或更广泛的基因检测。

（三）选择治疗方案的依据

根据《临床诊疗指南·呼吸病学分册》（中华医学会编著，人民卫生出版社），《2009 年 NCCN 非小细胞肺癌临床实践指南（中国版）》（NCCN 指南中国版专家组），《2009 年 NCCN 小细胞肺癌临床实践指南》（NCCN 小细胞肺癌专家组）。

1. 非小细胞肺癌治疗原则

	Ⅰ期	Ⅱ期	Ⅲa 期	Ⅲb 期	Ⅳ期
非小细胞肺癌	手术治疗，完全切除者，不推荐辅助化疗或辅助放疗	手术，术后推荐辅助化疗	1. 手术后化疗（或加放疗） 2. 化疗+放疗 3. 化疗+手术+化疗（或加放疗） 4. 靶向治疗#	化、放疗为主，T4 中侵犯隆突气管手术或加放疗和化疗、合适者靶向治疗#	化疗加支持治疗，姑息性放疗，合适者靶向治疗#

注：#对于一线治疗失败的患者，且有指征者，可以考虑靶向治疗，其中包括表皮生长因子受体（EGFR）酪氨酸激酶抑制剂或抗肿瘤新生血管药物

> **释义**
>
> ■ 肺癌的治疗原则是采取多学科综合治疗与个体化治疗相结合，即根据患者的机体状况、肿瘤的病理组织学类型和分子分型、侵及范围和发展趋向采取多学科综合治疗的模式，有计划、合理地应用手术、化疗、放疗和分子靶向治疗等手段，以期达到最大程度地延长患者的生存时间、提高生存率、控制肿瘤进展和改善患者的生活质量。
>
> ■ 早期非小细胞肺癌（NSCLC）的治疗以手术为主，标准手术方式为肺叶切除加淋巴结清扫或取样活检，部分不能耐受肺叶切除的患者可采用肺段或楔形切除。术后辅助化疗适合于Ⅱ期以上的 NSCLC 患者，对于Ⅰ期合并高危因素（低分化癌、累及血管或有癌栓、楔形切除、肿瘤距断端<2cm、肿瘤直径>4cm、累及脏层胸膜

等）可选择术后辅助化疗或观察。术后辅助放疗适合于 N_2 阳性的患者，对于 N_0 患者不适合辅助放疗，N_1 阳性患者中有不良因素者（肿瘤侵犯淋巴结包膜、淋巴结广泛转移者、肿瘤距断端<2cm、未进行规范淋巴结清扫）可选择辅助放疗。对局部晚期的Ⅲa/Ⅲb期患者标准的治疗首选同步放化疗，同步放化疗后根据情况仔细评估是否可以手术，同步放化疗的巩固化疗目前无证据标明可以延长生存期。

2. 晚期非小细胞肺癌治疗原则

推荐以化疗为主，放疗和手术治疗为辅的综合治疗以延长患者生存期。化疗有效者可化疗 4~6 个周期。治疗后进展的患者可改二线治疗。

3. 小细胞肺癌治疗原则

临床分期为Ⅰ期的小细胞肺癌，推荐肺叶切除+纵隔淋巴结清扫术，术后仍为 pN_0，推荐 4~6 周期的 EP 方案化疗；如为 pN_+，推荐全身化疗同时加纵隔野的放射治疗。不适于手术的Ⅰ期小细胞肺癌，推荐同期化放疗的治疗。

Ⅱ和Ⅲ期小细胞肺癌，如果 $PS \leqslant 2$，推荐同步化放疗的治疗；如果由于合并症而致 $PS>2$，首选化疗，必要时加上放射治疗。

Ⅳ期小细胞肺癌，首选治疗模式为全身化疗，EP 方案为标准治疗方案；伊立替康+顺铂方案也是可选择的方案。

> **释义**
>
> ■ 小细胞肺癌（SCLC）的恶性程度高，治疗以化疗为主，不论分期均应该接受化疗，根据患者的情况可以加用手术和放疗。对于局限期 SCLC 治疗后或广泛期 SCLC 治疗后疗效好的患者应该考虑加用预防性头部照射（PCI）。

（四）标准住院日为 8~14 天

> **释义**
>
> ■ 如果患者条件允许，住院时间可以少于上述住院天数。
>
> ■ 如果出现治疗并发症，住院时间可以延长。

（五）进入路径标准

1. 第一诊断必须符合 ICD-10：C34/D02.2 原发性支气管肺癌疾病编码。

2. 有手术治疗指征需外科治疗者，转入外科治疗路径。

3. 如患者一般情况较差，KPS 评分<60（或 ZPS 评分>2），不进入该临床路径。

4. 有明显影响原发性支气管肺癌常规治疗的情况，不进入该临床路径。

5. 当患者同时具有其他疾病诊断，但在住院期间不需要特殊处理也不影响第一诊断的临床路径流程实施时，可以进入路径。

> **释义**
>
> ■患者同时具有其他疾病影响第一诊断的临床路径流程实施时均不适合进入临床路径。

（六）住院期间检查项目

1. 必需的检查项目
（1）血常规、尿常规、便常规。
（2）凝血功能、血型、肝肾功能、电解质、感染性疾病筛查（乙型肝炎、丙型肝炎、艾滋病、梅毒等）、肿瘤标志物检查。
（3）肺功能、动脉血气分析、心电图、超声心动图。
（4）影像学检查：胸部正侧位 X 线片、胸部 CT（平扫+增强扫描）、腹部超声或 CT、ECT 全身骨扫描、头颅 MRI 或 CT。

2. 根据患者病情可选择的检查项目
（1）支气管镜检查及相应的镜下治疗。
（2）全身 PET-CT。

> **释义**
>
> ■部分检查可以在门诊完成。
> ■反复住院的患者部分项目可以不重复检查。
> ■根据肺癌的诊治指南，部分项目会有所调整，如动脉血气分析、肺功能、超声心动图、头部 MRI 和 CT，经 CT 引导下肺穿刺，纵膈镜检查，胸腔镜检查等可以根据患者的具体情况选择，而不是必需项目。

（七）治疗方案与药物选择

1. 化疗方案
（1）非小细胞肺癌
1）GP 方案：吉西他滨 $1000 \sim 1250 mg/m^2$ 静脉滴注第 1、8 天，顺铂 $75 mg/m^2$ 或卡铂血药浓度-时间曲线下面积（AUC）= 5 静脉滴注第 1 天，21 天为一周期。
2）DP 方案：多西他赛 $75 mg/m^2$ 静脉滴注第 1 天，顺铂 $75 mg/m^2$ 或卡铂 AUC = 5 静脉滴注第 1 天，21 天为一周期。
3）NP 方案：长春瑞滨 $25 mg/m^2$ 静推 10 分钟第 1、8 天，顺铂 $80 mg/m^2$ 静滴第 1 天，21 天为一周期。
4）TP 方案：紫杉醇 $175 mg/m^2$ 静滴 3 小时第 1 天，顺铂 $75 mg/m^2$ 或卡铂 AUC = 5 静滴第 1 天，21 天为一周期。
5）PP 方案（非鳞癌）：培美曲塞 $500 mg/m^2$ 静滴第 1 天，顺铂 $75 mg/m^2$ 或卡铂 AUC = 5 静滴第 1 天，21 天为一周期。
非小细胞肺癌二线化疗可选药物包括多西他赛与培美曲塞：多西他赛 $75 mg/m^2$ 静滴第 1 天，21 日为一周期；或培美曲塞 $500 mg/m^2$ 静滴第 1 天，21 日为一周期。
（2）小细胞肺癌
1）EP 方案：顺铂 $80 mg/m^2$ 静滴第 1 天，依托泊苷 $100 mg/m^2$ 静滴第 $1 \sim 3$ 天，21 天为一

周期。

2）IP 方案：伊立替康 60mg/m² 静滴第 1、8、15 天，顺铂 60mg/m² 静滴第 1 天，28 天为一周期。

3）CAV 方案：环磷酰胺 1000mg/m² 静推或静滴第 1 天，多柔比星 40~50mg/m²（或表柔比星 60mg/m²）静推第 1 天，长春新碱 1mg/m² 静推第 1 天，21~28 天为一周期。

小细胞肺癌的二线治疗：一线化疗后 3 个月内进展，二线化疗可选药物有托泊替康、异环磷酰胺、紫杉醇、多西他赛、吉西他滨；一线化疗后 3 个月后进展，二线化疗首选托泊替康单药或联合用药；6 个月后进展，选用初始治疗有效的方案。

2. 靶向治疗：非小细胞肺癌二线或三线治疗可选用吉非替尼或厄洛替尼。根据现有证据，推荐在有 EGFR 基因突变的晚期非小细胞肺癌中一线使用吉非替尼或厄洛替尼。目前用于非小细胞肺癌的靶向治疗还包括抗血管生成的贝伐珠单抗等。

3. 抗肿瘤药物不良反应的防治：包括骨髓抑制、消化道反应、脏器损害、过敏反应、肾毒性及局部皮肤刺激的预防和处理。

4. 并发症及转移灶的综合治疗。

> **释义**
>
> ■ 肺癌的治疗进展非常迅速，根据方案会根据治疗进展而有所变化。
>
> ■ 化疗药物剂量的选择会根据患者的具体情况，如体能评分、年龄等，进行相应调整。
>
> ■ 定期检查，判断疗效，根据疗效调整方案。
>
> ■ 靶向治疗目前主要有 EGFR-TKI 和 ALK 抑制剂，主要需要有治疗的靶点，所以推荐患者进行相应的检测，如有靶点，可以在一线治疗中使用，如无靶点，则应当放到三线或更后。

（八）出院标准

1. 生命体征平稳。

2. 没有需要继续住院处理的并发症。

> **释义**
>
> ■ 本病不能完全治愈，疗效观察需要时间，因此完成本次治疗后病情平稳的患者鼓励出院回家，有利于患者的恢复。
>
> ■ 住院处理的并发症。

（九）变异及原因分析

1. 有影响肺癌治疗的合并症，需要进行相关的诊断和治疗。

2. 治疗过程中出现并发症和（或）抗肿瘤药物严重不良反应。

释义

　　■ 微小变异：因医院检验项目的及时性，不能按照要求完成检查；因节假日不能按照要求完成检查；患者不愿配合完成相应检查，短期不愿按照要求出院随诊。

　　■ 重大变异：因基础疾病需要进一步诊断和治疗；因各种原因需要其他治疗措施；医院与患者或家属发生医疗纠纷，患者要求离院或转院；患者不愿按照要求出院随诊而导致入院时间明显延长。

四、原发性支气管肺癌给药方案

（一）NSCLC 的化疗方案

● 辅助化疗方案

1. 长春瑞滨 $25mg/m^2$，第 1、8、15、22 天

顺铂 50 mg/m^2，第 1、8 天

28 天一周期，共 4 个周期

2. 长春瑞滨 $30mg/m^2$，第 1、8、15、22 天

顺铂 $100mg/m^2$，第 1 天

28 天一周期，共 4 个周期

3. 长春瑞滨 $25\sim30mg/m^2$，第 1、8 天

顺铂 $75\sim80mg/m^2$，第 1 天

21 天一周期，共 4 个周期。

4. VP-16 $100mg/m^2$，第 1~3 天

顺铂 100 mg/m^2，第 1 天

21 天一周期，共 4 个周期

5. 吉西他滨 $1250mg/m^2$，第 1、8 天

顺铂 $75mg/m^2$，第 1 天

21 天一周期，共 4 个周期

6. 多西紫杉醇 $75mg/m^2$，第 1 天

顺铂 $75mg/m^2$，第 1 天

21 天一周期，共 4 个周期

7. 培美曲塞 $500mg/m^2$，第 1 天

顺铂 75 mg/m^2，第 1 天

21 天一周期，共 4 个周期

（限用于非鳞癌患者）

8. 紫杉醇 $200mg/m^2$，第 1 天

卡铂 AUC=6，第 1 天

21 天一周期，共 4 个周期

（限用于不能耐受顺铂的患者）

● 同步放化疗时的化疗方案

1. VP-16 $50mg/m^2$，第 1~5 天

顺铂 $50mg/m^2$，第 1、8 天

28 天一周期，共 4 个周期

2. 培美曲塞 $500mg/m^2$，第 1 天

顺铂 75 mg/m^2，第 1 天

21 天一周期，共 3 个周期

（限用于非鳞癌患者）

3. 培美曲塞 500mg/m^2，第 1 天

卡铂 AUC＝5，第 1 天

21 天一周期，共 4 个周期

（限用于非鳞癌患者）。

4. 紫杉醇 45~50mg/m^2，放疗期间每周 1 次

卡铂 AUC＝2，放疗期间每周 1 次，

放疗结束后

紫杉醇 200mg/m^2，第 1 天

卡铂 AUC＝6，第 1 天

21 天一周期，共 2 个周期

（二）晚期 NSCLC 的化疗方案

- 一线化疗

1. 长春瑞滨 25~30mg/m^2，第 1、8 天

顺铂 75~80mg/m^2，第 1 天

21 天一周期，共 4~6 个周期

2. 吉西他滨 1000~1250mg/m^2，第 1、8 天

顺铂 75 mg/m^2，第 1 天

21 天一周期，共 4~6 个周期

3. 多西紫杉醇 75mg/m^2，第 1 天

顺铂 75mg/m^2，第 1 天

21 天一周期，共 4~6 个周期

4. 培美曲塞 500mg/m^2，第 1 天

顺铂 75mg/m^2，第 1 天

21 天一周期，共 4~6 个周期

（限用于非鳞癌患者）

5. 紫杉醇 175~225mg/m^2，第 1 天

卡铂 AUC＝6，第 1 天

21 天一周期，共 4~6 个周期

注：顺铂和卡铂均可选择，两者的主要差别是不良反应，疗效上顺铂略优于卡铂。

贝伐珠单抗可与化疗联合用于 ECOG 评分 0~1 分的非鳞、非小细胞癌患者。

ECOG 评分 2 分或老年患者可以选择不含铂类的单药化疗。

治疗选择中需要考虑 EGFR 基因突变和 ALK 重排的检测结果。

- 维持化疗方案

1. 原药维持

一线使用顺铂联合培美曲塞治疗的患者可以在 4~6 个周期后使用单药培美曲塞维持。

一线使用铂类联合吉西他滨治疗的患者可以在 4~6 个周期后使用单药吉西他滨维持。

2. 换药维持

一线两药联合含铂方案化疗后疾病稳定或有效的非鳞 NSCLC 患者，可以选用培美曲塞单药
维持。

一线两药联合含铂方案化疗后疾病稳定或有效的鳞癌患者，可以选用多西紫杉醇单药维持。

- 二线化疗（如果之前未使用过）

1. 单药多西紫杉醇 $75mg/m^2$，第 1 天

21 天一周期

2. 单药培美曲塞 $500mg/m^2$，第 1 天

21 天一周期

（限用于非鳞癌患者）

- 三线化疗（如果之前未使用过）

1. 单药多西紫杉醇 $75mg/m^2$，第 1 天

21 天一周期

2. 单药培美曲塞 $500mg/m^2$，第 1 天

21 天一周期

（限用于非鳞癌患者）

（三）小细胞肺癌的化疗方案

- 一线化疗

1. EP 方案

顺铂 $80mg/m^2$，第 1 天

依托泊苷 $100mg/m^2$，第 1~3 天

21 天为一周期，共 4~6 个周期

2. 卡铂 $AUC=5$，第 1 天

依托泊苷 $100mg/m^2$，第 1~3 天

21 天为一周期，共 4~6 个周期

3. IP 方案

伊立替康 $60mg/m^2$，第 1、8、15 天

顺铂 $60mg/m^2$，第 1 天

28 天为一周期，共 4~6 个周期

4. CAV 方案

环磷酰胺 $1000mg/m^2$，第 1 天

多柔比星 $40~50mg/m^2$（或表柔比星 $60mg/m^2$），第 1 天

长春新碱 $1mg/m^2$，第 1 天

21~28 天为一周期，共 4~6 个周期

- 二线化疗

一线化疗后 3 个月内进展，二线化疗可选药物有托泊替康、异环磷酰胺、紫杉醇、多西他赛、吉西他滨。

一线化疗后 3 个月后进展，二线化疗首选托泊替康单药或联合用药。

6 个月后进展，选用初始治疗有效的方案。

五、推荐表单

（一）医师表单

原发性支气管肺癌临床路径医师表单

适用对象：第一诊断为原发性支气管肺癌（ICD-10：C34/D02.2）

行肺局部切除/肺叶切除/全肺切除/开胸探查术（ICD-9-CM-3：32.29/32.3-32.5）

患者姓名：	性别：　　年龄：　　门诊号或ID号：	住院号：
住院日期：　　年　月　日	出院日期：　　年　月　日	标准住院日：8~14天

时间	住院第1~3天	住院期间
主要诊疗工作	□ 询问病史及体格检查 □ 完成病历书写 □ 开实验室检查单及检查申请单 □ 主管医师查房 □ 初步确定诊疗方案	□ 上级医师查房 □ 评估辅助检查结果 □ 选择化疗方案 □ 根据病情需要，完成相关科室会诊 □ 住院医师完成病程日志 □ 签署化疗知情同意书、自费用品协议书、授权委托同意书
重点医嘱	长期医嘱： □ 呼吸科二级护理 □ 普通饮食 临时医嘱： □ 血常规、尿常规、便常规 □ 凝血功能、血型、肝肾功能、电解质、感染性疾病筛查、肿瘤标志物检查（必要时） □ 肺功能、动脉血气分析、心电图、超声心动图（必要时） □ 影像学检查：X线胸部正侧位片、胸部CT、腹部超声或CT、全身骨扫描、头颅MRI或增强CT（必要时） □ PET-CT、24小时动态心电图、超声心动图等（必要时） □ 其他特殊医嘱	长期医嘱： □ 呼吸科二级护理 □ 普通饮食 临时医嘱： □ 预处理（视化疗方案） □ 化疗药物 □ 放疗（视病情、治疗方案） □ 对症处理 □ 水化、利尿（视化疗方案） □ 化疗药物不良反应的处理 □ 其他特殊医嘱
病情变异记录	□ 无　□ 有，原因： 1. 2.	□ 无　□ 有，原因： 1. 2.
护士签名		
医师签名		

时间	出院前 1~3 天	住院第 8~14 天（出院日）
主要诊疗工作	□ 上级医师查房，治疗效果评估 □ 进行病情评估 □ 确定是否符合出院标准、是否出院 □ 确定出院后治疗方案 □ 完成上级医师查房记录	□ 完成出院小结 □ 向患者交代下次化疗（按疗程情况）的时间及出院后注意事项 □ 预约复诊日期
重点医嘱	**长期医嘱：** □ 呼吸内科护理常规 □ 二级或三级护理（根据病情） **临时医嘱：** □ 根据需要，复查有关检查 □ 对症处理 □ 放疗（视病情、治疗方案） □ 化疗药物不良反应的处理 □ 其他特殊医嘱	**出院医嘱：** □ 出院带药 □ 门诊随诊
病情变异记录	□ 无 □ 有，原因： 1. 2.	□ 无 □ 有，原因： 1. 2.
护士签名		
医师签名		

（二）护士表单

原发性支气管肺癌临床路径护士表单

适用对象：第一诊断为原发性支气管肺癌（ICD-10：C34/D02.2）

行肺局部切除/肺叶切除/全肺切除/开胸探查术（ICD-9-CM-3：32.29/32.3-32.5）

患者姓名：	性别：　　年龄：　　门诊号或 ID 号：	住院号：
住院日期：　年　月　日	出院日期：　　年　月　日	标准住院日：8~14 天

时间	住院第 1 天	住院第 2~14 天	出院日
健康宣教	□ 入院宣教 　　介绍主管医师、护士 　　介绍环境、设施 　　介绍住院注意事项 □ 向患者宣教戒烟、戒酒的重要性 □ 介绍疾病知识	□ 主管护士与患者沟通，了解并指导心理应对 □ 宣教疾病知识 □ 使用药物宣教 □ 正确留取标本及各种检查注意事项宣教 □ 给予患者及家属心理支持 □ 指导患者活动 □ 恢复期生活护理	□ 出院宣教 　　复查时间 　　服药方法 　　活动休息 　　指导饮食 □ 提醒患者化疗期间注意事项 □ 观察疗效、各种药物作用和不良反应 □ 指导办理出院手续
护理处置	□ 核对患者，佩戴腕带 □ 建立入院护理病历 □ 卫生处置：剪指甲、洗澡、更换病号服	□ 随时观察患者病情变化 □ 遵医嘱完成用药 □ 协助医师完成各项检查	□ 办理出院手续 □ 书写出院小结
基础护理	□ 二级护理 □ 流质饮食或普通饮食 □ 晨晚间护理 □ 卧床 □ 患者安全管理 □ 心理护理	□ 二级护理 □ 半流质饮食或普通饮食 □ 晨晚间护理 □ 患者安全管理 □ 心理护理	□ 三级护理 □ 普通饮食 □ 晨晚间护理 □ 患者安全管理
专科护理	□ 护理查体 □ 需要时填写跌倒及压疮防范表 □ 需要时请家属陪伴 □ 心理护理	□ 遵医嘱完成相关检查 □ 随时观察患者病情变化 □ 遵医嘱正确给药 □ 观察患者化疗药物不良反应 □ 提供并发症征象的依据 □ 心理护理	□ 病情观察 □ 心理护理
重点医嘱	□ 详见医嘱执行单	□ 详见医嘱执行单	□ 详见医嘱执行单
病情变异记录	□ 无　□ 有，原因： 1. 2.	□ 无　□ 有，原因： 1. 2.	□ 无　□ 有，原因： 1. 2.
护士签名			

（三）患者表单

原发性支气管肺癌临床路径患者表单

适用对象：第一诊断为原发性支气管肺癌（ICD-10：C34/D02.2）

　　　　　　行肺局部切除/肺叶切除/全肺切除/开胸探查术（ICD-9-CM-3：32.29/32.3-32.5）

患者姓名：		性别：　　年龄：　　门诊号或 ID 号：		住院号：
住院日期：　　年　月　日		出院日期：　　年　月　日		标准住院日：8~14 天

时间	入院当日	住院第 2~14 天	出院日
医患配合	□ 配合询问病史、收集资料，请务必详细告知既往史、用药史、过敏史 □ 配合进行体格检查 □ 有任何不适告知医师	□ 配合完善相关检查，如采血、留尿等 □ 医师与患者及家属介绍病情，如有异常检查结果需进一步检查 □ 配合医师调整用药 □ 有任何不适告知医师	□ 接受出院前指导 □ 知道复查程序 □ 获取出院诊断书
护患配合	□ 配合测量体温、脉搏、呼吸、血压、体重 □ 配合完成入院护理评估单（简单询问病史、过敏史、用药史） □ 接受入院宣教（环境介绍、病室规定、订餐制度、贵重物品保管等）及疾病知识相关教育 □ 有任何不适告知护士	□ 正确留取标本，配合检查 □ 配合用药及治疗 □ 配合定时测量生命体征，每日询问大便 □ 接受输液、服药治疗 □ 注意活动安全，避免坠床或跌倒 □ 配合执行探视及陪伴	□ 接受出院宣教 □ 办理出院手续 □ 获取出院带药 □ 知道服药方法、作用、注意事项 □ 知道复印病历方法及复诊时间
饮食	□ 正常饮食 □ 遵医嘱饮食	□ 正常饮食 □ 遵医嘱饮食	□ 正常饮食 □ 遵医嘱饮食
排泄	□ 正常排尿便 □ 避免便秘	□ 正常排尿便 □ 避免便秘	□ 正常排尿便 □ 避免便秘
活动	□ 适当活动	□ 适当活动	□ 适度活动，避免疲劳

附：原表单（2011 年版）

原发性支气管肺癌临床路径表单

适用对象：第一诊断为原发性支气管肺癌（ICD-10：C34/D02.2）

行肺局部切除/肺叶切除/全肺切除/开胸探查术（ICD-9-CM-3：32.29/32.3-32.5）

患者姓名：	性别： 年龄： 门诊号或 ID 号：	住院号：
住院日期： 年 月 日	出院日期： 年 月 日	标准住院日：8~14 天

时间	住院第 1~3 天	住院期间
主要诊疗工作	□ 询问病史及体格检查 □ 完成病历书写 □ 开实验室检查单及检查申请单 □ 主管医师查房 □ 初步确定诊疗方案	□ 上级医师查房 □ 评估辅助检查结果 □ 选择化疗方案 □ 根据病情需要，完成相关科室会诊 □ 住院医师完成病程日志 □ 签署化疗知情同意书、自费用品协议书、授权委托同意书
重点医嘱	**长期医嘱：** □ 呼吸科二级护理 □ 普通饮食 **临时医嘱：** □ 血常规、尿常规、便常规 □ 凝血功能、血型、肝肾功能、电解质、感染性疾病筛查、肿瘤标志物检查 □ 肺功能、动脉血气分析、心电图、超声心动图 □ 影像学检查：胸部正侧位 X 线片、胸部 CT、腹部超声或 CT、全身骨扫描、头颅 MRI 或增强 CT □ PET-CT、24 小时动态心电图、超声心动图等（必要时） □ 其他特殊医嘱	**长期医嘱：** □ 呼吸科二级护理 □ 普通饮食 **临时医嘱：** □ 预处理（视化疗方案） □ 化疗药物 □ 放疗（视病情、治疗方案） □ 对症处理 □ 水化、利尿（视化疗方案） □ 化疗药物不良反应的处理 □ 其他特殊医嘱
主要护理工作	□ 介绍病房环境、设施和设备 □ 入院护理评估，护理计划 □ 静脉取血 □ 协助完成各项实验室检查及辅助检查 □ 辅助戒烟	□ 宣教 □ 提醒患者化疗期间注意事项 □ 观察疗效、各种药物作用和不良反应
病情变异记录	□ 无 □ 有，原因： 1. 2.	□ 无 □ 有，原因： 1. 2.
护士签名		
医师签名		

时间	出院前 1~3 天	住院第 8~14 天 （出院日）
主要诊疗工作	□ 上级医师查房，治疗效果评估 □ 进行病情评估 □ 确定是否符合出院标准、是否出院 □ 确定出院后治疗方案 □ 完成上级医师查房记录	□ 完成出院小结 □ 向患者交代下次化疗（按疗程情况）的时间及出院后注意事项 □ 预约复诊日期
重点医嘱	长期医嘱： □ 呼吸内科护理常规 □ 二级或三级护理（根据病情） 临时医嘱： □ 根据需要，复查有关检查 □ 对症处理 □ 放疗（视病情、治疗方案） □ 化疗药物不良反应的处理 □ 其他特殊医嘱	出院医嘱： □ 出院带药 □ 门诊随诊
主要护理工作	□ 观察患者一般情况 □ 观察疗效、各种药物作用和不良反应 □ 恢复期生活和心理护理 □ 出院准备指导	□ 告知复诊计划，就医指征 □ 帮助患者办理出院手续 □ 出院指导
病情变异记录	□ 无　□ 有，原因： 1. 2.	□ 无　□ 有，原因： 1. 2.
护士签名		
医师签名		

第十二章

间质性肺疾病临床路径释义

一、间质性肺病编码

1. 卫计委原编码

疾病名称及编码：间质性肺病（ICD-10：J84.900）

2. 修改编码

疾病名称及编码：间质性肺病（ICD-10：J84.9）

二、临床路径检索方法

J84.9

三、间质性肺疾病临床路径标准住院流程

（一）适用对象

第一诊断为间质性肺疾病（ICD-10：J84.900）。

> **释义**
>
> ■ 需要区分以下几个疾病的定义。
>
> ■ 弥漫性实质性肺疾病（DPLD）：亦称作间质性肺疾病（ILD），1999 年英国胸科学会选用 DPLD 的术语替代 ILD，2002 年美国胸科学会/欧洲呼吸学会选用 DPLD，视其为 ILD 同义语。2008 年英国胸科学会最新相关指南中又重新选择了 ILD 的术语。鉴于此，目前将 ILD 与 DPLD 视为同义语，其本质是一组主要累及肺间质和肺泡腔，导致肺泡-毛细血管功能单位丧失的弥漫性肺疾病。
>
> ■ 特发性间质性肺炎（idiopathic interstitial pneumonia，IIP）：病因不明的间质性肺炎。根据 2013 年发表的美国胸科学会/欧洲呼吸学会有关特发性间质性肺炎的国际多学科分类，特发性间质性肺炎分为主要的特发性间质性肺炎、少见的特发性间质性肺炎和不能分类的特发性间质性肺炎。主要的特发性间质性肺炎有 6 种，包括特发性肺纤维化、特发性非特异性间质性肺炎、呼吸性细支气管炎伴间质性肺疾病、脱屑性间质性肺炎、隐源性机化性肺炎、急性间质性肺炎。少见的特发性间质性肺炎有 2 种，包括特发性淋巴细胞性间质性肺炎和特发性胸膜肺实质弹力纤维增生症。特发性肺纤维化是主要的特发性间质性肺炎中的一种类型。
>
> ■ 特发性肺纤维化（idiopathic pulmonary fibrosis，IPF）：IIP 当中的重要类型，是一种病因不明特定类型的慢性、进行性纤维化性间质性肺炎，主要在老龄人群发病，限定于肺，其相应的组织病理学和（或）影像学类型是普通型间质性肺炎。临床主要表现进行性加重的呼吸困难、限制性通气功能障碍伴弥散功能降低、低氧血症和影像学上的双肺弥漫性病变，可最终发展为弥漫性肺纤维化和蜂窝肺，导致呼吸衰竭而死亡。
>
> ■ 本临床路径适用于各种原因所致的、非急性加重期的间质性肺疾病。

（二）诊断依据

病变主要发生在肺间质，累及肺泡壁和肺泡周围组织的一组疾病。临床症状、胸部影像学、肺功能和肺部病理生理改变类似，具有：①干咳、劳力性呼吸困难；②影像表现为双侧弥漫性间质性浸润；③限制性通气功能障碍及弥散功能下降；④组织病理特征为肺间质炎症和纤维化表现。

间质性肺疾病种类繁多，包括：①环境、职业相关的间质性肺疾病；②药物、治疗相关的间质性肺疾病；③肺感染相关的间质性肺疾病；④慢性心脏疾病相关的间质性肺疾病；⑤肺血管炎及结缔组织病相关的间质性肺疾病；⑥肝病、肠道相关的间质性肺疾病；⑦特发性间质性肺炎；⑧其他病因间质性肺疾病：如结节病、肺淋巴管平滑肌瘤病、肺泡蛋白沉积症等。

根据《特发性肺纤维化诊断和治疗中国专家共识》［中华医学会呼吸病分会间质病学组，中华结核和呼吸杂志 2016，39（06）：427-432］和《特发性肺纤维化国际指南》［Am J RespirCrit Care Med，2011，183：788-824］，特发性肺纤维化诊断标准如下：

1. 除外其他已知病因所致的间质性肺疾病，如职业接触、室内外环境暴露、结缔组织病和药物性肺损害等。

2. 未行外科肺活检的患者，HRCT 表现为 UIP 型。

3. 行外科肺活检的患者，结合 HRCT 和外科肺活检符合特定的类型。

> **释义**
>
> ■ 间质性肺疾病是一组复杂的异质性疾病，其临床表现缺乏特异性，影像、病理改变复杂多样，疾病涉及多学科内容，临床诊断过程需要详细询问病史，并进行必要的辅助检查，从中鉴别出：①已知病因所致的肺间质性改变，包括职业环境暴露，如过敏性肺炎（农民肺等）、肺硅沉着病、肺石棉沉着病、铍病等；室内环境暴露，如过敏性肺炎（饲鸟者肺、加湿器肺等）；结缔组织病所致肺损害，如类风湿肺等；其他自身免疫病，如显微镜下多血管炎等；药物性肺损害，如甲氨蝶呤所致肺损伤等。②未知原因即特发性间质性肺炎，如特发性肺纤维化、非特异性间质性肺炎、呼吸性细支气管炎伴间质性肺疾病、脱屑性间质性肺炎等。③肉芽肿性疾病，如结节病。④其他少见间质性肺疾病，如慢性嗜酸性粒细胞性肺炎、肺泡蛋白沉积症、淋巴管平滑肌瘤病、朗格汉斯组织细胞增生症等。具体分类如图 12-1。

（三）选择治疗方案的依据

根据《特发性肺纤维化诊断和治疗中国专家共识》［中华医学会呼吸病分会间质病学组，中华结核和呼吸杂志 2016，39（06）：427-432］和《特发性肺纤维化国际指南》［Am J RespirCrit Care Med，2011，183：788-824］，特发性肺纤维化诊断标准如下。

1. 非药物治疗

（1）戒烟：对于吸烟者，应劝导和帮助患者戒烟。

（2）氧疗：对于有低氧血症者，可以给予持续吸氧。

（3）机械通气：IPF 伴呼吸衰竭的患者大多数不采用气管插管机械通气治疗。无创正压通气可能改善部分 IPF 患者的缺氧，延长生存时间。医师综合 IPF 患者的病情和耐受情况，推荐部分患者选择性使用无创正压通气。

（4）肺康复：肺康复的内容包括呼吸生理治疗，肌肉训练（全身性运动和呼吸肌锻炼），营养支持，精神治疗和教育。

（5）肺移植：IPF 患者接受肺移植可以提高生存率，改善生活质量，5 年生存率达50%~56%。

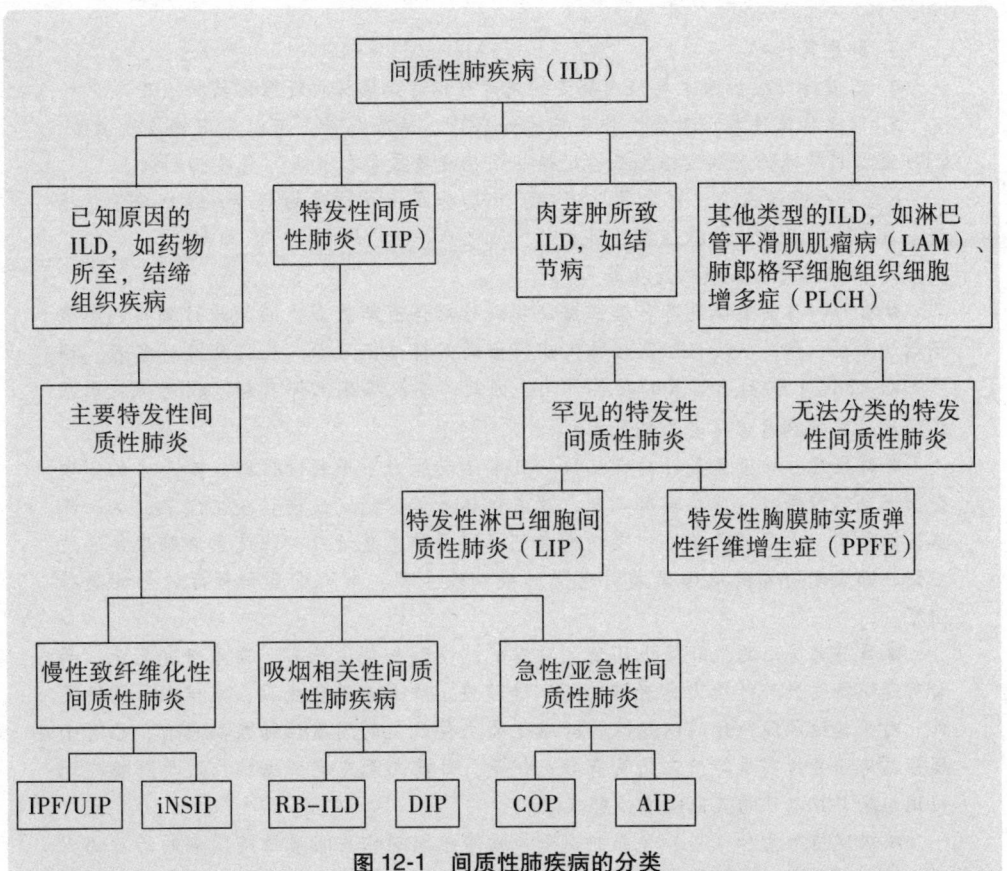

图 12-1　间质性肺疾病的分类

注：IPF：特发性肺纤维化；UIP：普通型间质性肺炎；iNSIP：特发性非特异性间质性肺炎；RB-ILD：呼吸性细支气管炎-间质性肺疾病；DIP：脱屑性间质性肺炎；COP：隐源性机化性肺炎；AIP：急性间质性肺炎

2. 药物治疗

特发性肺纤维化推荐酌情使用药物：①尼达尼布：能够显著地延缓用力呼气肺活量（FVC）年下降速度，一定程度上降低病死率和急性加重频率，主要副作用是腹泻和胃肠道反应。②吡非尼酮：是一种多效性的吡啶化合物，具有抗炎、抗纤维化和抗氧化特性。吡非尼酮能够显著地延缓 FVC 下降速率，副作用包括光过敏、乏力、胃部不适和畏食。

释义

■ 根据《临床诊疗指南·呼吸病学分册》（中华医学会，人民卫生出版社），《间质性肺疾病指南》（英国胸科学会与澳大利亚、新西兰和爱尔兰胸科学会，2008年）。间质性肺疾病可能涉及的治疗方式主要包括以下几类，因间质性肺疾病包含病种繁多，治疗具体选择仍需视疾病具体种类而定。

1. 吸烟者，劝导和帮助患者戒烟。

2. 安静状态下显著低氧血症的间质性肺疾病患者，给予氧疗，必要时无创正压通气治疗。

3. 肺康复治疗。

4. 以慢性纤维化为主要肺内病变的患者可以考虑选择抗纤维化药物治疗。

5. 对于特殊种类的间质性肺疾病，如 COP、结节病等，可以应用糖皮质激素，CTD 继发间质性肺疾病可根据病情酌情应用糖皮质激素和（或）免疫抑制剂。

6 合并呼吸道感染、胃食管反流病、肺动脉高压或肺癌的患者，分别给予抗感染、抗反流、降低肺动脉压或外科手术、放化疗等相应治疗。

7. 对症治疗，如镇咳药物等。

■ 氧疗：目前虽然没有直接证据证明氧疗对伴有低氧血症的间质性肺疾病患者预后的影响，但是从慢性阻塞性肺疾病得出的间接证据显示，长程氧疗对患者（通常 $SpO_2 < 88\%$）预后有显著的改善作用。因此，建议临床上伴有静息状态低氧血症的间质性肺疾病患者接受长期氧疗。

■ 肺康复：肺康复是针对有症状及日常活动能力下降的慢性肺疾病患者的一项全面干预治疗手段，旨在减轻症状，改善机体功能，稳定或逆转疾病发展，从而降低医疗费用。大多数间质性肺疾病患者可以接受肺康复治疗。但是患者肺康复的适应证、肺康复处方以及肺康复对患者肺疾病理生理、生活质量和预后的影响尚待研究。

■ 目前可选用的抗纤维化药物主要有吡非尼酮和尼达尼布。临床研究显示，两者可延缓特发性肺纤维化患者肺功能下降速度，改善无进展生存，减少 IPF 急性发作。对于其他原因所致的以慢性肺纤维化为主要改变的间质性肺疾病患者，已有小规模临床研究证实抗纤维化药物有效。但是，目前尚无充足证据推广这类药物广泛应用与除 IPF 以外的其他间质性肺疾病。

■ 糖皮质激素和（或）免疫抑制剂：结缔组织病相关间质性肺疾病的治疗仍以原发病治疗为主，可根据患者结缔组织病活动程度选择应用糖皮质激素或免疫抑制剂种类。其他特殊类型的 ILD，如结节病、隐源性机化性肺炎、特发性非特异性间质性肺炎、嗜酸性粒细胞性肺炎等，糖皮质激素治疗仍然是首选。

（四）标准住院日为 10~14 天

> 释义
>
> ■ 如果患者条件允许，住院时间可以低于上述住院天数。

（五）进入路径标准

1. 第一诊断必须符合 ICD-10：J84.900 间质性肺疾病编码。

2. 当患者同时具有其他疾病诊断，但在住院期间不需要特殊处理，也不影响第一诊断的临床路径流程实施时，可以进入路径。

（六）住院期间的检查项目

1. 必需的检查项目
（1）血常规、尿常规、大便常规。
（2）肝肾功能、血糖、血脂、电解质、红细胞沉降率、C 反应蛋白（CRP）、血气分析、感染性疾病筛查（乙型肝炎、丙型肝炎、梅毒、艾滋病等）、自身抗体（包括抗核抗体、抗ENA 抗体、抗磷脂抗体、类风湿因子、抗环瓜氨酸肽抗体和抗中性粒细胞胞质抗体等）、免疫球蛋白、病毒全套筛查、血管紧张素转化酶、血清蛋白电泳等。
（3）胸部 HRCT、胸部正侧位 X 线片、心电图。
（4）肺功能（病情允许时）：常规通气功能、弥散功能。
（5）支气管肺泡灌洗液检查（病情允许）。
（6）经支气管肺活检、外科开胸肺活检（必要时且病情允许）。
2. 根据患者情况可选择：D-二聚体、肿瘤标志物、病原学检查、超声心动图等。

（七）药物选择

由于间质性肺疾病病因复杂，疾病种类繁多，需要根据不同疾病选择相应的治疗措施。

展。对于现有的治疗方法，ILD 的临床反应不尽相同且难以预测。由于治疗可能改变原有的 HRCT 和组织学特征，通常应在明确病因诊断后再给予相应的治疗。

　　■ 用于治疗间质性肺疾病的药物和方法：①糖皮质激素；②免疫抑制剂/细胞毒药物；③抗氧化制剂；④改善纤维化制剂；⑤其他辅助治疗：肺康复治疗，低氧血症进行氧疗，以及对症治疗。

　　■ 治疗效果相对良好的肺间质疾病：结节病、急性过敏性肺泡炎（外源性过敏性肺泡炎）、药物诱发（急性）、环境/职业/吸入因素（少量接触/轻度疾病）、特发性肺血管炎、COP、呼吸性细支气管炎伴 ILD（RB-ILD）、慢性嗜酸性肺炎、淋巴细胞间质性肺炎、原发性肺泡蛋白沉着症、急性放射性肺炎、iNSIP。

　　■ 治疗效果相对较差的肺间质疾病：IPF/UIP、慢性继发和进展性肺纤维化、慢性结节病、慢性过敏性肺泡炎、慢性环境/职业/吸入因素、伴有结缔组织疾病（类风湿关节炎，进行性系统性硬化，SLE，多发性肌炎/皮肌炎）、慢性放射性肺炎、肺纤维化伴有/合并肺动脉高压、慢性肺泡出血综合征、肺静脉阻塞综合征、闭塞性细支气管炎伴有或不伴有 ILD（类风湿性关节炎，进行性系统性硬化，肺移植，吸入毒性气体/烟雾、不明原因的 AIP、郎格汉斯细胞组织细胞增多症、结节性硬化、家族性特发性肺纤维化）。

（八）出院标准

症状好转，生命体征平稳。

　释义

　　■ 如果患者出现并发症，是否需要继续住院处理，由主管医师具体决定。

（九）变异及原因分析

1. 伴有影响本病治疗效果的合并症，需要进行相关诊断和治疗，导致住院时间延长。
2. 病情较重，出现并发症（如气胸、呼吸衰竭、严重肺部感染等），退出本路径，转入相应路径。
3. 常规治疗无效或加重，退出本路径。

　释义

　　■ 变异分为微小变异和重大变异两大类，前者是不出路径、偏离预定轨迹的病例，后者是需要退出本路径或进入其他路径的病例。

　　■ 微小变异

　　并发症：轻-中度呼吸道感染、轻-中度肺动脉高压、肺气肿、胃食管反流病等。

　　医院原因：因医院检验项目的及时性，不能按照要求完成检查；因节假日不能按照要求完成检查。

　　个人原因：不愿配合完成相应检查，短期不愿按照要求出院随诊。

■ 重大变异

疾病本身原因：因基础疾病需要进一步诊断和治疗，如心力衰竭；因为合并其他疾病需要进一步诊断和治疗，如感染、重度肺动脉高压、肺癌；因各种原因需要其他诊断和治疗措施，包括外科肺活检、肺移植等。

个人原因：患者或家属与医院发生医疗纠纷，要求离院或转院；不愿按照要求出院随诊而导致入院时间明显延长。

四、间质性肺疾病给药方案

【用药选择】

1. 明确间质性肺疾病具体类型，评估疾病的严重程度和合并症有助于合理选择一般性治疗、肺纤维化治疗和合并症治疗。

2. 轻症患者可以口服药物，重症患者选用静脉药物，待临床表现显著改善并能口服时，改用口服药物序贯治疗。

【药学提示】

1. 口服尼达尼布最常见不良反应包括腹泻、恶心、腹痛、呕吐、肝酶升高、食欲下降、头痛、体重下降和高血压，需要定期监测肝功能、血常规。

2. 口服吡非尼酮可能发生皮肤光过敏、胃肠道反应（如食欲缺乏、恶心、呕吐、腹泻等）。少数出现肝功能异常和黄疸，需要定期监测肝功能。

3. 糖皮质激素：长期大量应用糖皮质激素可引起物质代谢和水盐代谢紊乱，出现类肾上腺皮质功能亢进综合征，如水肿、低血钾、高血压、糖尿、皮肤变薄、满月脸、水牛背、向心性肥胖、多毛、痤疮、肌无力和肌萎缩等症状，可导致钠、水潴留和血脂升高，可诱发高血压和动脉粥样硬化。另外，糖皮质激素还有可能诱发或加剧消化性溃疡，导致骨质疏松，诱发或加重感染，应用糖皮质激素治疗期间，需要向患者充分说明，并加用相应预防药物，减少不良反应。

4. 免疫抑制剂：不同类型的免疫抑制剂可能会导致骨髓抑制、肝肾损害、生殖系统损伤等临床应用过程中需密切监测血、尿常规及肝肾功能。

【注意事项】

能够引起 ILD 的病因十分广泛，在呼吸系统疾病中，ILD 目前仍是诊断和治疗的难点。随着临床医学对 ILD 认识的加深，越来越强调 ILD 诊治过程中"临床、影像、病理"的多学科联合作用。面对 ILD 患者，需要注意详实的病史、仔细的查体结合相关重要辅助检查是明确 ILD 具体病因的必备条件。

五、推荐表单

（一）医师表单

间质性肺疾病临床路径医师表单

适用对象：第一诊断为间质性肺疾病（ICD-10：J84.900）

患者姓名：		性别： 年龄： 门诊号：	住院号：
住院日期： 年 月 日		出院日期： 年 月 日	标准住院日：7~14 天

时间	住院第 1~3 天	住院期间
主要诊疗工作	□ 询问病史及体格检查 □ 进行病情初步评估 □ 上级医师查房 □ 开化验单，完成病历书写	□ 上级医师查房 □ 核查辅助检查的结果是否有异常 □ 观察药物不良反应 □ 住院医师书写病程记录
重点医嘱	**长期医嘱：** □ 呼吸内科护理常规 □ 一级/二级/三级护理（根据病情） □ 对症治疗 □ 吸氧（必要时） □ 抗菌药物 □ 祛痰剂、支气管舒张剂 □ 抗氧化药物 □ 糖皮质激素 □ 免疫抑制剂 □ 改善纤维化制剂 □ 对症治疗药物 **临时医嘱：** □ 血常规、尿常规、大便常规 □ 肝肾功能、电解质、血糖、红细胞沉降率、CRP、感染性疾病筛查、血凝试验、血脂 □ 风湿免疫全套、血管紧张素转化酶、血清蛋白电泳、免疫球蛋白分型、体液免疫、T 细胞亚群分析 □ 病毒全套筛查，真菌、细菌、结核杆菌筛查 □ 心电图 □ 血气分析、胸部高分辨 CT、血培养、B 超 □ 根据患者情况进行：D-二聚体、肿瘤标志物、病原学检查、超声心动图、食管 pH 值监测、睡眠呼吸功能监测 □ 常规肺通气功能+弥散功能 □ 6 分钟步行试验 □ 对症处理	**长期医嘱：** □ 呼吸内科护理常规 □ 一级/二级/三级护理（根据病情） □ 对症治疗 □ 吸氧（必要时） □ 抗菌药物 □ 祛痰剂、支气管舒张剂 □ 抗氧化药物 □ 糖皮质激素 □ 免疫抑制剂 □ 改善纤维化制剂 □ 对症治疗药物 □ 根据病情调整药物 **临时医嘱：** □ 对症处理 □ 复查血常规、肝肾功能 □ X 线胸片检查（必要时） □ 异常指标复查 □ 支气管肺泡灌洗液检查 □ 肺活检

续　表

时间	住院第 1~3 天	住院期间
病情 变异 记录	□无　□有，原因： 1. 2.	□无　□有，原因： 1. 2.
医师 签名		

时间	出院前 1~3 天	出院日
主要诊疗工作	□ 上级医师查房 □ 评估治疗效果 □ 确定出院后治疗方案 □ 完成上级医师查房记录	□ 完成出院小结 □ 向患者交代出院后注意事项 □ 预约复诊日期
重点医嘱	长期医嘱： □ 呼吸内科护理常规 □ 一级/二级/三级护理（根据病情） □ 对症治疗 □ 吸氧（必要时） □ 抗菌药物 □ 祛痰剂、支气管舒张剂 □ 抗氧化药物 □ 糖皮质激素 □ 免疫抑制剂 □ 改善纤维化制剂 □ 对症治疗药物 临时医嘱： □ 复查血常规、肝肾功能 □ 复查 X 线胸片（必要时） □ 根据需要，复查有关检查	出院医嘱： □ 出院带药 □ 门诊随诊
病情变异记录	□ 无　□ 有，原因： 1. 2.	□ 无　□ 有，原因： 1. 2.
医师签名		

（二）护士表单

间质性肺疾病临床路径护士表单

适用对象：第一诊断为间质性肺疾病（ICD-10：J84.900）

患者姓名：	性别：　　年龄：　　门诊号：	住院号：
住院日期：　　年　月　日	出院日期：　　年　月　日	标准住院日：10~14 天

时间	住院第 1 天	住院第 2~7 天	住院第 8~14 天（出院日）
健康宣教	□ 入院宣教 □ 介绍主管医师、护士 □ 介绍环境、设施 □ 介绍住院注意事项 □ 向患者宣教戒烟、戒酒的重要性，及减少剧烈活动 □ 介绍疾病知识	□ 主管护士与患者沟通，了解并指导心理应对 □ 宣教疾病知识 □ 使用药物宣教 □ 正确留取标本及各种检查注意事项宣教 □ 给予患者及家属心理支持 □ 指导患者活动 □ 恢复期生活护理	□ 出院宣教 □ 复查时间 □ 服药方法 □ 活动休息 □ 指导饮食 □ 指导办理出院手续
护理处置	□ 核对患者，佩戴腕带 □ 建立入院护理病历 □ 卫生处置：剪指甲、洗澡、更换病号服	□ 随时观察患者病情变化 □ 遵医嘱氧疗 □ 遵医嘱完成用药 □ 协助医师完成各项检查化验	□ 办理出院手续 □ 书写出院小结
基础护理	□ 二级护理 □ 流食或普食 □ 晨晚间护理 □ 卧床 □ 患者安全管理 □ 心理护理	□ 二级护理 □ 半流食或普食 □ 晨晚间护理 □ 床上或床旁活动 □ 患者安全管理 □ 心理护理	□ 三级护理 □ 普食 □ 晨晚间护理 □ 床旁、室内室外活动 □ 患者安全管理
专科护理	□ 护理查体 □ 呼吸频率、血氧饱和度监测 □ 需要时填写跌倒及压疮防范表 □ 需要时请家属陪伴 □ 心理护理	□ 呼吸频率、血氧饱和度监测 □ 遵医嘱完成相关检查 □ 随时观察患者病情变化及药物疗效 □ 必要时吸氧 □ 遵医嘱正确给药 □ 观察患者药物不良反应，有无出凝血征象 □ 提供并发症征象的依据 □ 心理护理	□ 病情观察： 　评估患者生命体征，特别是呼吸频率及血氧饱和度 □ 心理护理
重点医嘱	□ 详见医嘱执行单	□ 详见医嘱执行单	□ 详见医嘱执行单

续　表

时间	住院第 1 天	住院第 2~7 天	住院第 8~14 天 （出院日）
病情 变异 记录	□无　□有，原因： 1. 2.	□无　□有，原因： 1. 2.	□无　□有，原因： 1. 2.
护士 签名			

（三）患者表单

间质性肺疾病临床路径患者表单

适用对象：第一诊断为间质性肺疾病（ICD-10：J84.900）

患者姓名：	性别：　　年龄：　　门诊号：	住院号：
住院日期：　　年　月　日	出院日期：　　年　月　日	标准住院日：10~14 天

时间	入院当日	住院第 2~7 天	住院第 8~14 天 （出院日）
医患配合	□ 配合询问病史、收集资料，请务必详细告知既往史、用药史、过敏史 □ 配合进行体格检查 □ 有任何不适告知医师	□ 配合完善相关检查：实验室检查如采血、留尿，心电图、X线胸片等 □ 医师与患者及家属介绍病情，如有异常检查结果需进一步检查 □ 配合医师调整用药 □ 有任何不适告知医师	□ 接受出院前指导 □ 知道复查程序 □ 获取出院诊断书
护患配合	□ 配合测量体温、脉搏、呼吸、血压、血氧饱和度、体重 □ 配合完成入院护理评估单（简单询问病史、过敏史、用药史） □ 接受入院宣教（环境介绍、病室规定、订餐制度、贵重物品保管等）及疾病知识相关教育 □ 有任何不适告知护士	□ 正确留取标本，配合检查 □ 配合用药及治疗 □ 配合定时测量生命体征，每日询问大便 □ 接受氧疗、输液、服药治疗，并告知用药后效果及有无不良反应 □ 注意活动安全，避免坠床或跌倒 □ 配合执行探视及陪伴	□ 接受出院宣教 □ 办理出院手续 □ 获取出院带药 □ 知道服药方法、作用、注意事项 □ 知道复印病历方法及复诊时间
饮食	□ 正常普食 □ 遵医嘱饮食 □ 低脂饮食	□ 正常普食 □ 遵医嘱饮食 □ 低脂饮食	□ 正常普食 □ 遵医嘱饮食
排泄	□ 正常排尿便 □ 避免便秘	□ 正常排尿便 □ 避免便秘	□ 正常排尿便 □ 避免便秘
活动	□ 卧床休息	□ 卧床休息 □ 遵医嘱适量活动	□ 正常适度活动，避免疲劳

附：原表单（2016 年版）

间质性肺疾病临床路径表单

适用对象：第一诊断为间质性肺疾病（ICD-10：J84.900）

患者姓名：	性别：	年龄：	门诊号：	住院号：

住院日期： 年 月 日	出院日期： 年 月 日	标准住院日：7~14 天

时间	住院第 1~3 天	住院期间
主要诊疗工作	□ 询问病史及体格检查 □ 进行病情初步评估 □ 上级医师查房 □ 开化验单，完成病历书写	□ 上级医师查房 □ 核查辅助检查的结果是否有异常 □ 观察药物不良反应 □ 住院医师书写病程记录
重点医嘱	**长期医嘱：** □ 呼吸内科护理常规 □ 一级/二级/三级护理（根据病情） □ 对症治疗 □ 吸氧（必要时） □ 抗菌药物 □ 祛痰剂、支气管舒张剂 □ 抗氧化药物 □ 糖皮质激素 □ 免疫抑制剂 □ 改善纤维化制剂 □ 对症治疗药物 **临时医嘱：** □ 血常规、尿常规、大便常规 □ 肝肾功能、电解质、血糖、红细胞沉降率、CRP、感染性疾病筛查、血凝试验、血脂 □ 风湿免疫全套、病毒全套筛查、血管紧张素转化酶、血清蛋白电泳 □ 胸正侧位 X 线片、心电图 □ 血气分析、胸部高分辨 CT、血培养、B 超 □ 根据患者情况进行：D-二聚体、肿瘤标志物、病原学检查、超声心动图 □ 常规肺通气功能+弥散功能 □ 对症处理	**长期医嘱：** □ 呼吸内科护理常规 □ 一级/二级/三级护理（根据病情） □ 对症治疗 □ 吸氧（必要时） □ 抗菌药物 □ 祛痰剂、支气管舒张剂 □ 抗氧化药物 □ 糖皮质激素 □ 免疫抑制剂 □ 改善纤维化制剂 □ 对症治疗药物 □ 根据病情调整药物 **临时医嘱：** □ 对症处理 □ 复查血常规、肝肾功能 □ X 线胸片检查（必要时） □ 异常指标复查 □ 支气管肺泡灌洗液检查 □ 肺活检
主要护理工作	□ 介绍病房环境、设施和设备 □ 入院护理评估、护理计划 □ 随时观察患者情况 □ 静脉取血、用药指导 □ 进行戒烟、戒酒的建议和教育 □ 协助患者完成实验室检查及辅助检查	□ 观察患者一般情况及病情变化 □ 观察治疗效果及药物反应 □ 疾病相关健康教育 □ 脱离过敏原及高危职业，替换疾病相关用药

时间	住院第 1~3 天	住院期间
病情 变异 记录	□无 □有，原因： 1. 2.	□无 □有，原因： 1. 2.
护士 签名		
医师 签名		

时间	出院前 1~3 天	出院日
主要诊疗工作	□ 上级医师查房 □ 评估治疗效果 □ 确定出院后治疗方案 □ 完成上级医师查房记录	□ 完成出院小结 □ 向患者交代出院后注意事项 □ 预约复诊日期
重点医嘱	**长期医嘱** □ 呼吸内科护理常规 □ 一级/二级/三级护理（根据病情） □ 对症治疗 □ 吸氧（必要时） □ 抗菌药物 □ 祛痰剂、支气管舒张剂 □ 抗氧化药物 □ 糖皮质激素 □ 免疫抑制剂 □ 改善纤维化制剂 □ 对症治疗药物 **临时医嘱：** □ 复查血常规、肝肾功能 □ 复查 X 线胸片（必要时） □ 根据需要，复查有关检查	**出院医嘱：** □ 出院带药 □ 门诊随诊
主要护理工作	□ 观察患者一般情况 □ 观察疗效、各种药物作用和不良反应 □ 恢复期生活和心理护理 □ 出院准备指导	□ 帮助患者办理出院手续 □ 出院指导
病情变异记录	□ 无　□ 有，原因： 1. 2.	□ 无　□ 有，原因： 1. 2.
护士签名		
医师签名		

第十三章

特发性肺纤维化临床路径释义

一、特发性肺纤维化编码

1. 卫计委原编码

疾病名称及编码：特发性肺纤维化（ICD-10：J84.109）

2. 修改编码

疾病名称及编码：特发性肺间质纤维化（ICD-10：J84.104）

二、临床路径检索方法

J84.104

三、特发性肺纤维化临床路径标准住院流程

（一）适用对象

第一诊断为特发性肺纤维化（ICD-10：J84.109）。

> **释义**
>
> ■ 需要区分以下几个疾病的定义。
>
> 1. 间质性肺疾病（interstitial lung disease，ILD）：亦称作弥漫性实质性肺疾病，是一组主要累及肺间质和肺泡腔，导致肺泡-毛细血管功能单位丧失的弥漫性肺疾病。临床主要表现进行性加重的呼吸困难、限制性通气功能障碍伴弥散功能降低、低氧血症和影像学上的双肺弥漫性病变，可最终发展为弥漫性肺纤维化和蜂窝肺，导致呼吸衰竭而死亡。
>
> 2. 特发性间质性肺炎（idiopathic interstitial pneumonia，IIP）：病因不明的间质性肺炎。根据2013年发表的美国胸科学会/欧洲呼吸学会有关特发性间质性肺炎的国际多学科分类，特发性间质性肺炎分为主要的特发性间质性肺炎、少见的特发性间质性肺炎和不能分类的特发性间质性肺炎。主要的特发性间质性肺炎6种，包括特发性肺纤维化、特发性非特异性间质性肺炎、呼吸性细支气管炎伴间质性肺病、脱屑性间质性肺炎、隐源性机化性肺炎、急性间质性肺炎。少见的特发性间质性肺炎2种，包括特发性淋巴细胞性间质性肺炎、特发性胸膜肺实质弹力纤维增生症。特发性肺纤维化是主要的特发性间质性肺炎中的一种类型。
>
> 3. 特发性肺纤维化（idiopathic pulmonary fibrosis，IPF）：一种病因不明特定类型的慢性、进行性纤维化性间质性肺炎，主要在老龄人群发病，限定于肺，其相应的组织病理学和（或）影像学类型是普通型间质性肺炎。
>
> ■ 本临床路径仅适用于无基础疾病、非急性加重期的特发性肺纤维化。

（二）诊断依据

根据《临床诊疗指南·呼吸病学分册》（中华医学会，人民卫生出版社），《间质性肺疾病指

南》（英国胸科学会与澳大利亚、新西兰和爱尔兰胸科学会，2008年）。

1. 有外科肺活检资料

（1）肺组织病理学表现为普通型间质性肺炎（UIP）特点。

（2）除外其他已知病因所致的间质性肺疾病。

（3）肺功能异常，表现为限制性通气功能障碍和（或）气体交换障碍。

（4）X线胸片和胸部HRCT有典型的异常影像。

2. 无外科肺活检资料（临床诊断）

缺乏肺活检资料原则上不能确诊特发性肺纤维化（IPF），但如果患者免疫功能正常，且符合以下所有主要诊断条件和至少3项次要诊断条件，可临床诊断IPF。

（1）主要条件：①除外已知原因的间质性肺疾病；②肺功能表现异常，包括限制性通气功能障碍和（或）气体交换障碍；③胸部HRCT表现为双肺网格状改变，晚期出现蜂窝肺，少伴有磨玻璃影；④经支气管肺活检或支气管肺泡灌洗检查不支持其他疾病的诊断。

（2）次要条件：①年龄>50岁；②隐匿起病或无明确原因的进行性呼吸困难；③起病≥3个月；④双肺听诊可闻及吸气性Velcro啰音。

释义

■ 特发性肺纤维化的临床诊断过程采用排除法，需要详细询问病史，并进行辅助检查，除外其他已知病因所致的肺间质性改变，包括吸烟相关性间质性肺疾病，如呼吸性细支气管炎伴间质性肺病等；职业环境暴露，如过敏性肺炎（农民肺等）、肺硅沉着病、肺石棉沉着病、铍病等；室内环境暴露，如过敏性肺炎（饲鸟者肺、加湿器肺等）；结缔组织病所致肺损害，如类风湿肺等；其他自身免疫病，如显微镜下多血管炎等；药物性肺损害，如氨甲蝶呤所致肺损伤等；其他疾病，如结节病、嗜酸性粒细胞肺浸润、病毒性肺炎、原发性支气管肺癌等；家族性，如家族性间质性肺炎。

■ 根据2011年美国胸科学会、欧洲呼吸学会、日本呼吸学会和拉丁美洲胸科协会共同发表《特发性肺纤维化：诊断和管理的循证指南》以及《特发性肺纤维化诊断和治疗中国专家共识，2016年》等，IPF应该具备以下诊断依据：①除外其他已知病因所致的间质性肺疾病，如室内和职业环境暴露，结缔组织病和药物性肺损害。②未行外科肺活检的患者，HRCT表现为普通型间质性肺炎（表13-1）。③行外科肺活检的患者，结合HRCT和外科肺活检符合特定的类型（表13-2和表13-3）。

表13-1 普通型间质性肺炎的HRCT诊断标准

普通型间质性肺炎（具备以下4条标准）	可能普通型间质性肺炎（具备以下3条标准）	非普通型间质性肺炎（具备任意1条）
胸膜下、基底部分布为主	胸膜下、基底部分布为主	上或中肺分布为主
网格改变	网格改变	支气管血管周围分布为主
蜂窝改变伴或不伴牵拉性支气管扩张	缺乏非普通型间质性肺炎的特征	广泛磨玻璃样改变（>网格改变）

普通型间质性肺炎 （具备以下 4 条标准）	可能普通型间质性肺炎 （具备以下 3 条标准）	非普通型间质性肺炎 （具备任意 1 条）
缺乏非 UIP 型的特征		广泛微结节（双侧、上叶分布明显） 囊腔（多发、双侧、远离蜂窝区） 广泛马赛克/气体陷闭（双侧、≥体肺叶） 支气管肺段/叶实变

表 13-2　普通型间质性肺炎的组织病理学诊断标准

普通型间质性肺炎 （所有 4 条标准）	很可能普通型 间质性肺炎	可能普通型间质性肺炎 （所有 3 条标准）	非普通型间质性肺炎 （6 条中任意 1 条）
显著的纤维化/结构变形 ± 蜂窝肺，胸膜下/间隔旁分布为著	显著的纤维化/结构变形±蜂窝肺	斑片或弥漫肺实质纤维化，伴或不伴间质性肺炎	透明膜
肺实质纤维化呈斑片状	缺乏斑片肺实质纤维化或成纤维细胞灶	缺乏诊断普通型间质性肺炎的其他标准	机化性肺炎
可见成纤维细胞灶	缺乏非普通型间质性肺炎的特征或仅有蜂窝肺改变	缺乏非普通型间质性肺炎的特征	肉芽肿
缺乏非普通型间质性肺炎的特征			远离蜂窝肺显著的间质炎症细胞渗出 显著的气道中央性病变 其他特征提示另外的诊断

表 13-3　HRCT 结合外科肺活检诊断特发性肺纤维化（需要临床-影像-病理讨论）

HRCT 表现类型	外科肺活检表现类型 （如果进行）	IPF 的诊断
普通型间质性肺炎	普通型间质性肺炎 很可能普通型间质性肺炎 可能普通型间质性肺炎 未能分类肺纤维化	是
	非普通型间质性肺炎	否

HRCT 表现类型	外科肺活检表现类型 （如果进行）	IPF 的诊断
可能普通型间质性肺炎	普通型间质性肺炎 很可能普通型间质性肺炎	是
	可能普通型间质性肺炎 未能分类纤维化	很可能（probable）
	非普通型间质性肺炎	否
非普通型间质性肺炎	普通型间质性肺炎 很可能普通型间质性肺炎	可能（possible）
	可能普通型间质性肺炎 未能分类纤维化 非普通型间质性肺炎	否

（三）治疗方案的选择

根据《临床诊疗指南·呼吸病学分册》（中华医学会，人民卫生出版社），《间质性肺疾病指南》（英国胸科学会与澳大利亚、新西兰和爱尔兰胸科学会，2008 年）。

1. 对症、支持治疗。
2. 小剂量糖皮质激素。
3. 免疫抑制剂/细胞毒药物。
4. 改善纤维化治疗。

释义

■ 2011 年美国胸科学会、欧洲呼吸学会、日本呼吸学会和拉丁美洲胸科协会共同发表了《特发性肺纤维化：诊断和管理的循证指南》，指南中有关 IPF 的诊断有更新，结合最新的临床随机对照研究的结果，特发性肺纤维化的治疗目前遵循以下原则。

1. 吸烟者，劝导和帮助患者戒烟。
2. 安静状态下显著低氧血症的特发性肺纤维化患者，给予氧疗，必要时无创正压通气治疗。
3. 肺康复治疗。
4. 轻到中度处于病情进展期的患者可以考虑口服抗纤维化药物吡非尼酮。
5. 根据病情可以考虑口服抗氧化剂 N-乙酰半胱氨酸。
6. 急性加重期患者可以应用糖皮质激素和（或）免疫抑制剂。
7. 合并呼吸道感染、胃食管反流病、肺动脉高压或肺癌的患者，分别给予抗感染、抗反流、降低肺动脉压或外科手术、放化疗等相应治疗。
8. 对症治疗，如镇咳药物等。
9. 进行肺移植术前评估和肺移植术。

■氧疗：目前虽然没有直接证据证明氧疗对伴有低氧血症的 IPF 患者预后的影响，但是从慢性阻塞性肺疾病得出的间接证据显示，长程氧疗对患者（通常 $SpO_2<88\%$）预后有显著的改善作用。因此，建议临床上伴有静息状态低氧血症的特发性肺纤维化患者接受长程氧疗。

■机械通气：特发性肺纤维化伴呼吸衰竭接受气管插管机械通气治疗的患者，住院死亡率高达 87%~96%。特发性肺纤维化伴呼吸衰竭的患者大多数不采用气管插管机械通气治疗。无创正压通气可能改善少数特发性肺纤维化患者的缺氧，延长生存时间。机械通气可能是极少数特发性肺纤维化患者与肺移植之间的桥梁。

■肺康复：肺康复是针对有症状及日常活动能力下降的慢性肺病患者的一项全面干预治疗手段，旨在减轻症状，改善机体功能，稳定或逆转疾病发展，从而降低医疗费用。大多数特发性肺纤维化患者可以接受肺康复治疗。但是特发性肺纤维化患者肺康复的适应证、肺康复处方以及肺康复对患者肺病理生理、生活质量和预后的影响尚待研究。

■吡非尼酮：吡非尼酮治疗特发性肺纤维化的国际多中心随机对照研究显示，轻到中度处于疾病进展期的特发性肺纤维化患者服用吡非尼酮与安慰剂相比，能够延缓肺功能的下降和改善无进展生存。三项随机对照临床试验的数据综合分析，吡非尼酮能够降低特发性肺纤维化患者的全因病死率和疾病本身的病死率。目前的推荐剂量为每日 1800mg，其不良反应包括皮肤光过敏、胃肠道反应等。

■N-乙酰半胱氨酸：随机对照研究显示，对于轻到中度特发性肺纤维化患者，N-乙酰半胱氨酸与安慰剂相比在肺功能、病死率和急性加重方面均无显著的改善作用。N-乙酰半胱氨酸单药不适用于大多数特发性肺纤维化患者，少数特发性肺纤维化患者可以选择应用。

■糖皮质激素和（或）免疫抑制剂：没有可信服的临床证据证明激素和（或）免疫抑制剂对特发性肺纤维化是有效的。最新的随机对照研究提示激素和（或）免疫抑制剂与安慰剂相比，能够增加特发性肺纤维化的全因病死率和全因住院的风险，治疗相关的严重不良事件发生率明显增高，提出激素和（或）免疫抑制剂治疗不适用于轻到中度的特发性肺纤维化患者。激素和（或）免疫抑制剂仍用于特发性肺纤维化急性加重的治疗，但病死率高达 78%~86%。由于缺乏临床对照，无法判断其有效性。2011 年特发性肺纤维化基于循证医学的诊断和治疗国际共识中，大多数特发性肺纤维化急性加重的患者不推荐用激素治疗，少数患者可以酌情应用（弱推荐，证据等级非常低）。

■肺移植：有适应证的特发性肺纤维化患者接受肺移植可以提高生存率，改善生活质量。特发性肺纤维化和其他间质性肺疾病占肺移植总数超过 20%，是第二常见的肺移植指证。IPF 患者肺移植后 5 年生存率为 50%~56%。推荐具有适应证的特发性肺纤维化患者接受肺移植。

（四）标准住院日为 10~14 天

释义

■如果患者条件允许，住院时间可以少于上述住院天数。

（五）进入路径标准

1. 第一诊断必须符合 ICD-10：J84.109 特发性肺纤维化疾病编码。

2. 当患者同时具有其他疾病诊断，但在住院期间不需要特殊处理，也不影响第一诊断的临床路径流程实施时，可以进入路径。

> **释义**
>
> ■ 诊断可以是临床初步诊断，不一定为确定诊断。
>
> ■ 患者处于特发性肺纤维化急性加重期，或同时具有其他疾病，包括与特发性肺纤维化相关的疾病（如胃食管反流病、肺气肿、肺动脉高压、原发性支气管肺癌等）和与特发性肺纤维化无关的疾病（如高血压、冠心病、肺部感染），如果影响第一诊断临床路径流程实施时，均不适合进入临床路径。
>
> ■ 特发性肺纤维化患者进行肺移植术前评估或进行肺移植术，则患者退出特发性肺纤维化临床路径。

（六）住院期间的检查项目

1. 必需的检查项目

（1）血常规、尿常规、便常规。

（2）肝肾功能、血糖、电解质、红细胞沉降率、C 反应蛋白（CRP）、血气分析、感染性疾病筛查（乙型肝炎、丙型肝炎、梅毒、艾滋病等）。

（3）胸部 HRCT、胸部正侧位 X 线片、心电图。

（4）肺功能（病情允许时）：常规通气功能、弥散功能。

（5）支气管肺泡灌洗液检查（病情允许）。

（6）肺活检（必要时且病情允许）。

> **释义**
>
> ■ X 线胸片可以由胸部 HRCT 替代，部分检查在治疗后相应的时间需要复查，评价病情和治疗效果。自身抗体（包括抗核抗体、抗 ENA 抗体、抗磷脂抗体、类风湿因子、抗环瓜氨酸肽抗体和抗中性粒细胞胞质抗体等）检查等。肺活检（必要时且病情允许），包括经支气管镜肺活检（TBLB）、经皮穿刺肺活检、经支气管淋巴结穿刺活检以及外科肺活检和纵隔镜淋巴结活检等。

2. 根据患者情况可选择的检查项目：D-二聚体、肿瘤标志物、病原学检查、超声心动图等。

> **释义**
>
> ■ 特发性肺纤维化的诊断流程采用排除法，需要相应的辅助检查除外已知原因所致的间质性肺疾病、感染、肿瘤等。
>
> ■ 在疾病诊断的过程中需要检查合并症，包括胃食管反流病、肺动脉高压和肺癌等。
>
> ■ 如果通过上述检查排除了特发性肺纤维化，则患者退出本临床路径。
>
> ■ 诊断需要且患者病情允许时行外科肺活检，则患者退出本临床路径。

（七）治疗选择

1. 糖皮质激素。
2. 免疫抑制剂/细胞毒药物。
3. 抗氧化制剂。
4. 改善纤维化制剂。
5. 其他辅助治疗：肺康复治疗；低氧血症进行氧疗，以及对症治疗。

> **释义**
>
> ■ 1. 酌情使用的治疗
> （1）糖皮质激素（注：IPF 急性加重患者可以考虑应用，糖皮质激素的剂量、使用途径和疗程尚没有形成一致的意见）。
> （2）免疫抑制剂/细胞毒药物（注：IPF 急性加重时可试用）。
> （3）抗氧化制剂：N-乙酰半胱氨酸。
> （4）改善纤维化制剂：吡非尼酮、尼达尼布。
> （5）非药物治疗：戒烟；氧疗；肺康复；机械通气；肺移植。
> （6）姑息治疗。
> 2. 不推荐使用的药物或治疗方案
> （1）泼尼松、硫唑嘌呤和 N-乙酰半胱氨酸联合治疗。
> （2）抗凝药物。
> （3）西地那非。
> （4）波生坦和马西替坦。
> （5）伊马替尼。

（八）出院标准

症状好转，生命体征平稳。

> **释义**
>
> ■ 如果患者出现并发症，是否需要继续住院处理，由主管医师具体决定。

（九）变异及原因分析

1. 伴有影响本病治疗效果的合并症，需要进行相关诊断和治疗，导致住院时间延长。
2. 病情较重，出现并发症（如气胸、呼吸衰竭、严重肺部感染等），退出本路径，转入相应路径。
3. 常规治疗无效或加重，退出本路径。

> **释义**
>
> ■ 变异分为微小变异和重大变异两大类，前者是不出路径、偏离预定轨迹的病例，后者是需要退出本路径或进入其他路径的病例。

■ 微小变异

并发症：轻-中度呼吸道感染、轻-中度肺动脉高压、肺气肿、胃食管反流病等。

医院原因：因医院检验项目的及时性，不能按照要求完成检查；因节假日不能按照要求完成检查。

个人原因：不愿配合完成相应检查，短期不愿按照要求出院随诊。

■ 重大变异

疾病本身原因：因基础疾病需要进一步诊断和治疗，如心力衰竭；因为合并其他疾病需要进一步诊断和治疗，如感染、重度肺动脉高压、肺癌；因各种原因需要其他诊断和治疗措施，包括外科肺活检、肺移植等。

个人原因：患者或家属与医院发生医疗纠纷；要求离院或转院；不愿按照要求出院随诊而导致入院时间明显延长。

四、特发性肺纤维化治疗方案

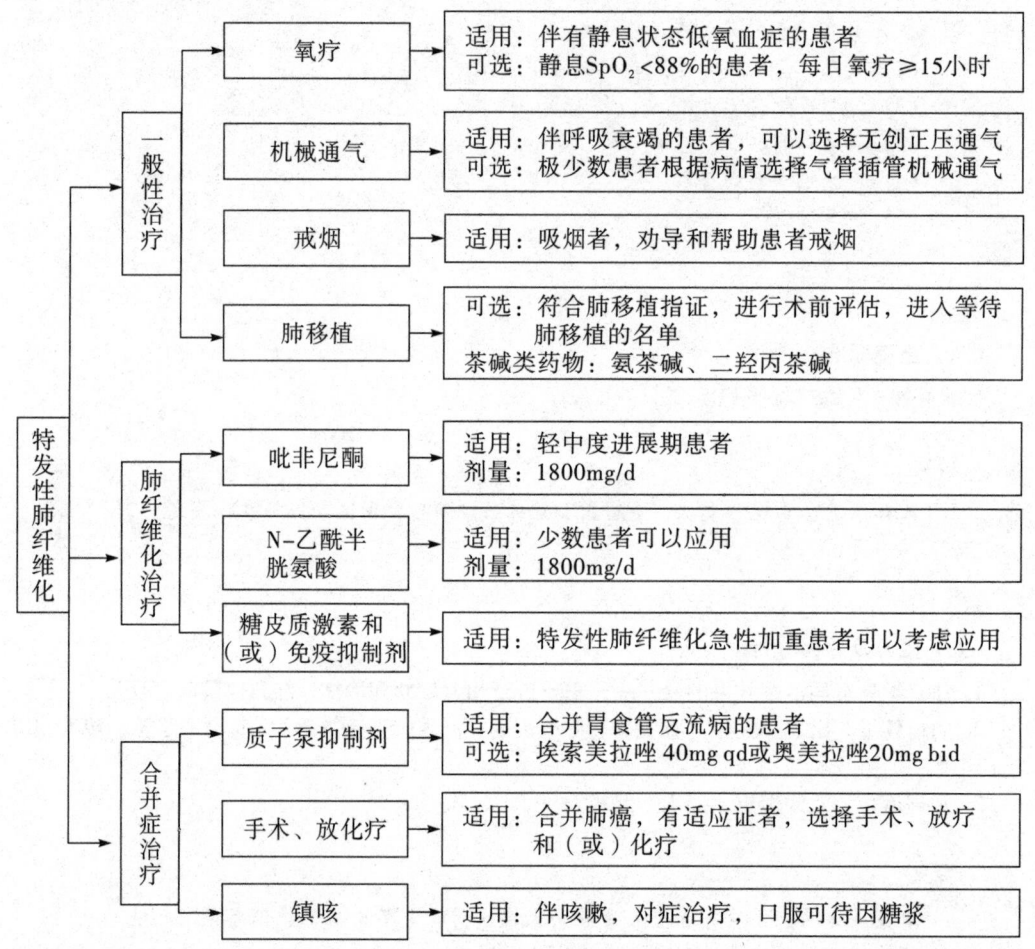

【用药选择】

1. 明确疾病诊断，评估疾病的严重程度和合并症有助于合理选择一般性治疗、肺纤维化治疗和合并症治疗。

2. 轻症患者可以口服药物，重症患者选用静脉药物，待临床表现显著改善并能口服时，改用口服药物序贯治疗。

【药学提示】

1. 口服 N-乙酰半胱氨酸片偶尔发生恶心和呕吐等胃肠道反应，罕见皮疹和支气管痉挛等过敏反应。支气管哮喘未控制的患者慎用。

2. 口服吡非尼酮可能发生皮肤光过敏，胃肠道症状，如食欲缺乏、恶心、呕吐、腹泻等。少数出现肝功能异常和黄疸，需要定期监测肝功能。

【注意事项】

特发性肺纤维化是一种慢性进展的纤维化性肺疾病，具有难治性的特点，目前尚没有确切有效的治疗药物。通过合理的疾病诊断、评估和治疗，能够一定程度上减轻患者的症状，改善生活质量。

五、推荐表单

（一）医师表单

特发性肺纤维化临床路径医师表单

适用对象：第一诊断为特发性肺纤维化（ICD-10：J84.109）

患者姓名：		性别： 年龄： 门诊号：		住院号：
住院日期： 年 月 日		出院日期： 年 月 日		标准住院日：10~14 天

时间	住院第 1~3 天	住院期间
主要诊疗工作	□ 询问病史及体格检查 □ 进行病情初步评估 □ 上级医师查房 □ 开实验室检查单，完成病历书写	□ 上级医师查房 □ 核查辅助检查的结果是否有异常 □ 观察药物不良反应 □ 住院医师书写病程记录
重点医嘱	**长期医嘱：** □ 呼吸内科护理常规 □ 一级/二级/三级护理（根据病情） □ 对症治疗 □ 吸氧（必要时） □ 糖皮质激素 □ 免疫抑制剂 □ 改善纤维化制剂 **临时医嘱：** □ 血常规、尿常规、便常规 □ 肝肾功能、电解质、血糖、红细胞沉降率、CRP、感染性疾病筛查 □ 胸部正侧位 X 线片、心电图 □ 血气分析、胸部高分辨 CT、血培养、B 超 □ 根据患者情况进行：D-二聚体、肿瘤标志物、病原学检查、超声心动图 □ 常规肺通气功能+弥散功能 □ 对症处理	**长期医嘱：** □ 呼吸内科护理常规 □ 一级/二级/三级护理（根据病情） □ 对症治疗 □ 吸氧（必要时） □ 糖皮质激素 □ 免疫抑制剂 □ 抗纤维化制剂 □ 抗氧化剂 **临时医嘱：** □ 对症处理 □ 复查血常规、肝肾功能 □ X 线胸片检查（必要时） □ 异常指标复查 □ 支气管肺泡灌洗液检查 □ 肺活检
主要护理工作	□ 介绍病房环境、设施和设备 □ 入院护理评估、护理计划 □ 随时观察患者情况 □ 静脉取血、用药指导 □ 进行戒烟、戒酒的建议和教育 □ 协助患者完成实验室检查及辅助检查	□ 观察患者一般情况及病情变化 □ 观察治疗效果及药物反应 □ 疾病相关健康教育
病情变异记录	□ 无　□ 有，原因： 1. 2.	□ 无　□ 有，原因： 1. 2.
医师签名		

时间	出院前 1~3 天	出院 10~14 天 （出院日）
主要诊疗工作	□ 上级医师查房 □ 评估治疗效果 □ 确定出院后治疗方案 □ 完成上级医师查房记录	□ 完成出院小结 □ 向患者交代出院后注意事项 □ 预约复诊日期
重点医嘱	**长期医嘱：** □ 呼吸内科护理常规 □ 二级或三级护理（根据病情） □ 对症治疗 □ 吸氧（必要时） □ 糖皮质激素 □ 免疫抑制剂 □ 改善纤维化制剂 □ 抗氧化剂 **临时医嘱：** □ 复查血常规、肝肾功能 □ 复查 X 线胸片（必要时） □ 根据需要，复查有关检查	**出院医嘱：** □ 出院带药 □ 门诊随诊
主要护理工作	□ 观察患者一般情况 □ 观察疗效、各种药物作用和不良反应 □ 恢复期生活和心理护理 □ 出院准备指导	□ 帮助患者办理出院手续 □ 出院指导
病情变异记录	□ 无 □ 有，原因： 1. 2.	□ 无 □ 有，原因： 1. 2.
护士签名		
医师签名		

（二）护士表单

特发性肺纤维化临床路径护士表单

适用对象：第一诊断为特发性肺纤维化（ICD-10：J84.109）

患者姓名：	性别： 年龄： 门诊号：	住院号：
住院日期： 年 月 日	出院日期： 年 月 日	标准住院日：10~14 天

时间	住院第 1 天	住院第 2~7 天	住院第 8~14 天 （出院日）
健康宣教	□ 入院宣教 　介绍主管医师、护士 　介绍环境、设施 　介绍住院注意事项 □ 向患者宣教戒烟、戒酒的重要性，及减少剧烈活动 □ 介绍疾病知识	□ 主管护士与患者沟通，了解并指导心理应对 □ 宣教疾病知识 □ 使用药物宣教 □ 正确留取标本及各种检查注意事项宣教 □ 给予患者及家属心理支持 □ 指导患者活动 □ 恢复期生活护理	□ 出院宣教 　复查时间 　服药方法 　活动休息 　指导饮食 □ 指导办理出院手续
护理处置	□ 核对患者，佩戴腕带 □ 建立入院护理病历 □ 卫生处置：剪指甲、洗澡、更换病号服	□ 随时观察患者病情变化 □ 遵医嘱氧疗 □ 遵医嘱完成用药 □ 协助医师完成各项检查	□ 办理出院手续 □ 书写出院小结
基础护理	□ 二级护理 □ 流质饮食或普通饮食 □ 晨晚间护理 □ 卧床 □ 患者安全管理 □ 心理护理	□ 二级护理 □ 半流质饮食或普通饮食 □ 晨晚间护理 □ 床上或床旁活动 □ 患者安全管理 □ 心理护理	□ 三级护理 □ 普通饮食 □ 晨晚间护理 □ 床旁、室内室外活动 □ 患者安全管理
专科护理	□ 护理查体 □ 呼吸频率、血氧饱和度监测 □ 需要时填写跌倒及压疮防范表 □ 需要时请家属陪伴 □ 心理护理	□ 呼吸频率、血氧饱和度监测 □ 遵医嘱完成相关检查 □ 随时观察患者病情变化及药物疗效 □ 必要时吸氧 □ 遵医嘱正确给药 □ 观察患者药物不良反应，有无出凝血征象 □ 提供并发症征象的依据 □ 心理护理	□ 病情观察： 　评估患者生命体征，特别是呼吸频率及血氧饱和度 □ 心理护理
重点医嘱	□ 详见医嘱执行单	□ 详见医嘱执行单	□ 详见医嘱执行单

续　表

时间	住院第 1 天	住院第 2~7 天	住院第 8~14 天 （出院日）
病情 变异 记录	□无　□有，原因： 1. 2.	□无　□有，原因： 1. 2.	□无　□有，原因： 1. 2.
护士 签名			

（三）患者表单

特发性肺纤维化临床路径患者表单

适用对象：第一诊断为特发性肺纤维化（ICD-10：J84.109）

患者姓名：	性别： 年龄： 门诊号：	住院号：
住院日期： 年 月 日	出院日期： 年 月 日	标准住院日：10~14 天

时间	入院当日	住院第 2~7 天	住院第 8~14 天（出院日）
医患配合	□ 配合询问病史、收集资料，请务必详细告知既往史、用药史、过敏史 □ 配合进行体格检查 □ 有任何不适告知医师	□ 配合完善相关检查，如采血、留尿、心电图、X 线胸片等 □ 医师与患者及家属介绍病情，如有异常检查结果需进一步检查 □ 配合医师调整用药 □ 有任何不适告知医师	□ 接受出院前指导 □ 知道复查程序 □ 获取出院诊断书
护患配合	□ 配合测量体温、脉搏、呼吸、血压、血氧饱和度、体重 □ 配合完成入院护理评估单（简单询问病史、过敏史、用药史） □ 接受入院宣教（环境介绍、病室规定、订餐制度、贵重物品保管等）及疾病知识相关教育 □ 有任何不适告知护士	□ 正确留取标本，配合检查 □ 配合用药及治疗 □ 配合定时测量生命体征，每日询问大便 □ 接受氧疗、输液、服药治疗，并告知用药后效果及有无不良反应 □ 注意活动安全，避免坠床或跌倒 □ 配合执行探视及陪伴	□ 接受出院宣教 □ 办理出院手续 □ 获取出院带药 □ 知道服药方法、作用、注意事项 □ 知道复印病历方法及复诊时间
饮食	□ 正常饮食 □ 遵医嘱饮食 □ 低脂饮食	□ 正常饮食 □ 遵医嘱饮食 □ 低脂饮食	□ 正常饮食 □ 遵医嘱饮食
排泄	□ 正常排尿便 □ 避免便秘	□ 正常排尿便 □ 避免便秘	□ 正常排尿便 □ 避免便秘
活动	□ 卧床休息	□ 卧床休息 □ 遵医嘱适量活动	□ 正常适度活动，避免疲劳

附：原表单（2011 年版）

特发性肺纤维化临床路径表单

适用对象：第一诊断为特发性肺纤维化（ICD-10：J84.109）

患者姓名：		性别：	年龄：	门诊号：	住院号：
住院日期： 年 月 日		出院日期： 年 月 日			标准住院日：7~14 天

时间	住院第 1~3 天	住院期间
主要诊疗工作	□ 询问病史及体格检查 □ 进行病情初步评估 □ 上级医师查房 □ 开实验室检查单，完成病历书写	□ 上级医师查房 □ 核查辅助检查的结果是否有异常 □ 观察药物不良反应 □ 住院医师书写病程记录
重点医嘱	**长期医嘱：** □ 呼吸内科护理常规 □ 一级/二级/三级护理（根据病情） □ 对症治疗 □ 吸氧（必要时） □ 糖皮质激素 □ 免疫抑制剂 □ 改善纤维化制剂 **临时医嘱：** □ 血常规、尿常规、便常规 □ 肝肾功能、电解质、血糖、红细胞沉降率、CRP、感染性疾病筛查 □ 胸正侧位片、心电图 □ 血气分析、胸部高分辨 CT、血培养、B 超 □ 根据患者情况进行：D-二聚体、肿瘤标志物、病原学检查、超声心动图 □ 常规肺通气功能+弥散功能 □ 对症处理	**长期医嘱：** □ 呼吸内科护理常规 □ 一级/二级/三级护理（根据病情） □ 对症治疗 □ 吸氧（必要时） □ 糖皮质激素 □ 免疫抑制剂 □ 抗纤维化制剂 **临时医嘱：** □ 对症处理 □ 复查血常规、肝肾功能 □ X 线胸片检查（必要时） □ 异常指标复查 □ 支气管肺泡灌洗液检查 □ 肺活检
主要护理工作	□ 介绍病房环境、设施和设备 □ 入院护理评估、护理计划 □ 随时观察患者情况 □ 静脉取血、用药指导 □ 进行戒烟、戒酒的建议和教育 □ 协助患者完成实验室检查及辅助检查	□ 观察患者一般情况及病情变化 □ 观察治疗效果及药物反应 □ 疾病相关健康教育
病情变异记录	□ 无 □ 有，原因： 1. 2.	□ 无 □ 有，原因： 1. 2.

续　表

时间	住院第 1~3 天	住院期间
护士 签名		
医师 签名		

时间	出院前 1~3 天	出院日
主要诊疗工作	□ 上级医师查房 □ 评估治疗效果 □ 确定出院后治疗方案 □ 完成上级医师查房记录	□ 完成出院小结 □ 向患者交代出院后注意事项 □ 预约复诊日期
重点医嘱	长期医嘱： □ 呼吸内科护理常规 □ 二级或三级护理（根据病情） □ 对症治疗 □ 吸氧（必要时） □ 糖皮质激素 □ 免疫抑制剂 □ 改善纤维化制剂 临时医嘱： □ 复查血常规、肝肾功能 □ 复查 X 线胸片（必要时） □ 根据需要，复查有关检查	出院医嘱： □ 出院带药 □ 门诊随诊
主要护理工作	□ 观察患者一般情况 □ 观察疗效、各种药物作用和不良反应 □ 恢复期生活和心理护理 □ 出院准备指导	□ 帮助患者办理出院手续 □ 出院指导
病情变异记录	□ 无　□ 有，原因： 1. 2.	□ 无　□ 有，原因： 1. 2.
护士签名		
医师签名		

第十四章

阻塞性睡眠呼吸暂停低通气综合征临床路径释义

一、阻塞性睡眠呼吸低通气暂停综合征编码

1. 卫计委原编码

疾病名称及编码：阻塞性睡眠呼吸低通气暂停综合征（ICD-10：G47.302）

2. 修改编码

疾病名称及编码：阻塞性睡眠呼吸暂停综合征（ICD-10：G47.301）

二、临床路径检索方法

G47.301

三、阻塞性睡眠呼吸暂停低通气综合征临床路径标准住院流程

（一）适用对象

第一诊断为阻塞性睡眠呼吸低通气暂停综合征（非危重）（ICD-10：G47.302）。

> **释义**
>
> ■ 阻塞性睡眠呼吸暂停低通气综合征（Obstructive sleep apnea Hyponea syndrome，OSAHS）指每夜 7 小时睡眠过程中呼吸暂停及低通气反复发作 30 次以上，或呼吸暂停-低通气指数（AHI）≥5 次/小时，如有条件以呼吸紊乱指数为准。呼吸暂停以阻塞性为主，伴打鼾、睡眠呼吸暂停、白天嗜睡等症状。根据《国际睡眠疾病分类（第 3 版）》（美国睡眠医学会，2014 年），将 OSAHS 改为 Obstructive sleep apnea disorders，即阻塞性睡眠呼吸暂停疾病，并且分为成人阻塞性睡眠呼吸暂停和儿童阻塞性睡眠呼吸暂停。其中，成人和儿童阻塞性睡眠呼吸暂停的诊断标准不同。

（二）诊断依据

根据《阻塞性睡眠呼吸暂停低通气综合征诊治指南（2011 年修订版）》（中华医学会呼吸病学分会，睡眠呼吸障碍学组）。

1. 症状：睡眠时打鼾、反复呼吸暂停及觉醒，或自觉憋气，夜尿增多，晨起头痛，口干，醒后疲惫，可伴有白天嗜睡、注意力不集中、记忆力下降、反应迟钝、阳痿、性欲减退、夜间心绞痛等。严重者可出现心理、智力、行为异常。

2. 体征：肥胖（BMI≥28kg/m^2），颈粗短、小颌畸形、下颌后缩，鼻甲肥大和鼻息肉、鼻中隔偏曲，口咽部阻塞、悬雍垂肥大、扁桃体和腺样体肥大、舌体肥大等。

3. 多导睡眠监测（PSG）：满足以下任 1 项 OSAHS 诊断即成立：①临床有典型的夜间睡眠打鼾伴呼吸暂停、ESS 评分≥9 分等症状，查体可见上气道任何部位狭窄及阻塞，AHI≥5 次/小时；②日间嗜睡不明显，ESS 评分<9 分，AHI≥10 次/小时；③ESS 评分<9 分，AHI≥5 次/小时，存在认知功能障碍、高血压、冠心病、脑血管疾病、2 型糖尿病、失眠等 1 项或 1 项以上 OSAHS 并发症。

释义

■ AHI：Apnea hyponea index，指睡眠中平均每小时睡眠呼吸暂停和低通气的次数之和。睡眠呼吸暂停指睡眠过程中口鼻呼吸气流消失或者明显减弱（较基线幅度下降≥90%，持续事件≥10秒）；阻塞性睡眠呼吸暂停是指口鼻气流消失，胸腹式呼吸仍然存在。低通气是指睡眠过程中口鼻气流较基线水平下降≥30%并伴有SaO_2下降≥3%，持续≥10秒，或者伴有微觉醒。

■ OSAHS的诊断方法包括多导睡眠图（PSG）、便携式睡眠呼吸监测等。

多导睡眠图：整夜多导睡眠图是诊断OSAHS的标准手段，包括脑电图，多采用C4A1、C3A2、O1A2和O2A1导联，二导眼电图（EOG）；下颌颏肌电图（EMG）；心电图；口鼻呼吸气流和胸腹呼吸运动；血氧饱和度；体位；鼾声；胫前肌肌电图等。正规监测一般需要整夜不少于7小时的睡眠。

便携式睡眠呼吸监测：多采用便携式，如进行单纯血氧饱和度监测、口鼻气流+血氧饱和度或者口鼻气流+鼾声+血氧饱和度+胸腹运动等信号监测，主要适用于基层或者由于睡眠环境改变或者导联过多而不能在睡眠监测室进行检查的中重度患者，可用于初步筛查OSAHS患者，也可用于评价疗效和随访。

■ OSAHS的诊断依据：根据《国际睡眠疾病分类（第3版）》（美国睡眠医学会，2014年），成人阻塞性睡眠呼吸暂停的诊断标准为：同时满足①②，或满足③可诊断OSAHS：①临床有典型的夜间睡眠打鼾伴呼吸暂停，或伴有白天嗜睡，或伴有夜间憋气，或伴有睡眠质量差，或伴有认知功能障碍、高血压、冠心病、脑血管疾病、2型糖尿病、失眠等1项或1项以上OSAHS并发症；②同时PSG或者便携式睡眠呼吸监测显示，AHI≥5次/小时，且以阻塞性事件为主；③PSG或者便携式睡眠呼吸监测显示AHI≥15次/小时。

OSAHS病情严重程度的判断依据：以AHI为主要判断标准，夜间最低SaO_2作为参考。

程度	AHI（次/小时）
轻度	5~15
中度	15~30
重度	>30

程度	最低SaO_2（%）
轻度	85~90
中度	80~85
重度	<80

ESS：Epworth sleepiness scale，是主观评价嗜睡的最常用的量表之一。量表内容为：

在以下情况有无瞌睡的可能性	从不（0）	很少（1）	有时（2）	经常（3）
坐着阅读时				
看电视时				
在公共场所坐着不动时（如在剧场或开会）				
长时间坐车时中间不休息（超过1小时）				
坐着与人谈话时				
饭后休息时（未饮酒时）				
开车等红绿灯时				
下午静卧休息时				

■ 鉴别诊断：

1. 单纯鼾症：夜间有不同程度鼾症，AHI<5次/小时，白天无症状。

2. 肥胖低通气综合征：BMI ≥ 30kg/m², 清醒时 CO_2 潴留，$PaCO_2$ > 45mmHg，90%肥胖低通气综合征患者合并 OSAHS。

3. 发作性睡病：主要表现为难以控制的白天嗜睡、发作性猝倒、睡眠瘫痪和睡眠幻觉，多在青少年起病，主要诊断依据为多次小睡睡眠潜伏时间试验（MSLT）时异常的快速眼动期（REM）睡眠。

（三）治疗方案的选择依据

《阻塞性睡眠呼吸暂停低通气综合征诊治指南（2011 年修订版）》（中华医学会呼吸病学分会，睡眠呼吸障碍学组）。

1. 内科治疗

（1）无创持续正压通气治疗：单水平持续正压（CPAP），自动调压（AutoCPAP），双水平正压（BiPAP）呼吸机。符合下列 1 个或几个条件的 OSAHS 患者可考虑无创持续正压通气治疗。

1）年龄超过 50 岁者。

2）AHI≥20 者。

3）AHI≤20，但自觉症状明显（尤其白天嗜睡症状明显者），问卷评分高者。

4）OSAHS 患者经手术治疗，症状改善不明显，或术后复查 AHI 仍较高，低氧血症严重。

5）重叠综合征患者。

6）肥胖，BMI≥28kg/m²，颈围≥40cm 的患者。

7）睡眠呼吸暂停综合征合并心、脑、肺血管疾病者及 2 型糖尿病者。

8）鼾症或睡眠呼吸暂停综合征不愿或不能接受手术治疗者。

（2）口腔矫正器治疗

适合单纯打鼾和轻-中度 OSAHS 患者，特别有下颌后缩者。

禁忌：重度颞下颌关节炎或功能障碍，严重牙周病，严重牙列缺失者。

（3）一般治疗

1）肥胖者减肥，属于体位性阻塞性睡眠呼吸暂停患者可采用侧卧位睡眠体位。

2）戒烟戒酒。

3）慎用镇静安眠药。

4）病因治疗：如应用甲状腺素治疗甲状腺功能减低等。

2. 手术治疗：仅适合于手术确实可解除上气道阻塞的患者，应严格掌握手术适应证。

释义

■ 无创正压通气方式的选择：以 CPAP 最常用，CO_2 潴留明显者建议使用 Bi-PAP。

■ Auto-PAP：自动调定气道正压通气（Automatic adjusting PAP，APAP），也称为 auto-CPAP，其治疗阻塞性睡眠呼吸暂停的原理和 CPAP 类似。也就是在治疗期间，通过鼻面罩，持续向上气道输送一个有效的正压，防止气道塌陷，从而消除呼吸暂停、低通气和打鼾。不同的是，APAP 可以感知因呼吸暂停、低通气和打鼾所引起的气流振动以及上气道阻力和气体流量的改变，从而自动调整并输送出患者实际需要的治疗压力，降低治疗的有效平均压力。

■ BiPAP：一种无创气道内正压通气模式，在吸呼气相提供不同的压力支持，即需要同时设定气道内吸气正压水平和气道内呼气正压水平。对于需要较高 CPAP 水平的阻塞性睡眠呼吸暂停患者可降低呼气期的压力，减少呼吸功，提高舒适度，从而改善患者对 PAP 治疗的顺应性。另外，BiPAP 还常用于 COPD、肥胖低通气综合征和限制性肺部疾病患者的无创治疗。

■ 重叠综合征：OSAHS 合并 COPD 患者。

■ 慎用无创气道正压通气治疗的患者：X 线胸片或者胸部 CT 发现肺大疱；气胸或者纵隔气肿；血压明显降低或者休克时；急性心肌梗死患者血流动力学指标不稳定者；脑脊液漏、颅脑外伤或颅内积气；急性中耳炎、鼻炎、鼻窦炎感染未控制时；青光眼。

（四）标准住院日为 5~7 天

释义

■ 如果患者条件允许，临床情况稳定，症状好转，治疗后无不良反应，住院时间可以少于上述住院天数。

（五）进入路径标准

1. 第一诊断必须符合 ICD-10：G47.302 阻塞性睡眠呼吸暂停低通气综合征疾病编码。

2. 当患者同时具有其他疾病诊断，但在住院期间不需要紧急处理，不会对患者健康安全造成危害的，可以进入路径。

> **释义**
>
> ■ 诊断可以是临床初步诊断，不一定为临床确诊。
> ■ 患者同时具有其他疾病，包括同时合并严重心脏疾病、肺部感染、呼吸衰竭等，如果影响第一诊断的临床路径流程实施时均不适合进入本临床路径。

(六) 住院期间的检查项目

1. 必需的检查项目：多导睡眠监测。
2. 根据患者情况可选择的检查项目：动脉血气分析、血常规、甲状腺功能、空腹血糖、糖化血红蛋白、OGTT、血脂、肝肾功能、电解质、常规肺功能、胸部 CT、心电图、动态心电图、心肌损伤标志物、动态血压、超声心动图、鼻咽部 CT、头颅 CT 或 MRI、多次小睡睡眠潜伏时间试验（MSLT）以及可能发生的合并症的相应检查等。

> **释义**
>
> ■ 睡眠呼吸监测：如无条件行多导睡眠监测的医院可行便携式睡眠呼吸监测。
> ■ MSLT：指多次潜伏期试验（multiple sleep latency test，MSLT），是嗜睡的客观评价手段。通过让患者白天进行一系列的小睡来客观判断其白天嗜睡程度的检查方法，每 2 小时测试 1 次，每次小睡持续 30 分钟，计算患者入睡的平均潜伏事件及异常 REM 睡眠出现的次数，睡眠潜伏事件 <5 分钟为嗜睡，5~10 分钟为可疑嗜睡，>10 分钟为正常。如果受试者在一次睡眠期后出现 2 次或 2 次以上的睡眠起始 REM 睡眠，则为异常。如果以平均睡眠潜伏期 <5 分钟作为发作性睡病的诊断标准，其敏感度为 57%，特异度为 94%；以出现 2 次以上 REM 睡眠发作对发作性睡病诊断的敏感度为 84%，特异度为 99%。MSLT 可以根据检测到的 REM 睡眠的次数及睡眠潜伏期可靠鉴别发作性睡病及正常对照。

(七) 治疗原则

1. 一般治疗：减肥，侧卧位睡眠，抬高床头，戒烟酒，慎用镇静催眠药物，白天避免过度劳累。
2. 病因治疗：如应用甲状腺素治疗甲状腺功能减低等。
3. 无创正压通气治疗，根据病情选择呼吸机类型。
4. 口腔矫治器治疗。
5. 必要时手术治疗
6. 药物治疗：目前尚无疗效确切的药物。
7. 合并症的治疗：对于并发症及合并症应转到相应科室进行常规治疗。

> **释义**
>
> ■ CPAP 压力的选择：通常通过 CPAP 压力滴定来确定。设定合适的气道压力水平是保证疗效的关键。理想的压力水平是指能够消除在各睡眠期及各种体位睡眠时出现的呼吸暂停及打鼾所需的最低压力水平，并保持整夜睡眠中的 SpO_2 在 90% 以上，并能为患者所接受。CPAP 压力滴定包括人工滴定和应用自动调定压力的 CPAP

进行压力调定。应用鼻罩 PAP 治疗的第一夜，应向患者仔细解释 PAP 治疗的意义，操作演示及选择合适的面罩，减少患者焦虑和面罩幽闭恐惧症，以保证治疗的顺应性。初始压力设定，可以从较低的压力开始，如 CPAP 从 $4\sim6cmH_2O$ 开始，BiPAP 从吸气相（IP）$8cmH_2O$、呼气相（EP）$4cmH_2O$ 开始，根据夜间睡眠实时监测，每 $5\sim10$ 分钟升高 CPAP 压力 $1\sim2cmH_2O$，使鼾声、呼吸暂停、低通气、呼吸努力相关微觉醒消失，$SaO_2>90\%$。如果用 Auto-CPAP 进行压力滴定，选择 $90\%\sim95\%$ 的压力水平。一般来说，成人 CPAP 不超过 $20cmH_2O$，如应用 BiPAP，IP 不超过 $30cmH_2O$，IP 和 EP 的差值最好在 $4\sim8cmH_2O$，如果 CPAP 滴定时患者已明显不适，或者滴定压力已经达到 $15cmH_2O$ 仍有阻塞性事件，可使用 BiPAP 治疗。

■ 气道正压治疗失败的处理：除了少数病情较轻者或者不能配合外，绝大多数阻塞性睡眠呼吸暂停患者能够耐受 PAP 治疗。如果患者不能耐受 PAP，需要积极寻找失败原因，如 PAP 使用不熟练；压力设定不当；诊断是否正常；机器性能不好，鼻罩的大小或者结构不合理；是否合并其他睡眠障碍性疾病；是否饮酒或者有未治疗的鼻部疾病。

■ 对真正治疗失败者采取措施：换用更舒适的 BiPAP、APAP 或者 CPAP-Flex 呼吸机；颌骨手术、UPPP 手术等；配戴口腔矫正器。

■ PAP 治疗的不良反应：

1. 鼻罩漏气：防止漏气的关键在于选择大小合适的鼻罩，头带松紧适度。经口漏气则可采用口鼻全面罩治疗。

2. 皮肤过敏及鼻背溃疡。

3. 咽部刺激或结膜发红。

4. 鼻塞鼻干。

5. 面罩幽闭恐惧症。

6. 夜间自动去掉鼻罩中断治疗。

7. 噪声影响。

（八）出院标准

1. 无创正压通气治疗适应良好，压力滴定提示治疗效果良好（AHI<10 次/小时），相关症状明显改善。

2. 没有需要住院治疗的合并症和（或）并发症。

3. 病情较轻，仅需一般治疗或口腔矫正器治疗。

释义

■ 气道正压治疗的疗效体现：睡眠期鼾声、憋气减轻，无间歇性缺氧，SaO_2 正常；白天嗜睡明显改善或者消失，其他伴随症状如忧郁症显著好转或者消失；相关并发症如高血压、冠心病、心律失常、糖尿病和脑卒中得到改善。

■ 如果出现并发症，是否需要继续住院处理，由主管医师具体决定。

(九) 变异及原因分析

1. 存在合并症和（或）并发症，需要进行相关的诊断和治疗，延长住院时间。
2. 具有手术指征，转口腔、咽喉头颈外科进一步手术治疗者，归入其他路径。
3. 有明确病因需对因治疗：垂体瘤、甲状腺功能低下等，转入其他路径。
4. 病情危重，需有创通气患者，归入其他路径。

释义

■ 变异分为微小变异和重大变异两大类，前者是不出路径、偏离预定轨迹的病例，后者是需要退出本路径或进入其他路径的病例。

■ 微小变异

并发症：因使用无创通气治疗引起的不耐受，影响睡眠质量，经过对症治疗后可缓解。

医院原因：因医院检验项目的及时性，不能按照要求完成检查；因节假日不能按照要求完成检查。

个人原因：患者不愿配合完成相应检查，短期不愿按照要求出院随诊。

■ 重大变异

疾病本身原因：因基础疾病需要进一步诊断和治疗，如肿瘤；因为合并其他疾病需要进一步诊断和治疗，如合并严重心脏基础疾病和呼吸衰竭；因各种原因需要其他治疗措施等。

并发症：因使用无创通气导致气胸、呼吸困难加重等。

医院原因：与患者或家属发生医疗纠纷。

个人原因：患者要求离院或转院；患者不愿按照要求出院随诊而导致入院时间明显延长。

四、推荐表单

（一）医师表单

睡眠呼吸暂停综合征临床路径医师表单

适用对象：第一诊断为阻塞性睡眠呼吸暂停低通气综合征（ICD-10：G47.300/G47.302）

| 患者姓名： | 性别：　　年龄：　　门诊号： | 住院号： |
| 住院日期：　　年　月　日 | 出院日期：　　年　月　日 | 标准住院日：≤7 日 |

时间	住院第 1~2 天	住院后第 3~7 天	出院日
主要诊疗工作	□ 询问病史及体格检查 □ 进行病情初步评估，病情严重程度分级 □ 上级医师查房 □ 明确诊断，决定诊治方案 □ 相关并发症及合并症筛查 □ 完成病历书写	□ 上级医师查房 □ 评估辅助检查的结果 □ 病情评估，根据患者病情调整治疗方处理可能发生的并发症 □ 观察治疗反应	□ 住院医师书写病程记录 □ 完成出院小结 □ 向患者交代出院后注意事项 □ 预约复诊日期
重点医嘱	**长期医嘱：** □ 呼吸科护理常规 □ 一级/二级/三级护理常规（根据病情） □ 普通饮食、糖尿病饮食、低盐低脂饮食、糖尿病低盐低脂饮食、鼻饲饮食（根据病情） □ 控制性氧疗（必要时） □ 心电、血氧饱和度监测（必要时）、测血压 bid □ 测三餐前、餐后 2 小时、睡前血糖（必要时） □ 无创辅助通气治疗、持续呼吸功能监测、灭菌注射用水 □ 根据相关并发症及合并症请求相关科室会诊指导治疗用药 **临时医嘱：** □ 多导睡眠监测 □ 血糖、血脂、肝肾功能、电解质（必要时） □ 糖化血红蛋白 □ OGTT（必要时） □ 血常规（必要时） □ 甲状腺功能（必要时） □ 鼻咽部 CT 或 MRI □ 心电图 □ 超声心动图 □ MSLT □ 动态心电图	**长期医嘱：** □ 呼吸科护理常规 □ 一级/二级/三级护理常规（根据病情） □ 普通饮食、糖尿病饮食、低盐低脂饮食、糖尿病低盐低脂饮食、鼻饲饮食（根据病情） □ 控制性氧疗（必要时） □ 心电、血氧饱和度监测（必要时） □ 测血压 bid（必要时） □ 测三餐前、餐后 2 小时、睡前血糖（必要时） □ 无创辅助通气治疗、持续呼吸功能监测、灭菌注射用水 □ 根据相关并发症及合并症请求相关科室会诊指导治疗用药 **临时医嘱：** □ 对症治疗 **临时医嘱：** □ 复查动脉血气分析（必要时） □ 异常指标复查 □ 无创通气手动压力滴定、分段睡眠监测手工压力滴定 □ 相关并发症专业科室会诊及相应诊治（必要时）	**出院医嘱：** □ 出院带药 □ 门诊随诊

续　表

时间	住院第 1~2 天	住院后第 3~7 天	出院日
	□ 动态血压 □ 心肌损伤标志物 □ 头颅 CT □ 食管测压（必要时） □ 血气分析 □ 常规肺功能 □ 胸部 CT（必要时） □ 可能发生的合并症的相应检查（必要时）		
病情 变异 记录	□ 无　□ 有，原因： 1. 2.	□ 无　□ 有，原因： 1. 2.	□ 无　□ 有，原因： 1. 2.
医师 签名			

（二）护士表单

睡眠呼吸暂停综合征临床路径护士表单

适用对象：第一诊断为阻塞性睡眠呼吸暂停低通气综合征（ICD-10：G47.300/G47.302）

患者姓名：		性别： 年龄： 门诊号：	住院号：
住院日期： 年 月 日		出院日期： 年 月 日	标准住院日：≤7天

时间	住院1~2天	住院后3~7天	出院日
主要诊疗工作	□ 介绍环境、医院制度和医护人员 □ 建立护理病历 □ 协助医师进行疾病诊断 □ 进行睡眠呼吸疾病宣教	□ 无创辅助通气治疗、持续呼吸功能监测、灭菌注射用水 □ 无创通气手动压力滴定、分段睡眠监测手工压力滴定	□ 出院宣教，指导呼吸机应用方法以及管道消毒、皮肤气道护理 □ 指导减重 □ 指导办理出院手续
主要护理工作	□ 介绍病房环境、设施和设备 □ 入院护理评估，护理计划 □ 观察患者情况 □ 指导氧疗治疗（必要时） □ 静脉取血，用药指导 □ 无创呼吸机应用日常护理 □ 进行戒烟酒、减肥建议和健康宣教 □ 协助患者完成实验室检查及辅助检查	□ 观察患者一般情况及病情变化 □ 观察治疗反应 □ 指导患者预防面部压疮等 □ 疾病相关健康教育	□ 出院宣教 □ 指导办理出院手续
病情变异记录	□ 无 □ 有，原因： 1. 2.	□ 无 □ 有，原因： 1. 2.	□ 无 □ 有，原因： 1. 2.
护士签名			

（三）患者表单

睡眠呼吸暂停综合征临床路径患者表单

适用对象：第一诊断为阻塞性睡眠呼吸暂停低通气综合征（ICD-10：G47.300/G47.302）

患者姓名：	性别： 年龄： 门诊号：	住院号：
住院日期： 年 月 日	出院日期： 年 月 日	标准住院日：≤7 天

时间	住院第 1 天	住院期间	出院前 1~3 天 （出院日）
医患配合	□ 配合询问病史、收集资料，请务必详细告知既往史、用药史、过敏史 □ 配合进行体格检查 □ 有任何不适告知医师	□ 配合完善相关检查，如采血、留尿、心电图、X 线胸片、多导睡眠监测、颈胸部 CT、头颅 MR 等。进行嗜睡程度的评价 □ 医师与患者及家属介绍病情，如有异常检查结果需进一步检查 □ 配合医师调整用药 □ 有任何不适告知医师	□ 接受出院前指导 □ 知道复查程序 □ 获取出院诊断书
护患配合	□ 配合测量体温、脉搏、呼吸、血压、血氧饱和度、体重 □ 配合完成入院护理评估单（简单询问病史、过敏史、用药史） □ 接受入院宣教（环境介绍、病室规定、订餐制度、贵重物品保管等）及疾病知识相关教育 □ 有任何不适告知护士	□ 配合检查和进行呼吸机治疗 □ 配合用药及治疗 □ 配合定时测量生命体征，每日询问大便和体重 □ 每日告知治疗后血压、嗜睡情况 □ 注意活动安全，避免坠床或跌倒 □ 配合执行探视及陪伴	□ 接受出院宣教 □ 办理出院手续 □ 获取出院带药 □ 知道服药方法、作用、注意事项 □ 知道复印病历方法及复诊时间
饮食	□ 正常饮食，糖尿病患者给予糖尿病饮食，冠心病和高血压患者给予低盐低脂饮食 □ 遵医嘱饮食	□ 正常饮食，糖尿病患者给予糖尿病饮食，冠心病和高血压患者给予低盐低脂饮食 □ 遵医嘱饮食	□ 正常饮食，糖尿病患者给予糖尿病饮食，冠心病和高血压患者给予低盐低脂饮食 □ 遵医嘱饮食
排泄	□ 正常排尿便 □ 避免便秘	□ 正常排尿便 □ 避免便秘	□ 正常排尿便 □ 避免便秘
活动	□ 正常适度活动，避免疲劳	□ 正常适度活动，避免疲劳	□ 正常适度活动，避免疲劳

附：原表单（2016版）

睡眠呼吸暂停综合征临床路径表单

适用对象：第一诊断为阻塞性睡眠呼吸暂停低通气综合征（ICD-10：G47.300/G47.302）

患者姓名：	性别：	年龄：	门诊号：	住院号：
住院日期： 年 月 日	出院日期： 年 月 日		标准住院日：≤7日	

时间	第1~2天	第3~7天
主要诊疗工作	□ 询问病史及体格检查 □ 进行病情初步评估，病情严重程度分级 □ 上级医师查房 □ 明确诊断，决定诊治方案 □ 相关并发症及合并症筛查 □ 完成病历书写	□ 上级医师查房 □ 评估辅助检查的结果 □ 病情评估，根据患者病情调整治疗方处理可能发生的并发症 □ 观察治疗反应 □ 住院医师书写病程记录
重点医嘱	**长期医嘱：** □ 呼吸睡眠科护理常规 □ 一级/二级/三级护理常规（根据病情） □ 普通饮食、糖尿病饮食、低盐低脂饮食、糖尿病低盐低脂饮食、鼻饲饮食（根据病情） □ 控制性氧疗（必要时） □ 心电、血氧饱和度监测（必要时） □ 测血压 bid □ 测三餐前、餐后2小时、睡前血糖（必要时） □ 无创辅助通气治疗、持续呼吸功能监测、灭菌注射用水 □ 根据相关并发症及合并症请求相关科室会诊指导治疗用药 **临时医嘱：** □ 多导睡眠监测 □ 血糖、血脂、肝肾功能、电解质（必要时） □ 糖化血红蛋白 □ OGTT（必要时） □ 血常规（必要时） □ 甲状腺功能（必要时） □ 鼻咽部 CT 或 MRI □ 心电图 □ 超声心动图 □ MSLT □ 动态心电图 □ 动态血压 □ 心肌损伤标志物 □ 头颅 CT □ 食管测压（必要时） □ 血气分析 □ 常规肺功能	**长期医嘱：** □ 呼吸睡眠科护理常规 □ 一级/二级/三级护理常规（根据病情） □ 普通饮食、糖尿病饮食、低盐低脂饮食、糖尿病低盐低脂饮食、鼻饲饮食（根据病情） □ 控制性氧疗（必要时） □ 心电、血氧饱和度监测（必要时） □ 测血压 bid（必要时） □ 测三餐前、餐后2小时、睡前血糖（必要时） □ 无创辅助通气治疗、持续呼吸功能监测、灭菌注射用水 □ 根据相关并发症及合并症请求相关科室会诊指导治疗用药 **临时医嘱：** □ 对症治疗 **临时医嘱：** □ 复查动脉血气分析（必要时） □ 异常指标复查 □ 无创通气手动压力滴定、分段睡眠监测手工压力滴定 □ 相关并发症专业科室会诊及相应诊治（必要时）

续　表

时间	第 1~2 天	第 3~7 天
	□ 胸部 CT（必要时） □ 可能发生的合并症的相应检查（必要时）	
病情 变异 记录	□ 无　□ 有，原因： 1. 2.	□ 无　□ 有，原因： 1. 2.
护士 签名		
医师 签名		

时间	出院前 1~3 天	出院前 3~7 天
主要诊疗工作	☐ 无创辅助通气治疗、持续呼吸功能监测、灭菌注射用水 ☐ 无创通气手动压力滴定、分段睡眠监测手工压力滴定	
主要护理工作	☐ 介绍病房环境、设施和设备 ☐ 入院护理评估，护理计划 ☐ 观察患者情况 ☐ 指导氧疗治疗（必要时） ☐ 静脉取血，用药指导 ☐ 无创呼吸机应用日常护理 ☐ 进行戒烟酒、减肥建议和健康宣教 ☐ 协助患者完成实验室检查及辅助检查	☐ 观察患者一般情况及病情变化 ☐ 观察治疗反应 ☐ 指导患者预防面部压疮等 ☐ 疾病相关健康教育
病情变异记录	☐ 无 ☐ 有，原因： 1. 2.	☐ 无 ☐ 有，原因： 1. 2.
护士签名		
医师签名		

第十五章

结核性胸膜炎临床路径释义

一、结核性胸膜炎编码

疾病名称及编码：结核性胸膜炎（ICD-10：A15.6/A16.5）

二、临床路径检索方法

A15.6 或 A16.5

> **释义**
>
> ■ 结核性胸膜炎 A16.5，应包括结核性干性胸膜炎（A16.501）；结核性渗出性胸膜炎（A16.503）；结核性胸膜炎（V型），未经细菌学或组织学的证实（A16.504）；结核性胸腔积液，未经细菌学或组织学的证实（A16.505）；胸膜结核，未经细菌学或组织学的证实（A16.506）；结核性胸膜炎伴积液，未经细菌学或组织学的证实（A16.551）。

三、结核性胸膜炎临床路径标准住院流程

（一）适用对象

第一诊断为结核性胸膜炎（ICD-10：A15.6/A16.5）。

> **释义**
>
> ■ 结核性胸膜炎是由于结核分枝杆菌直接感染和（或）胸膜对结核分枝杆菌感染产生高度变态反应而发生的炎症，为最常见的一种胸膜炎症性疾病。可发生于任何年龄，但多见于儿童和青少年。结核性胸膜炎按病理变化可分为干性胸膜炎和渗出性胸膜炎。
>
> ■ 结核性胸膜炎多急性起病，类似于急性肺炎，也可呈亚急性或慢性形式。典型者早期表现为轻中度发热、刺激性咳嗽和胸痛，其中胸痛性质为剧烈的针刺样，多在患侧腋下较明显，深吸气或咳嗽时加重，患侧卧位时减轻。此时胸膜表面主要表现为充血、少量纤维素渗出，称干性胸膜炎。随着病情进一步发展，胸膜腔出现积液，称渗出性胸膜炎。
>
> ■ 诊断结核性胸膜炎需要与肺炎旁胸腔积液、恶性胸腔积液以及少见疾病所致的胸腔积液相鉴别。

（二）诊断依据

根据《临床诊疗指南·结核病分册》（中华医学会编著，人民卫生出版社，2005 年）。

1. 临床症状：可有发热、干咳、胸痛，可伴有呼吸困难。
2. 体征：有胸腔积液体征。
3. 影像学检查：X线表现、超声波检查显示胸腔积液征象。
4. 胸腔积液检查
（1）为渗出液，白细胞数增高，以淋巴细胞和单核细胞为主。
（2）腺苷脱氨酶（ADA)>45U/L，胸腔积液ADA与血清ADA比值>1。
（3）胸腔积液涂片和（或）培养结核分枝杆菌阳性可确诊。
5. 结核菌素试验呈阳性反应。
6. 胸膜活检：胸膜组织有典型的结核性病理改变即可确诊。内科胸腔镜检查可直接窥视病变部位，可明显提高胸膜活检的阳性率。
7. 除外其他原因引起的胸腔积液，抗结核治疗有效可以诊断。

> **释义**
>
> ■部分结核性胸腔积液患者既往有结核病史或结核接触史，以青少年多见。
> ■结核性胸膜炎胸液一般呈草黄色，急性期也可呈血性。实验室检查为渗出液改变，以淋巴细胞为主，但在急性期中性粒细胞可占多数。
> ■病原菌的检测：胸腔积液经涂片或集菌难以找到结核杆菌，结核杆菌培养的阳性率也不高，15%~30%，必要时可使用PCR技术检测。但应注意假阳性及假阴性情况。
> ■胸膜活检和组织培养：如发现结核性肉芽肿可助确诊。胸膜活检组织涂片或培养可以提高结核分枝杆菌检查的阳性率。内科胸腔镜检查可直接窥视病变部位，明显提高胸膜活检的阳性率。

（三）治疗方案的选择

根据《临床诊疗指南·结核病分册》（中华医学会编著，人民卫生出版社，2005年）。
1. 抗结核治疗，疗程一般为6~12个月。
2. 胸腔穿刺抽液：应尽早积极抽液，每周2~3次，每次抽出胸液量一般不宜超过1000ml。
3. 糖皮质激素的应用：急性结核性渗出性胸膜炎者中毒症状较严重，胸腔积液较多，可在化疗和抽液治疗的同时应用泼尼松治疗，每日15~30mg，每天1次口服，待体温正常，全身中毒症状消除，胸液逐渐吸收后逐渐减量，一般疗程不超过4周。对胸膜炎已转为慢性者，不宜使用激素治疗。
4. 对症支持治疗：退热、镇咳、吸氧等。

> **释义**
>
> ■患者需卧床休息，适当增加营养。
> ■抗结核药物治疗，疗程一般12个月，初治轻症患者可适当缩短疗程，但不短于6个月，有时需适当延长疗程。
> ■胸腔积液需尽早抽液，促进肺复张，减少因纤维素沉着引起的胸膜增厚、粘连而改善呼吸功能。抽液量根据积液量多少和患者耐受情况决定。极少量积液可以不抽液，或者只做诊断性穿刺；中等量以上积液应尽早抽液，一般每周抽液1~2次，每次抽液一般不要超过1000ml，直至胸液完全吸收或不能抽出。抽液过多过快，有时会引起复张性肺水肿。

（四）标准住院日为 10~14 天

> **释义**
>
> ■ 如果患者条件允许，临床情况稳定，体温正常，且胸腔积液量完全吸收或不能抽出，治疗后无明显药物不良反应，住院时间可以少于上述住院天数。

（五）进入路径标准

1. 第一诊断必须符合 ICD-10：A15.6/A16.5 结核性胸膜炎疾病编码。
2. 当患者合并其他疾病，但在住院期间不需特殊处理，也不影响第一诊断的临床路径实施时，可以进入路径。

> **释义**
>
> ■ 诊断可以是临床初步诊断，不一定为临床确诊。
> ■ 患者同时具有其他疾病，包括同时合并细菌、真菌感染或癌性胸腔积液等，如果影响第一诊断的临床路径流程实施时均不适合进入本临床路径。

（六）住院期间的检查项目

1. 必需的检查项目
（1）血常规、尿常规、便常规。
（2）肝肾功能、电解质、红细胞沉降率、血糖、C 反应蛋白（CRP）、凝血功能、D-二聚体、结核抗体（ATA）、腺苷脱氨酶（ADA）、血气分析、血肿瘤标志物、感染性疾病筛查（乙型肝炎、丙型肝炎、梅毒、艾滋病等）。
（3）痰病原学检查：痰涂片查抗酸杆菌×3、痰培养分枝杆菌。
（4）PPD 皮试。
（5）胸部正侧位 X 线片、心电图、胸部 B 超。
（6）胸液检查：常规、生化、结核抗体（ATA）、腺苷脱氨酶（ADA）、肿瘤标志物、乳糜试验、涂片找抗酸杆菌、培养分枝杆菌、普通致病菌培养+药敏试验、细胞学检查、T-DNA 噬菌体法（血性胸液除外）。
2. 根据患者病情可选择的检查项目：痰普通致病菌培养、痰液癌细胞检查、细胞免疫指标检测、风湿性疾病检查、肺功能检测、脏器超声波检查。

> **释义**
>
> ■ X 线胸片可以由胸部 CT 替代，部分检查在治疗后相应的时间需要复查，以评价治疗效果。
> ■ 若有条件，进行干扰素 γ（T-SPOT）的检测：大多数结核性胸膜炎的患者，静脉血和胸腔积液中 T-SPOT 水平明显升高。

（七）出院标准

1. 症状好转，体温正常。

2. 胸部 X 线提示胸液明显吸收。

3. 胸部 B 超提示胸腔积液基本吸收或液性暗区<2cm，不能定位抽液。

4. 可耐受抗结核治疗，治疗后未观察到严重不良反应。

> **释义**
>
> ■ 如果出现并发症，是否需要继续住院处理，由主管医师具体决定。

（八）变异及原因分析

1. 伴有影响本病治疗效果的合并症，需要进行相关诊断和治疗，导致住院时间延长。

2. 胸膜炎已成慢性者，胸膜增厚或为包裹、分房分隔积液，或结核性脓胸、脓气胸并发支气管胸膜瘘者等转入相关路径。

3. 抗结核治疗后出现严重不良反应。

> **释义**
>
> ■ 变异分为微小变异和重大变异两大类，前者是不出路径、偏离预定轨迹的病例，后者是需要退出本路径或进入其他路径的病例。
>
> ■ 微小变异
>
> 并发症：因为使用抗结核药物所引起的轻度药物不良反应，如白细胞、血小板的轻度降低，肝功能轻度异常，轻度胃肠道反应，经过对症治疗后可缓解。
>
> 医院原因：因为医院检验项目的及时性，不能按照要求完成检查；因为节假日不能按照要求完成检查。
>
> 个人原因：患者不愿配合完成相应检查，短期不愿按照要求出院随诊。
>
> ■ 重大变异
>
> 疾病本身原因：因基础疾病需要进一步诊断和治疗，如肿瘤；因合并其他疾病需要进一步诊断和治疗，如合并其他病原菌引起的感染；因出现耐药结核需更换用药；因各种原因需要其他治疗措施等。
>
> 并发症：因使用抗结核药物所引起的严重不良反应，如导致粒细胞缺乏、肝功能严重异常、患者不能耐受的严重恶心呕吐等，需暂时停用或更换抗结核药物治疗。胸膜炎已成慢性者，胸膜增厚或为包裹、分房分隔积液，或结核性脓胸、脓气胸并发支气管胸膜瘘者等。
>
> 医院原因：与患者或家属发生医疗纠纷。
>
> 个人原因：患者要求离院或转院；患者不愿按照要求出院随诊而导致入院时间明显延长。

四、结核性胸膜炎给药方案

1. 抗结核药物应用原则和给药方案。

2. 抗结核药物治疗，疗程一般 12 个月，初治轻症患者可适当缩短疗程，但不短于 9 个月，有时需适当延长疗程。

```
                    ┌─────────────────────────┐
              ┌────→│    2HRZE(S)/4HR          │
              │     └─────────────────────────┘
              │     ┌─────────────────────────┐
 ┌───┐        ├────→│    2HRZE(S)/4HRE         │
 │结│        │     └─────────────────────────┘
 │核│        │     ┌─────────────────────────┐
 │性│        ├────→│    2HRZE(S)/4H3R3        │
 │胸│        │     └─────────────────────────┘
 │膜│        │     ┌─────────────────────────┐
 │炎│        ├────→│  2H3R3Z3E3(S3)/4H3R3     │
 └───┘        │     └─────────────────────────┘
              │     ┌─────────────────────────┐
              └────→│    2HRZ/4HR              │
                    └─────────────────────────┘
```

【用药选择】

1. 药物名称前数字表示用药月数，药物名称后面数字表示每周用药次数。H：异烟肼，R：利福平，Z：吡嗪酰胺，E：乙胺丁醇，S：链霉素。

2. 上述治疗方案中的任一种均可，推荐治疗方案：2HRZE/4HR 或 2H3R3Z3E3/4H3R3。

3. 任何方案包括两个不同的治疗阶段：①强化治疗阶段：以 3~4 种药物联用 8 周，以期达到尽快杀灭各种菌群保证治疗成功的目的；②巩固治疗阶段：以 2~3 种药物联用，其目的是巩固强化阶段取得的疗效，继续杀灭残余菌群。

【药学提示】

1. 异烟肼：成人口服一次 0.3g，每日 1 次顿服。其主要不良反应是末梢神经炎、中枢神经系统障碍和肝损害。常规用量无需并用维生素 B_6，以免降低异烟肼的抗菌能力。营养不良、酗酒、孕妇及伴有糖尿病的患者易发生末梢神经炎，需加用维生素 B_6。

2. 利福平：成人口服一次 0.45g（体重<55kg）或 0.6g（体重≥55kg），每日 1 次空腹顿服。主要不良反应是肝损害、过敏反应、类流感样症状和胃肠道反应。

3. 乙胺丁醇：成人口服一次 0.75g（体重<55kg）或 1g（体重≥55kg），每日 1 次顿服。主要不良反应是视神经损害和末梢神经炎。

4. 吡嗪酰胺：成人口服一次 0.25~0.5g，每日 3 次。主要不良反应是肝损害、胃肠道反应和痛风样关节炎。

5. 链霉素：成人肌注 0.75g，每日 1 次，60 岁以上老年人用量酌减。主要不良反应是第八对脑神经损害和肾损害。

五、推荐表单

（一）医师表单

结核性胸膜炎临床路径医师表单

适用对象：第一诊断为结核性胸膜炎（ICD-10：A15.6/A16.5）

患者姓名：	性别： 年龄： 门诊号：	住院号：
住院日期： 年 月 日	出院日期： 年 月 日	标准住院日：10~14 天

时间	住院第 1~3 天
主要诊疗工作	□ 询问病史及体格检查 □ 进行病情初步评估 □ 完成病历书写 □ 明确胸腔积液诊断：X 线、B 超等检查 □ 完善常规检查，血常规、尿常规、便常规、出凝血功能、生化、肝肾功能等 □ 胸腔穿刺抽液了解胸腔积液性质，有条件者胸膜活检，必要时胸腔穿刺抽液或置管引流 □ 明确结核相关检查：PPD 皮试、结核抗体检测 □ 根据病情选择其他检查以鉴别其他感染性疾病、肿瘤性疾病、风湿性疾病所致胸腔积液 □ 根据病情应用药物及对症、支持治疗
重点医嘱	**长期医嘱：** □ 按结核性胸膜炎常规护理 □ 二级或三级护理 □ 普通饮食 **临时医嘱：** □ X 线、胸部 B 超 □ 血常规、尿常规、便常规、出凝血功能、生化、肝肾功能、术前传染病筛查等 □ 胸腔穿刺术 □ 胸腔积液检查：常规、生化、乳糜试验、ADA、肿瘤标志物常规 □ 结核抗体检测、PPD 皮试 □ 痰涂片查抗酸杆菌×3 □ 痰培养分枝杆菌 □ CRP □ 血气分析 □ 血肿瘤标志物
病情变异记录	□ 无 □ 有，原因： 1. 2.
医师签名	

时间	住院第 4 天	住院第 5~7 天
主要诊疗工作	□ 归档和评估各项检查结果 □ 根据胸腔积液检查结果判断胸腔积液性质 □ 观察 PPD 皮试结果 □ 必要时安排胸腔镜或其他胸膜活检术	□ 追查胸膜活检病理结果 □ 观察 PPD 皮试结果 □ 明确诊断的制订抗结核方案并开始治疗 □ 未能明确诊断的试验性抗结核治疗 □ 定期根据病情决定是否继续胸腔穿刺抽液或胸腔闭式引流 □ 置管引流积液者观察置管引流通畅情况 □ 必要时科内讨论以及院内会诊
重点医嘱	**长期医嘱:** □ 按结核性胸膜炎常规护理 □ 二级或三级护理 □ 普通饮食 □ 胸腔闭式引流术后护理 **临时医嘱:** □ 胸腔穿刺术（必要时）	**长期医嘱:** □ 按结核性胸膜炎常规护理 □ 二级或三级护理 □ 普通饮食 □ 胸腔闭式引流术后护理 □ 抗结核治疗 **临时医嘱:** □ 胸腔穿刺抽液术（必要时）
病情变异记录	□ 无　□ 有，原因： 1. 2.	□ 无　□ 有，原因： 1. 2.
医师签名		

时间	住院第 8~13 天	住院第 14 天 （出院日）
主 要 诊 疗 工 作	□ 观察抗结核药物疗效及不良反应 □ 根据病情决定是否继续胸腔穿刺抽液 □ 置管引流积液者观察置管引流通畅情况	□ 评估基本生命体征 □ 评估抗结核治疗不良反应情况 □ 出院教育 □ 填写首页 □ 出院小结观察 □ 抗结核药物疗效及不良反应 □ 出院后随诊及用药健康教育
重 点 医 嘱	长期医嘱： □ 按结核性胸膜炎常规护理 □ 二级或三级护理 □ 普通饮食 □ 胸腔闭式引流术后护理 □ 抗结核治疗 临时医嘱： □ 胸腔穿刺抽液术（必要时） □ B 超等检查（复查）	出院医嘱： □ 抗结核治疗，用药指导，疗程及门诊随诊 □ 定期复诊，复查生化、肝肾功能 □ 必要时门诊复查或专科归口治疗
病情 变异 记录	□ 无　□ 有，原因： 1. 2.	□ 无　□ 有，原因： 1. 2.
医师 签名		

（二）护士表单

结核性胸膜炎临床路径护士表单

适用对象：第一诊断为结核性胸膜炎（ICD-10：A15.6/A16.5）

患者姓名：	性别：	年龄：	门诊号：	住院号：

住院日期： 年 月 日	出院日期： 年 月 日	标准住院日：10~14 天

时间	住院第 1 天	住院期间	出院前 1~3 天（出院日）
健康宣教	□ 病房环境、医院制度及医护人员介绍 □ 告知各项检查注意事项并协助患者完成 □ 介绍疾病知识	□ 主管护士与患者沟通，了解并指导心理应对 □ 使用药物宣教 □ 正确留取标本及各种检查注意事项宣教 □ 给予患者及家属心理支持	□ 出院宣教 　复查时间 　服药方法 　活动休息 　指导饮食 □ 指导办理出院手续
护理处置	□ 核对患者，佩戴腕带 □ 入院护理评估（生命体征测量，病史询问及体格检查） □ 建立入院护理病历 □ 卫生处置：剪指甲、洗澡、更换病号服	□ 随时观察患者病情变化 □ 遵医嘱完成用药 □ 协助医师完成各项检查	□ 办理出院手续 □ 书写出院小结
基础护理	□ 二级护理 □ 普通饮食 □ 患者安全管理，需要时请家属陪伴 □ 心理护理	□ 二级护理 □ 普通饮食 □ 患者安全管理 □ 心理护理	□ 三级护理 □ 普通饮食 □ 晨晚间护理 □ 患者安全管理
专科护理	□ 护理查体 □ 体温、呼吸频率 □ 按医嘱执行各项治疗 □ 指导留痰 □ 静脉取血 □ 需要时填写跌倒及压疮防范表 □ 执行医嘱，用药指导	□ 体温、呼吸频率 □ 遵医嘱完成相关检查 □ 协助医师完成胸腔穿刺、胸膜活检、胸腔引流置管等各项检查、治疗并落实检查、治疗前后健康教育；胸腔引流置管与护理 □ PPD 皮试结果观察以及皮肤护理 □ 胸腔穿刺术护理工作，解释病情提供并发症征象的依据 □ 随时观察患者病情变化及药物疗效和不良反应 □ 服用抗结核药物的健康教育	□ 病情观察： 　评估患者生命体征，特别是体温和呼吸频率 □ 胸腔闭式引流拔管后护理 □ 出院后随诊及用药健康教育
重点医嘱	□ 详见医嘱执行单	□ 详见医嘱执行单	□ 详见医嘱执行单

续　表

时间	住院第 1 天	住院期间	出院前 1~3 天 （出院日）
病情 变异 记录	□无　□有，原因： 1. 2.	□无　□有，原因： 1. 2.	□无　□有，原因： 1. 2.
护士 签名			

（三）患者表单

结核性胸膜炎临床路径患者表单

适用对象：第一诊断为结核性胸膜炎（ICD-10：A15.6/A16.5）

患者姓名：		性别： 年龄： 门诊号：	住院号：
住院日期： 年 月 日		出院日期： 年 月 日	标准住院日：10~14 天

时间	住院第 1 天	住院期间	出院前 1~3 天（出院日）
医患配合	□ 配合询问病史、收集资料，请务必详细告知既往史、用药史、过敏史 □ 配合进行体格检查 □ 有任何不适告知医师	□ 配合完善相关检查，如采血、留尿、留痰标本、心电图、X 线胸片、胸腔穿刺和引流以及胸膜活检 □ 每日告知胸腔积液性质、引流情况和胸腔积液量 □ 医师向患者及家属介绍病情，如有异常检查结果需进一步检查 □ 配合医师调整用药 □ 有任何不适告知医师	□ 接受出院前指导 □ 知道复查程序 □ 获取出院诊断书
护患配合	□ 配合测量体温、脉搏、呼吸、血压、血氧饱和度、体重 □ 配合完成入院护理评估单（简单询问病史、过敏史、用药史） □ 接受入院宣教（环境介绍、病室规定、订餐制度、贵重物品保管等）及疾病知识相关教育 □ 有任何不适告知护士	□ 正确留取标本，配合检查 □ 配合用药及治疗 □ 配合定时测量生命体征，每日询问大便和体重 □ 每日告知胸腔积液性质、引流情况和胸腔积液量 □ 接受输液、服药治疗，并告知用药后效果和消化道症状和有无神经症症状、视力改变 □ 注意活动安全，避免坠床或跌倒 □ 配合执行探视及陪伴	□ 接受出院宣教 □ 办理出院手续 □ 获取出院带药 □ 知道服药方法、作用、注意事项 □ 知道复印病历方法及复诊时间
饮食	□ 正常饮食 □ 遵医嘱饮食	□ 正常饮食 □ 遵医嘱饮食	□ 正常饮食 □ 遵医嘱饮食
排泄	□ 正常排尿便 □ 避免便秘	□ 正常排尿便 □ 避免便秘	□ 正常排尿便 □ 避免便秘
活动	□ 正常适度活动，避免疲劳	□ 正常适度活动，避免疲劳	□ 正常适度活动，避免疲劳

附：原表单（2011 年版）

结核性胸膜炎临床路径表单

适用对象：第一诊断为结核性胸膜炎（ICD-10：A15.6/A16.5）

患者姓名：	性别： 年龄： 门诊号：	住院号：
住院日期： 年 月 日	出院日期： 年 月 日	标准住院日：10~14 天

时间	住院第 1~3 天
主要诊疗工作	□ 询问病史及体格检查 □ 进行病情初步评估 □ 完成病历书写 □ 明确胸腔积液诊断：X 线、B 超等检查 □ 完善常规检查，血常规、尿常规、便常规、出凝血功能、生化、肝肾功能等 □ 胸腔穿刺抽液了解胸腔积液性质，有条件者胸膜活检，必要时胸腔穿刺抽液或置管引流 □ 明确结核相关检查：PPD 皮试、结核抗体检测 □ 根据病情选择其他检查以鉴别其他感染性疾病、肿瘤性疾病、风湿性疾病所致胸腔积液 □ 根据病情应用药物及对症、支持治疗
重点医嘱	**长期医嘱：** □ 按结核性胸膜炎常规护理 □ 二级或三级护理 □ 普通饮食 **临时医嘱：** □ X 线、胸部 B 超 □ 血常规、尿常规、便常规、出凝血功能、生化、肝肾功能、术前感染性疾病筛查等 □ 胸腔穿刺术 □ 胸液检查：常规、生化、乳糜试验、ADA、肿瘤标志物常规 □ 结核抗体检测、PPD 皮试 □ 痰涂片查抗酸杆菌×3 □ 痰培养分枝杆菌 □ CRP □ 血气分析 □ 血肿瘤标志物
主要护理工作	□ 入院处理与护理评估 □ 卫生健康宣教 □ 评估患者各项资料：生理、心理、环境、社会关系、健康行为等并做好记录 □ 按医嘱执行各项治疗 □ 预约检查并及时运送患者检查 □ 住院治疗过程及出院计划解说
病情变异记录	□ 无 □ 有，原因： 1. 2.

续　表

时间	住院第1~3天
护士签名	
医师签名	

时间	住院第 4 天	住院第 5~7 天
主要诊疗工作	□ 归档和评估各项检查结果 □ 根据胸腔积液检查结果判断胸腔积液性质 □ 观察 PPD 皮试结果 □ 必要时安排胸腔镜或其他胸膜活检术	□ 追查胸膜活检病理结果 □ 观察 PPD 皮试结果 □ 明确诊断的制订抗结核方案并开始治疗 □ 未能明确诊断的试验性抗结核治疗 □ 定期根据病情决定是否继续胸腔穿刺抽液或胸腔闭式引流 □ 置管引流积液者观察置管引流通畅情况 □ 必要时科内讨论以及院内会诊
重点医嘱	**长期医嘱：** □ 按结核性胸膜炎常规护理 □ 二级或三级护理 □ 普通饮食 □ 胸腔闭式引流术后护理 **临时医嘱：**	**长期医嘱：** □ 按结核性胸膜炎常规护理 □ 二级或三级护理 □ 普通饮食 □ 胸腔闭式引流术后护理 □ 抗结核治疗 **临时医嘱：** □ 胸腔穿刺抽液术（必要时）
主要护理工作	□ 住院基础护理 □ 患者检查指导 □ 协助医师完成胸腔穿刺、胸膜活检、胸腔引流置管等各项检查、治疗并落实检查、治疗前后健康教育 □ PPD 皮试结果观察以及皮肤护理 □ 胸腔穿刺术护理工作，解释病情 □ 饮食作息、用药指导检查与注意事项等 □ 密切观察药物疗效及不良反应	□ 胸腔引流置管计量与护理 □ 服用抗结核药物健康教育 □ 动态评估患者生理、心理状态并根据评估结果及时改善患者的护理问题
病情变异记录	□ 无　□ 有，原因： 1. 2.	□ 无　□ 有，原因： 1. 2.
护士签名		
医师签名		

时间	住院第 8~13 天	住院第 14 天 （出院日）
主要诊疗工作	□ 观察抗结核药物疗效及不良反应 □ 根据病情决定是否继续胸腔穿刺抽液 □ 置管引流积液者观察置管引流通畅情况	□ 评估基本生命体征 □ 评估抗结核治疗副反应情况 □ 出院教育 □ 填写首页 □ 出院小结观察 □ 抗结核药物疗效及不良反应 □ 出院后随诊及用药健康教育
重点医嘱	长期医嘱： □ 按结核性胸膜炎常规护理 □ 二级或三级护理 □ 普通饮食 □ 胸腔闭式引流术后护理 □ 抗结核治疗 临时医嘱： □ 胸腔穿刺抽液术（必要时） □ B 超等检查（复查）	出院医嘱： □ 抗结核治疗，用药指导；疗程及门诊随诊 □ 定期复诊，复查生化、肝肾功能 □ 必要时门诊复查或专科归口治疗
主要护理工作	□ 胸腔闭式引流护理 □ 服用抗结核药物的健康教育	□ 胸腔闭式引流拔管后护理 □ 出院后随诊及用药健康教育
病情变异记录	□ 无　□ 有，原因： 1. 2.	□ 无　□ 有，原因： 1. 2.
护士签名		
医师签名		

第十六章

胸膜间皮瘤临床路径释义

一、胸膜间皮瘤编码

疾病名称及编码：胸膜间皮瘤（ICD-10：C45.0，M90500/3）

二、临床路径检索方法

C45.0+M90500/3

三、胸膜间皮瘤临床路径标准住院流程

（一）适用对象

第一诊断为胸膜间皮瘤（ICD-10：C45.0）。

（二）诊断依据

根据《临床诊疗指南·呼吸病学分册》（中华医学会编著，人民卫生出版社，2009年），《恶性胸膜间皮瘤诊疗指南》（欧洲呼吸学会和欧洲胸外科学会，2010年）。

1. 有接触石棉或放疗的经历。
2. 临床表现：呈非特异性，可有呼吸困难、胸痛，或合并咳嗽、发热、乏力、体重减轻。晚期可出现吞咽困难、上腔静脉综合征、Horner综合征。
3. 体格检查：可有单侧肺叩诊浊音及呼吸音减弱或消失。
4. 实验室检查：可见贫血、血小板数增多，血清间皮素相关蛋白（SMRP）升高。
5. 胸部X线片：显示胸腔积液或见胸膜/壁包块。
6. 胸部增强CT：显示胸腔积液或基于胸膜的肿块，伴或不伴小叶间隔增厚。
7. 胸腔镜胸膜组织活检及病理组织学检查证实为胸膜间皮瘤。
8. 免疫组化检测排除其他转移性腺癌。

> **释义**
>
> ■胸膜间皮瘤是一种起源于胸膜间皮细胞的恶性肿瘤，约占胸膜肿瘤的5%，是胸膜最常见的原发肿瘤，进展迅速。早期间皮瘤为小的、圆形、胸膜斑点或结节，主要发生在壁层胸膜。随着病情的发展，小的肿瘤病灶融合成大的结节，并导致胸膜增厚、脏层和壁层胸膜粘连，并包裹整个胸腔。在晚期，肿瘤通过淋巴管和血液转移。间皮瘤的局部转移很常见，如肺、纵隔、横膈和心包等部位。与其他肿瘤相比，早期出现远处转移少见。弥漫型恶性间皮瘤的组织形态分为上皮型、肉瘤型及混合型。本病临床表现缺乏特异性，起病隐匿，因早期症状没有特异性常常被患者所忽视。偶尔在常规查体时被发现。在询问病史时需要注意特殊职业史，如石棉粉尘接触史。
>
> ■接触石棉或放疗不是必要条件，必须有病理诊断。免疫组化检测有助于区别肿瘤的来源。行超声检查对于诊断胸腔积液和胸膜包块很有帮助，并可进行胸腔积液穿刺定位和引导胸膜活检。

> ■ 三项技术用于确诊间皮瘤：①PAS 染色是一项最可靠的组织化学方法，有利于腺癌与胸膜间皮瘤的鉴别诊断。②免疫组织研究使用单克隆抗体有利于从胸膜间皮瘤中区分腺癌。腺癌（而不是间皮瘤）用单克隆抗体可有阳性染色，单克隆抗体直接与癌胚抗原作用。相反，间皮瘤（而不是腺癌）只是对间皮瘤抗原产生单克隆抗体阳性。③电镜可鉴别间皮瘤和转移性腺癌。间皮瘤的超微结构，尤其是分化较好的上皮型，具有独特的表现，最有助于诊断。

（三）选择治疗方案的依据

根据《临床诊疗指南·呼吸病学分册》（中华医学会编著，人民卫生出版社，2009 年），《恶性胸膜间皮瘤诊疗指南》（欧洲呼吸学会和欧洲胸外科学会，2010 年）。

根据分级及患者情况决定治疗方案，包括手术、放疗和（或）化疗以及对症支持治疗：

（1）IMIG Ⅰ级者：心肺功能良好，可转外科手术治疗；心肺功能较差，可暂予支持治疗并观察进展。

（2）IMIG Ⅱ～Ⅲ级者：心肺功能良好，可选择先行化疗再转外科手术治疗，术后放疗（如手术不能切除者，则行化疗）；或选择先行外科手术，再先后行化疗、放疗，心肺功能较差者，则行化疗。

（3）IMIG Ⅳ级者则直接进行化疗。

> **释义**
>
> ■ 治疗方法仍然以手术、放疗和化疗为主，术后放疗包括可能的残留病灶、手术切口和引流管部位。

（四）标准住院日为 14~20 天

> **释义**
>
> ■ 如果患者条件允许，住院时间可以少于上述住院天数。
> ■ 如果出现治疗并发症，住院时间可以延长。

（五）进入路径标准

1. 第一诊断必须符合 ICD-10：C45.0 胸膜间皮瘤疾病编码。

2. 当患者同时具有其他疾病诊断，但在住院期间不需要特殊处理，也不影响第一诊断的临床路径流程实施时，可以进入临床路径。

> **释义**
>
> ■ 患者同时具有其他疾病影响第一诊断的临床路径流程实施时均不适合进入本临床路径。

（六）入院后第 1~3 天（治疗前评价）

1. 必需的检查项目

（1）血常规、尿常规、便常规。

（2）肝肾功能、电解质、血气分析、凝血功能、输血前检查（乙型肝炎、丙型肝炎、梅毒、艾滋病等）、血清间皮素相关蛋白（SMRP）、癌胚抗原（CEA）。

（3）心电图、心脏彩超、胸部 B 超胸腔积液定位、腹部及胸部增强 CT、PET-CT。

（4）有胸腔积液时，可行胸膜活检，送病理组织学检查。

（5）若胸膜活检未能明确诊断，行胸腔镜胸膜组织活检及病理组织学检查。

（6）若胸膜活检未能明确诊断，胸部 CT 导向下经皮肺活检，病理组织学检查。

2. 根据患者病情可选择的检查项目：胸部 MRI、纵隔镜。恶性胸膜间皮瘤的诊断应基于免疫组化检查。免疫组化检测包括核标志物（抗钙网膜蛋白、抗 Wilms 瘤抗原 1 抗体）、膜标志物（抗上皮膜抗体 EMA）。对于上皮样间皮瘤，可采用抗细胞角蛋白抗体（CK）5/6，抗 D2-40 或抗间皮素抗体等以及两种具有阴性诊断价值的标志物（抗 Ber-EP4 抗体，一种膜标志物；抗甲状腺转录因子 1 抗体，一种核标志物，或抗癌胚抗原单克隆抗体、抗 B72-3 抗体、抗 MOC-31 抗体、抗雌激素/孕酮抗体、抗 EMA 抗体、胞质染色）以确认诊断。为了鉴别肉瘤样间皮瘤与鳞癌和移行细胞癌，推荐使用两种广谱的抗角蛋白抗体和两种具有阴性预测价值的标志物（如抗 CD34 抗体和抗 B 细胞淋巴瘤因子 2 抗体标志物、抗结蛋白抗体、抗 S100 抗体）以明确诊断。

3. 评估心肺功能。

> **释义**
>
> ■ 部分检查可以在门诊完成。
>
> ■ 如有胸腔积液，行胸腔积液常规检查，胸腔积液细胞学检查。
>
> ■ 反复住院的患者部分项目可以不重复检查。
>
> ■ 根据诊治指南，部分项目会有所调整，如血清间皮素相关蛋白（SMRP）、超声心动图、PET-CT，可以根据患者的具体情况选择，而不是必需项目。

（七）治疗方案与药物选择

首选化疗方案如下：培美曲塞 500mg/m² 静脉滴注第 1 天，顺铂 75mg/m² 静脉滴注第 1 天或卡铂血药浓度-时间曲线下面积（AUC）= 5 静脉滴注第 1 天，每间隔 21 天给药 1 次。

次选化疗方案可选择以下其中 1 种：

（1）盐酸地西他滨 1000mg/m² 静脉点滴第 1、8 天，顺铂 80~100mg/m² 静脉点滴第 1 天，每间隔 21 天给药 1 次。

（2）培美曲塞 500mg/m² 静脉滴注第 1 天，每间隔 21 天给药 1 次。

（3）长春瑞滨 25mg/m² 静脉滴注第 1、8 天，每间隔 21 天给药 1 次。

> **释义**
>
> ■ 间皮瘤的治疗进展迅速，根据方案会根据治疗进展而有所变化。
>
> ■ 化疗药物剂量的选择会根据患者的具体情况，如体能评分、年龄等，进行相应调整。
>
> ■ 定期检查，判断疗效，根据疗效调整方案。

（八）出院标准

1. 一般情况良好。
2. 没有需要住院处理并发症和（或）合并症。

> **释义**
>
> ■ 本病不能完全治愈，疗效观察需要时间，因此完成本次治疗后病情平稳的患者鼓励出院回家，有利于患者的恢复。

（九）变异及原因分析

1. 治疗过程中出现感染、白细胞减少、肝肾功能损害及其他合并症者，需进行相关的诊断和治疗，可适当延长住院时间。
2. 有行外科手术指征者，转入外科治疗路径。
3. 需行放射治疗，出院在门诊进行。

> **释义**
>
> ■ 微小变异：因医院检验项目的及时性，不能按照要求完成检查；因节假日不能按照要求完成检查；患者不愿配合完成相应检查，短期不愿按照要求出院随诊。
>
> ■ 重大变异：因基础疾病需要进一步诊断和治疗；因各种原因需要其他治疗措施；医院与患者或家属发生医疗纠纷，患者要求离院或转院；不愿按照要求出院随诊而导致入院时间明显延长。

四、推荐表单

（一）医师表单

胸膜间皮瘤临床路径医师表单

适用对象：第一诊断为胸膜间皮瘤（ICD-10：C45.0）

患者姓名：	性别：　年龄：　门诊号：	住院号：
住院日期：　　年　月　日	出院日期：　　年　月　日	标准住院日：14~20 天

时间	住院第 1 天	住院第 2~20 天
主要诊疗工作	□ 询问病史及体格检查 □ 完成住院病历及首次病程记录书写 □ 开实验室检查单及检查申请单 □ 进行病情评估 □ 需胸腔穿刺、胸膜活检、胸腔镜等手术时向患者及家属交代病情、手术风险及术后注意事项 □ 患者家属签署手术知情同意书	□ 上级医师查房 □ 完成入院检查 □ 注意观察患者体温、咳嗽、痰量的情况 □ 核查辅助检查的结果是否有异常 □ 住院医师完成上级医师查房意见记录等病历书写 □ 向患者及家属交代病情及胸腔穿刺有关注意事项
重点医嘱	**长期医嘱：** □ 呼吸内科护理常规 □ 二级护理常规 □ 普通饮食 □ 镇痛 □ 镇咳 **临时医嘱：** □ 血常规、尿常规、便常规 □ 肝肾功能、电解质、血气分析、血型、凝血功能、输血前检查、肿瘤标志物（CEA、CA125、NSE、CYFRA21 等）、肌钙蛋白、心肌酶、血清间皮素相关蛋白、结核菌素试验、抗结核抗体（必要时） □ 心电图、X 线胸片、胸部 B 超胸积液定位、腹部及心脏彩超（必要时）	**长期医嘱：** □ 呼吸内科护理常规、二级护理 □ 普通饮食 □ 镇痛 □ 镇咳 **临时医嘱：** □ 胸腔穿刺抽液：胸液常规、生化、细菌培养、ADA、找抗酸杆菌及癌细胞、间皮瘤细胞（必要时） □ 胸液引流情况，水柱波动情况，若引流液减少，<30ml/d，水柱不动，考虑拔除胸腔引流管 □ 胸膜活检（必要时） □ 若胸液大量行胸腔置管闭式引流，记录引流量，第一次抽液不超过 800ml □ 若胸液吸收，胸腔积液<50ml/d，拔除胸腔引流管 □ 胸部增强 CT（必要时） □ 腹部增强 CT（必要时） □ PET-CT（必要时） □ 有条件内科胸腔镜检查活检 □ 准备行化疗治疗 □ 请外科，有无手术指征 □ 注意化疗药物的不良反应

续　表

时间	住院第 1 天	住院第 2~20 天
病情 变异 记录	□无　□有，原因： 1. 2.	□无　□有，原因： 1. 2.
医师 签名		

时间	出院日
主要诊疗工作	□ 上级医师查房，明确是否出院 □ 复查胸部 CT □ 完成出院记录、病案首页、出院证明书等 □ 向患者交代出院后的注意事项，如返院复诊的时间、地点
重点医嘱	**长期医嘱：** □ 呼吸内科护理常规、二级护理 □ 普通饮食或半流饮食 □ 镇痛 □ 镇咳 □ 叶酸、维生素 B_{12} 等辅助治疗 **临时医嘱：** □ 复查胸部 CT（必要时） **出院医嘱：** □ 出院带药 □ 出现呼吸困难、胸痛等症状应立即就诊 □ 若有手术指征，转外科治疗 □ 若需放疗，在门诊进行
病情变异记录	□ 无 □ 有，原因： 1. 2.
护士签名	
医师签名	

（二）护士表单

胸膜间皮瘤临床路径护士表单

适用对象：第一诊断为胸膜间皮瘤（ICD-10：C45.0）

患者姓名：	性别： 年龄： 门诊号：	住院号：
住院日期： 年 月 日	出院日期： 年 月 日	标准住院日：14~20 天

时间	住院第 1 天	住院第 2~20 天	出院日
健康宣教	□ 入院宣教 　介绍主管医师、护士 　介绍环境、设施 　介绍住院注意事项 □ 向患者宣教戒烟、戒酒的重要性 □ 介绍疾病知识	□ 主管护士与患者沟通，了解并指导心理应对 □ 宣教疾病知识 □ 使用药物宣教 □ 正确留取标本及各种检查注意事项宣教 □ 宣教对胸管引流或穿刺的知识 □ 给予患者及家属心理支持 □ 指导患者活动 □ 恢复期生活护理	□ 出院宣教 　复查时间 　服药方法 　活动休息 　指导饮食 □ 提醒患者化疗期间注意事项 □ 观察疗效、各种药物作用和不良反应 □ 指导办理出院手续
护理处置	□ 核对患者，佩戴腕带 □ 建立入院护理病历 □ 卫生处置：剪指甲、洗澡、更换病号服	□ 随时观察患者病情变化 □ 遵医嘱完成用药 □ 协助医师完成各项检查	□ 办理出院手续 □ 书写出院小结
基础护理	□ 二级护理 □ 流质饮食或普通饮食 □ 晨晚间护理 □ 卧床 □ 患者安全管理 □ 心理护理	□ 二级护理 □ 半流质饮食或普通饮食 □ 晨晚间护理 □ 患者安全管理 □ 心理护理	□ 三级护理 □ 普通饮食 □ 晨晚间护理 □ 患者安全管理
专科护理	□ 护理查体 □ 需要时填写跌倒及压疮防范表 □ 需要时请家属陪伴 □ 心理护理	□ 遵医嘱完成相关检查 □ 随时观察患者病情变化 □ 胸腔引流管的护理 □ 遵医嘱正确给药 □ 观察患者化疗药物不良反应 □ 提供并发症征象的依据 □ 心理护理	□ 病情观察 □ 心理护理
重点医嘱	□ 详见医嘱执行单	□ 详见医嘱执行单	□ 详见医嘱执行单
病情变异记录	□ 无 □ 有，原因： 1. 2.	□ 无 □ 有，原因： 1. 2.	□ 无 □ 有，原因： 1. 2.
护士签名			

（三）患者表单

胸膜间皮瘤临床路径患者表单

适用对象：第一诊断为胸膜间皮瘤（ICD-10：C45.0）

患者姓名：	性别：　　年龄：　　门诊号：	住院号：
住院日期：　　年　月　日	出院日期：　　年　月　日	标准住院日：14~20 天

时间	入院当日	住院第 2~20 天	出院日
医患配合	□ 配合询问病史、收集资料，请务必详细告知既往史、用药史、过敏史 □ 配合进行体格检查 □ 有任何不适告知医师	□ 配合完善相关检查，如采血、留尿等 □ 医师向患者及家属介绍病情，如有异常检查结果需进一步检查 □ 配合医师调整用药 □ 有任何不适告知医师	□ 接受出院前指导 □ 知道复查程序 □ 获取出院诊断书
护患配合	□ 配合测量体温、脉搏、呼吸、血压、体重 □ 配合完成入院护理评估单（简单询问病史、过敏史、用药史） □ 接受入院宣教（环境介绍、病室规定、订餐制度、贵重物品保管等）及疾病知识相关教育 □ 有任何不适告知护士	□ 正确留取标本，配合检查 □ 配合用药及治疗 □ 配合定时测量生命体征，每日询问大便情况 □ 记录引流管的引流量 □ 接受输液、服药治疗 □ 注意活动安全，避免坠床或跌倒 □ 配合执行探视及陪伴	□ 接受出院宣教 □ 办理出院手续 □ 获取出院带药 □ 知道服药方法、作用、注意事项 □ 知道复印病历方法及复诊时间
饮食	□ 正常饮食 □ 遵医嘱饮食	□ 正常饮食 □ 遵医嘱饮食	□ 正常饮食 □ 遵医嘱饮食
排泄	□ 正常排尿便 □ 避免便秘	□ 正常排尿便 □ 避免便秘	□ 正常排尿便 □ 避免便秘
活动	□ 适当活动	□ 适当活动	□ 适度活动，避免疲劳

附：原表单（2011 年版）

胸膜间皮瘤临床路径表单

适用对象：第一诊断为胸膜间皮瘤（ICD-10：C45.0）

患者姓名：	性别：	年龄：	门诊号：	住院号：
住院日期： 年 月 日	出院日期： 年 月 日			标准住院日：14~20 天

时间	住院第 1 天	住院第 2~4 天
主要诊疗工作	□ 询问病史及体格检查 □ 完成住院病历及首次病程记录书写 □ 开实验室检查单及检查申请单 □ 进行病情评估 □ 需胸腔穿刺、胸膜活检、胸腔镜等手术时向患者及家属交代病情、手术风险及术后注意事项 □ 患者家属签署手术知情同意书	□ 上级医师查房 □ 完成入院检查 □ 注意观察患者体温、咳嗽、痰量的情况 □ 核查辅助检查的结果是否有异常 □ 住院医师完成上级医师查房意见记录等病历书写 □ 向患者及家属交代病情及胸腔穿刺有关注意事项
重点医嘱	**长期医嘱：** □ 呼吸内科护理常规 □ 二级护理常规 □ 普通饮食 □ 镇痛 □ 镇咳 **临时医嘱：** □ 血常规、尿常规、便常规 □ 肝肾功能、电解质、血气分析、血型、凝血功能、输血前检查 □ 肿瘤标志物（CEA、CA125、NSE、CYFRA21 等） □ 肌钙蛋白、心肌酶 □ 血清间皮素相关蛋白 □ 结核菌素试验 □ 抗结核抗体 □ 心电图、X 线胸片 □ 胸部 B 超胸积液定位 □ 腹部及心脏彩超	**长期医嘱：** □ 呼吸内科护理常规、二级护理 □ 胸腔闭式引流二级护理 □ 普通饮食 □ 镇痛 □ 镇咳 **临时医嘱：** □ 胸腔穿刺抽液 □ 胸液常规、生化、细菌培养、ADA、找抗酸杆菌及癌细胞、间皮瘤细胞 □ 胸膜活检 □ 若胸液大量行胸腔置管闭式引流，记录引流量，第一次抽液不超过 800ml □ 胸部增强 CT □ 腹部增强 CT
主要护理工作	□ 介绍病房环境、设施和设备 □ 入院护理评估	□ 宣教（胸液知识） □ 知道胸穿后注意事项 □ 预防胸膜反应及复张后肺水肿
病情变异记录	□ 无 □ 有，原因： 1. 2.	□ 无 □ 有，原因： 1. 2.

续　表

时间	住院第 1 天	住院第 2~4 天
护士 签名		
医师 签名		

时间	住院第 5~7 天	住院第 7~8 天
主要诊疗工作	□ 上级医师查房 □ 注意观察患者体温、咳嗽、痰量、胸痛等情况 □ 观察胸液引流情况 □ 根据血液检查结果、胸液常规、X 线胸片、B 超结果制订下一步诊疗方案 □ 核查腹部、胸部增强 CT 结果 □ PET-CT（必要时） □ 若诊断未明，与患者家属签署胸腔镜胸膜组织活检同意书 □ 住院医师完成上级医师查房意见记录等病历书写	□ 上级医师查房 □ 注意观察患者体温、咳嗽、痰量、胸痛、呼吸困难、肺部体征等情况 □ 胸液引流情况，水柱波动情况，若引流液减少，<30ml/d，水柱不动，考虑拔除胸腔引流管 □ 核查病理结果，明确诊断 □ 复查 X 线胸片了解胸液吸收情况 □ 心肺功能评估 □ 根据各项结果决定下一步治疗方案 □ 准备行化疗治疗 □ 请外科，有无手术指征 □ 住院医师完成上级医师查房意见记录及病情记录
重点医嘱	**长期医嘱:** □ 呼吸内科护理常规、二级护理 □ 胸腔闭式引流二级护理 □ 普通饮食 □ 镇痛 □ 镇咳 **临时医嘱:** □ 有条件内科胸腔镜检查活检 □ 活检组织送病理学检查 □ 胸腔置管水封瓶引流，记录引流量	**长期医嘱:** □ 呼吸内科护理常规、二级护理 □ 胸腔闭式引流二级护理 □ 普通饮食 □ 镇痛 □ 镇咳 **临时医嘱:** □ 请相关科室会诊 □ X 线胸片检查 □ 若胸液吸收，胸腔积液<50ml/d，拔除胸腔引流管
主要护理工作	□ 观察患者症状、体征变化 □ 心理与生活护理 □ 指导胸腔镜胸膜活检后注意事项	□ 观察患者病情变化 □ 心理与生活护理
病情变异记录	□ 无　□ 有，原因: 1. 2.	□ 无　□ 有，原因: 1. 2.
护士签名		
医师签名		

时间	住院第 8~14 天	住院第 15~20 天 （出院日）
主要诊疗工作	□ 上级医师查房 □ 住院医师完成病历书写 □ 注意观察患者体温、咳嗽、痰量、胸痛、呼吸困难、肺部体征等情况 □ 选择化疗药物进行化疗 □ 化疗前、化疗期间及化疗后复查血常规、肝肾功能 □ 成分输血、抗感染等支持治疗（必要时） □ 注意化疗药物的不良反应	□ 上级医师查房，明确是否出院 □ 复查胸部 CT □ 完成出院记录、病案首页、出院证明书等 □ 向患者交代出院后的注意事项，如返院复诊的时间、地点
重点医嘱	**长期医嘱：** □ 呼吸内科护理常规二级护理 □ 血压、脉搏、呼吸和心率 q8h □ 普通饮食或半流饮食 □ 镇痛 □ 镇咳 □ 补液治疗（水化） **临时医嘱：** □ 化疗 □ 输血（必要时） □ 复查血、尿、便常规 □ 肝肾功能、电解质 □ 复查血清间皮素相关蛋白	**长期医嘱：** □ 呼吸内科护理常规、二级护理 □ 普通饮食或半流饮食 □ 镇痛 □ 镇咳 □ 叶酸、维生素 B_{12} **临时医嘱：** □ 复查胸部 CT **出院医嘱：** □ 出院带药 □ 出现呼吸困难、胸痛等症状应立即就诊 □ 若有手术指征，转外科治疗 □ 若需放疗，在门诊进行
主要护理工作	□ 观察患者病情变化 □ 心理与生活护理	□ 指导患者办理出院手续
病情变异记录	□ 无　□ 有，原因： 1. 2.	□ 无　□ 有，原因： 1. 2.
护士签名		
医师签名		

第十七章

自发性气胸临床路径释义

一、自发性气胸编码

疾病名称及编码：自发性张力性气胸（ICD-10：J93.0）

自发性气胸，其他的（ICD-10：J93.1）

二、临床路径检索方法

J93.0 或 J93.1

三、自发性气胸临床路径标准住院流程

（一）适用对象

第一诊断为自发性气胸（ICD-10：J93.0/J93.1）。

（二）诊断依据

根据《临床诊疗指南·呼吸病学分册》（中华医学会编著，人民卫生出版社，2009年）。

1. 症状：胸痛、呼吸困难、刺激性咳嗽。

2. 体征：患侧呼吸音减弱、叩诊呈鼓音或过清音、气管向健侧移位。

3. 影像学检查：X线胸片检查见气胸线，肺组织受压。

> **释义**
>
> ■ 无外伤或人为因素，可以有诱因，多为剧烈活动、咳嗽、提重物或双臂上举、用力排便等，部分无明显诱因。
>
> ■ 按照胸膜破裂情况分为闭合性、交通性和张力性气胸。
>
> ■ X线胸片可明确诊断气胸。
>
> ■ 估算气胸量，即肺萎陷的体积。

（三）选择治疗方案的依据

根据《临床诊疗指南·呼吸病学分册》（中华医学会编著，人民卫生出版社，2009年），《临床技术操作规范·呼吸病学分册》（中华医学会编著，人民军医出版社，2007年）。

1. 一般治疗：吸氧、对症。

2. 胸腔穿刺或闭式引流。

3. 病因治疗。

> **释义**
>
> ■ 单侧气胸，气胸量<15%时可以观察，吸氧有助于气胸的吸收。
>
> ■ 气胸量>15%，特别是基础肺功能差的患者需要胸腔穿刺或闭式引流。

（四）标准住院日为 6~10 天

> **释义**
>
> ■ 如果患者条件允许，住院时间可以少于上述住院天数，即高危<10 天，中、低危<7 天。

（五）进入路径标准

1. 第一诊断必须符合 ICD-10：J93.0/J93.1 自发性气胸疾病编码。
2. 当患者同时具有其他疾病诊断，但在住院期间不需要特殊处理也不影响第一诊断的临床路径流程实施时，可以进入路径。

> **释义**
>
> ■ 患者同时具有其他疾病影响第一诊断的临床路径流程实施时均不适合进本临床路径。

（六）入院后第 1~3 天

1. 必需的检查项目
（1）血常规、尿常规、便常规。
（2）肝肾功能、电解质、凝血功能。
（3）胸部正侧位 X 线片、心电图。
2. 根据患者情况进行：胸腔超声、胸部 CT、心脏酶学、血气分析、D-二聚体等。

> **释义**
>
> ■ 部分检查可以在门诊完成，如果近期已进行过的检查可以不重复。
> ■ 根据病情部分检查可以不进行。
> ■ 如果进行了胸部 CT 检查可以不进行胸部正侧位 X 线片。

（七）治疗方案

1. 氧疗及对症治疗。
2. 胸腔穿刺抽气或闭式引流术：根据病情和肺组织压缩程度进行选择。
3. 外科手术治疗。

> **释义**
>
> ■ 胸腔穿刺或闭式引流的部位应是积气最多的部位，无胸膜粘连时多在锁骨中线第二前肋间或腋前线第三肋间。
> ■ 胸腔穿刺抽气适用于闭合性气胸。闭式引流分为正压排气和持续负压排气。

（八）出院标准

1. 临床症状缓解。
2. X 线胸片提示肺基本复张。

> **释义**
>
> ■ 症状缓解指呼吸困难明显缓解，活动耐力基本恢复到能够日常活动的水平。
> ■ 复查 X 线胸片提示肺基本复张，且去除引流管后症状无加重。
> ■ 如果出现并发症，是否需要继续住院处理，由主管医师具体决定。

（九）变异及原因分析

1. 因有基础疾病或其他原因，导致气胸反复难愈，治疗时间延长。
2. 对于内科治疗无效或反复发作的患者，需要转入外科进行相关处理，退出本路径。
3. 治疗过程中出现并发症需要相应处理。

> **释义**
>
> ■ 微小变异：因医院检验项目的及时性，不能按照要求完成检查；因节假日不能按照要求完成检查；患者不愿配合完成相应检查，短期不愿按照要求出院随诊。
> ■ 重大变异：因基础疾病需要进一步诊断和治疗；因各种原因需要其他治疗措施；医院与患者或家属发生医疗纠纷，患者要求离院或转院；不愿按照要求出院随诊而导致入院时间明显延长。

四、推荐表单

（一）医师表单

自发性气胸临床路径医师表单

适用对象：第一诊断为自发性气胸（ICD-10：J93.0-J93.1）

患者姓名：	性别：	年龄：	门诊号：	住院号：
住院日期：　　年　月　日	出院日期：　　年　月　日		标准住院日：6~10 天	

时间	住院第 1~3 天	住院期间
主要诊疗工作	□ 询问病史及体格检查 □ 进行病情初步评估 □ 上级医师查房 □ 明确诊断，决定诊治方案 □ 根据病情行胸腔穿刺或闭式引流 □ 开实验室检查单 □ 完成病历书写	□ 上级医师查房 □ 住院医师完成常规病情记录书写 □ 观察患者呼吸情况，肺部体征，有无皮下气肿及进展 □ 观察水封瓶水柱波动情况，必要时复查 X 线胸片，了解气胸的吸收或进展 □ 根据肺复张情况，确定是否负压吸引或夹管
重点医嘱	**长期医嘱：** □ 自发性气胸护理常规 □ 一级/二级/三级护理（根据病情） □ 吸氧（必要时） □ 卧床休息 **临时医嘱：** □ 血常规、尿常规、便常规 □ 肝肾功能、电解质、凝血功能 □ 胸部正侧位 X 线片、心电图 □ 胸腔超声、胸部 CT、心脏酶学、血气分析、D-二聚体等（必要时） □ 镇咳、通便（必要时） □ 胸腔穿刺抽气术或胸腔闭式引流术	**长期医嘱：** □ 自发性气胸护理常规 □ 二级或三级护理（根据病情） □ 吸氧（必要时） **临时医嘱：** □ X 线胸片检查（必要时） □ 通便、镇咳（必要时） □ 更换敷料 □ 负压吸引（必要时） □ 适时夹管
病情变异记录	□ 无　□ 有，原因： 1. 2.	□ 无　□ 有，原因： 1. 2.
医师签名		

时间	出院前 1~3 天	住院第 6~10 天 （出院日）
主要诊疗工作	□ 上级医师查房 □ 评估治疗效果 □ 完成上级医师查房记录 □ 根据情况拔出引流管 □ 确定出院后治疗方案	□ 完成出院小结 □ 向患者交代出院后注意事项 □ 预约复诊日期
重点医嘱	长期医嘱： □ 自发性气胸护理常规 □ 二级或三级护理（根据病情） □ 吸氧（必要时） 临时医嘱： □ 拔出引流管 □ 更换敷料 □ 根据需要，复查有关检查	出院医嘱： □ 出院带药 □ 门诊随诊
病情变异记录	□ 无　□ 有，原因： 1. 2.	□ 无　□ 有，原因： 1. 2.
医师签名		

（二）护士表单

自发性气胸临床路径护士表单

适用对象：第一诊断为自发性气胸（ICD-10：J93.0-J93.1）

患者姓名：	性别： 年龄： 门诊号：	住院号：
住院日期： 年 月 日	出院日期： 年 月 日	标准住院日：6~10 天

时间	住院第 1 天	住院期间	住院第 6~10 天（出院日）
健康宣教	□ 入院宣教 　介绍主管医师护士 　介绍环境、设施 　介绍住院注意事项 □ 向患者宣教戒烟、戒酒的重要性，及减少剧烈活动	□ 主管护士与患者沟通，了解并指导心理应对 □ 配合医师行胸腔穿刺引流术 □ 宣教疾病知识、术前准备告知术前术后饮食及探视注意事项 □ 给予患者及家属心理支持 □ 指导患者活动 □ 拔管后、恢复期生活护理	□ 出院宣教 　复查时间 　服药方法 　活动休息 　指导饮食 □ 指导办理出院手续
护理处置	□ 核对患者，佩戴腕带 □ 建立入院护理病历 □ 卫生处置：剪指甲、洗澡、更换病号服	□ 随时观察患者病情变化 □ 遵医嘱氧疗、镇咳、通便 □ 协助医师完成各项检查 □ 术前准备，禁食、禁水	□ 办理出院手续 □ 书写出院小结
基础护理	□ 二级护理 □ 晨晚间护理 □ 患者安全管理	□ 二级护理 □ 晨晚间护理 □ 患者安全管理	□ 三级护理 □ 晨晚间护理 □ 患者安全管理
专科护理	□ 护理查体 □ 呼吸频率、血氧饱和度监测 □ 需要时填写跌倒及压疮防范表 □ 需要时请家属陪伴 □ 心理护理	□ 呼吸频率、血氧饱和度监测 □ 遵医嘱完成相关检查 □ 随时观察患者病情变化及药物疗效 □ 必要时吸氧 □ 指导患者咳嗽并观察水封瓶情况、做好拔管后护理 □ 提供并发症征象的依据 □ 心理护理	□ 病情观察： 　评估患者生命体征，特别是呼吸频率及血氧饱和度 □ 心理护理
重点医嘱	□ 详见医嘱执行单	□ 详见医嘱执行单	□ 详见医嘱执行单
病情变异记录	□ 无　□ 有，原因： 1. 2.	□ 无　□ 有，原因： 1. 2.	□ 无　□ 有，原因： 1. 2.
护士表单			

（三）患者表单

自发性气胸临床路径患者表单

适用对象：第一诊断为自发性气胸（ICD-10：J93.0-J93.1）

患者姓名：	性别：	年龄：	门诊号：	住院号：

住院日期：　　年　月　日	出院日期：　　年　月　日	标准住院日：6~10 天

时间	入院当日	住院期间	住院第 6~10 天 （出院日）
医患配合	□ 配合询问病史、收集资料，请务必详细告知既往史、用药史、过敏史 □ 配合进行体格检查 □ 有任何不适告知医师	□ 配合完善相关检查，如采血、留尿、心电图、X 线胸片等 □ 医师向患者及家属介绍病情，如有异常检查结果需进一步检查 □ 配合医师调整用药、行胸腔穿刺 □ 有任何不适告知医师	□ 接受出院前指导 □ 知道复查程序 □ 获取出院诊断书
护患配合	□ 配合测量体温、脉搏、呼吸、血压、血氧饱和度、体重 □ 配合完成入院护理评估单（简单询问病史、过敏史、用药史） □ 接受入院宣教（环境介绍、病室规定、订餐制度、贵重物品保管等）及气胸知识相关教育 □ 有任何不适告知护士	□ 配合定时测量生命体征，每日询问大便，保证引流管安全 □ 接受胸腔穿刺及相关实验室检查宣教，正确留取标本，学会引流管相关护理知识 □ 配合用药及治疗 □ 接受输液、服药治疗，并告知用药后效果 □ 注意活动安全，避免坠床或跌倒 □ 配合执行探视及陪伴	□ 接受出院宣教 □ 办理出院手续 □ 获取出院带药 □ 知道服药方法、作用、注意事项 □ 知道复印病历方法
饮食	□ 正常饮食	□ 正常饮食	□ 正常饮食
排泄	□ 正常排尿便	□ 正常排尿便	□ 正常排尿便 □ 避免便秘
活动	□ 适量活动	□ 适量活动	□ 正常适度活动，避免疲劳

附：原表单（2009 年版）

自发性气胸临床路径表单

适用对象：第一诊断为自发性气胸（ICD-10：J93.0-J93.1）

患者姓名：	性别：	年龄：	门诊号：	住院号：
住院日期： 年 月 日	出院日期： 年 月 日			标准住院日：6~10 天

时间	住院第 1~3 天	住院期间
主要诊疗工作	□ 询问病史及体格检查 □ 进行病情初步评估 □ 上级医师查房 □ 明确诊断，决定诊治方案 □ 根据病情行胸腔穿刺或闭式引流 □ 开实验室检查单 □ 完成病历书写	□ 上级医师查房 □ 住院医师完成常规病情记录书写 □ 观察患者呼吸情况，肺部体征，有无皮下气肿及进展 □ 观察水封瓶水柱波动情况，必要时复查 X 线胸片，了解气胸的吸收或进展 □ 根据肺复张情况，确定是否负压吸引或夹管
重点医嘱	长期医嘱： □ 自发性气胸护理常规 □ 一级/二级/三级护理（根据病情） □ 吸氧（必要时） □ 卧床休息 临时医嘱： □ 血常规、尿常规、便常规 □ 肝肾功能、电解质、凝血功能 □ 胸部正侧位 X 线片、心电图 □ 胸腔超声、胸部 CT、心脏酶学、血气分析、D-二聚体等（必要时） □ 镇咳、通便（必要时） □ 胸腔穿刺抽气术或胸腔闭式引流术	长期医嘱： □ 自发性气胸护理常规 □ 二级或三级护理（根据病情） □ 吸氧（必要时） 临时医嘱： □ X 线胸片检查（必要时） □ 通便、镇咳（必要时） □ 更换敷料 □ 负压吸引（必要时） □ 适时夹管
主要护理工作	□ 介绍病房环境、设施和设备 □ 入院护理评估，护理计划 □ 观察患者情况 □ 静脉取血 □ 用药指导 □ 进行健康教育 □ 协助患者完成实验室检查及辅助检查	□ 观察患者病情变化及疗效 □ 观察水封瓶情况 □ 疾病相关健康教育
病情变异记录	□ 无 □ 有，原因： 1. 2.	□ 无 □ 有，原因： 1. 2.
护士签名		
医师签名		

时间	出院前 1~3 天	住院第 6~10 天 （出院日）
主要诊疗工作	□ 上级医师查房 □ 评估治疗效果 □ 完成上级医师查房记录 □ 根据情况拔出引流管 □ 确定出院后治疗方案	□ 完成出院小结 □ 向患者交代出院后注意事项 □ 预约复诊日期
重点医嘱	**长期医嘱：** □ 自发性气胸护理常规 □ 二级或三级护理（根据病情） □ 吸氧（必要时） **临时医嘱：** □ 拔出引流管 □ 更换敷料 □ 根据需要，复查有关检查	**出院医嘱：** □ 出院带药 □ 门诊随诊
主要护理工作	□ 观察患者一般情况 □ 观察疗效、各种药物作用和不良反应 □ 恢复期生活和心理护理 □ 出院准备指导	□ 帮助患者办理出院手续 □ 出院指导
病情变异记录	□ 无　□ 有，原因： 1. 2.	□ 无　□ 有，原因： 1. 2.
护士签名		
医师签名		

第十八章

急性呼吸窘迫综合征临床路径释义

一、急性呼吸窘迫综合征编码

疾病名称及编码：急性呼吸窘迫综合征（ICD-10：J80）

二、临床路径检索方法

J80

三、急性呼吸窘迫综合征临床路径标准住院流程

（一）适用对象

第一诊断为急性呼吸窘迫综合征（ICD-10：J80）。

（二）诊断依据

根据《急性肺损伤/急性呼吸窘迫综合征诊断治疗指南》（中华医学会重症医学分会，2006年）。

1. 急性起病。

2. 氧合指数（PaO_2/FiO_2）≤200mmHg（不管呼气末正压水平）。

3. 正位 X 线胸片显示双肺均有斑片状阴影。

4. 肺动脉楔压≤18mmHg，或无左心房压力增高的临床证据。如 PaO_2/FiO_2≤300mmHg 且满足上述其他标准，则诊断为轻度急性呼吸窘迫综合征。

释义

■ 急性呼吸窘迫综合征（ARDS）是多种原因引起的一种急性呼吸衰竭，患者原来的心、肺功能大多正常，由于肺外或肺内的原因引起了肺毛细血管渗透性增加形成肺水肿，导致进行性呼吸困难、顽固性低氧血症、肺顺应降低、X 线胸片显示两肺弥漫性浸润阴影。

■ 2012 年新的急性呼吸窘迫综合征（ARDS）柏林定义对其诊断标准进行了重新定义和解释，简单归纳主要包括以下几个方面。

■ 明确界定了急性起病：从呼吸道症状起病或病情急性加重到进展为 ARDS 的时间不超过 7 天。

■ 氧合指数（PaO_2/FiO_2）的测定：在呼气末正压（PEEP）≥5cmH_2O 且持续稳定至少 15 分钟以上的条件下测定的血气分析结果。

■ 影像学强调了双肺透亮度下降，能排除结节、肺不张、实变、胸腔积液等因素。

■ 与急性左心功能不全的鉴别：呼吸衰竭不能用心源性因素或容量负荷过重完全解释。不要求绝对排除急性左心功能不全，肺动脉楔压（PAWP）也不作为诊断的必要条件。

■ 新的定义取消了原来急性肺损伤（ALI）的诊断，依 PaO_2/FiO_2 对 ARDS 的严重程度进行评价：在持续气道内正压（CPAP）或呼气末正压（PEEP）$\geq 5cmH_2O$ 时，$200mmHg<PaO_2/FiO_2 \leq 300$ mmHg 为轻度；100 mmHg$<PaO_2/FiO_2 \leq 200mmHg$ 为中度，$PaO_2/FiO_2 \leq 100mmHg$ 为重度急性呼吸窘迫综合征。

表 18-1　ARDS 柏林的诊断标准

指标	数值
起病时间 胸部影像学[a] 肺水肿原因 氧合情况[b]	从已知临床损害，以及新发或加重呼吸系统症状至符合诊断标准时间，$\leq$ 7 天 双侧浸润影，不能用积液、大叶/肺不张或结节来完全解释 呼吸衰竭不能用心力衰竭或液体过度负荷来完全解释；如无相关危险因素，需行客观检查（如超声心动图）以排除静水压增高型肺水肿 轻度：PEEP 或 CPAP≥ 5 cmH$_2$O 时，$200<PaO_2/FiO_2 \leq 300$ 中度：PEEP≥ 5 cmH$_2$O 时，$100<PaO_2/FiO_2 \leq 200$ 重度：PEEP≥ 5 cmH$_2$O 时，$PaO_2/FiO_2 \leq 100$

注：CPAP：持续气道正压；FiO_2：吸入氧气分数；PEEP：呼气末正压

a. 胸部影像学包括胸片或 CT

b. 如果海拔超过 1000 米，PaO_2/FiO_2 值需用公式校正：校正后 $PaO_2/FiO_2 = PaO_2/FiO_2 \times$（当地大气压/760）

c. 轻度 ARDS 组，可用无创通气时输送的持续气道正压

（三）选择治疗方案的依据

根据《急性肺损伤/急性呼吸窘迫综合征诊断治疗指南》（中华医学会重症医学分会，2006 年）。

1. 呼吸支持治疗：氧疗、无创机械通气或有创机械通气。

2. 保证组织器官灌注前提下，实施限制性的液体管理，对症支持治疗。

释义

■ ARDS 起病急骤，发展迅速，损害广泛，预后严重，病死率高。要求早期诊断、积极治疗，根据《急性肺损伤/急性呼吸窘迫综合征诊断治疗指南》（中华医学会重症医学分会，2006 年），《急性呼吸窘迫综合征患者机械通气指南（试行）》（中华医学会呼吸分会，2016 年）等提出的治疗方案。

1. 正确治疗原发基础疾病，预防 ARDS 的发生。

2. 宜尽早开始抗感染治疗，选用广谱有效抗生素，并给予足够的剂量和疗程。

3. 呼吸支持治疗：氧疗、无创机械通气或有创机械通气、体外膜肺氧合（ECMO）。

4. 保证组织器官灌注前提下，实施限制性的液体管理，对症支持治疗。

5. 适当应用糖皮质激素。

■ 一般患者 $PaO_2/FiO_2 >200$ mmHg 且 ≤ 300 mmHg 时，可选择氧疗或早期应用无

创正压通气（NIPPV）；$PaO_2/FiO_2 \leqslant 200mmHg$ 时给予无创或有创机械通气，较高的呼气末正压和小潮气量通气（6~8ml/kg 体重）；$PaO_2/FiO_2 \leqslant 100mmHg$ 时，除常规有创通气或常规有创通气不能维持时，可考虑俯卧位通气或体外膜肺氧合（ECMO）等治疗。

■ 由于非限制性液体管理可能加重 ARDS 患者肺水肿，而在保证组织灌注所需液体的前提下，实施限制性液体管理，即出入量等平衡或负平衡，可有助于减少肺部积液，减轻肺水肿，达到改善氧合的目的。

■ ARDS 治疗是否应用糖皮质激素至今尚无一致意见。应用糖皮质激素的可能益处：①抗炎作用，减轻肺泡壁的炎性反应；②减少血管渗透性，保护肺毛细血管内皮细胞；③稳定细胞溶酶体作用，维护肺泡 II 细胞分泌表面活性物质功能；④缓解支气管痉挛；⑤减轻组织的纤维化。副作用是感染的发生率和严重性可能增加。故目前多主张早期大量短程应用。

（四）标准住院日

病情复杂多变，4~8 周。

释义

■ 由于患者病情复杂，原发基础疾病诊治困难，或容易出现新的合并症，所需住院时间可能长于上述时间。

（五）进入路径标准

1. 第一诊断必须符合 ICD-10：J80 急性呼吸窘迫综合征疾病编码。
2. 当患者同时具有其他疾病诊断，但在住院期间不需要特殊处理也不影响第一诊断的临床路径流程实施时，可以进入路径。

释义

■ 临床大多数情况下，ARDS 不作为独立的第一诊断出现，而是众多肺内、肺外疾病的严重并发症，所以进入本临床路径可能与其他疾病存在重叠；另外，一旦诊断 ARDS，说明患者的原发基础疾病比较危重，同时也有可能合并其他脏器的严重并发症，可能并不适于进入本临床路径，需慎重评估。

（六）住院期间的检查项目

1. 必需的检查项目
（1）血常规、尿常规、便常规。
（2）肝肾功能、电解质、血气分析、血型、血糖、凝血功能、感染性疾病筛查（乙型肝炎、丙型肝炎、梅毒、艾滋病等）。
（3）病原学检查及药敏试验。

（4）X线胸片、心电图。

2. 根据患者病情可选择的检查项目：胸部CT、B超、支气管镜、右心漂浮导管等有创性检查。

> **释义**
>
> ■ 条件允许，影像学检查应优先选择胸部CT检查代替X线胸片。
> ■ 超声心动图可用于临床，对心功能做出评估，部分代替右心漂浮导管检测。
> ■ 热稀释与脉搏轮廓分析技术（PiCCO）监测心排出量和肺水肿可用于替代传统的右心漂浮导管技术。
> ■ 根据原发基础疾病的临床情况，合理安排相关检查。

（七）治疗方案与药物选择

1. 原发基础疾病治疗：如全身性感染、创伤、休克、烧伤等治疗。

> **释义**
>
> ■ 针对导致ARDS的原发基础疾病的治疗是改善患者预后的根本措施，如有效的抗感染、抗休克和外科干预措施等（可参考相关原发基础疾病的诊治方案）。

2. 呼吸支持治疗：氧疗、无创机械通气、病情加重时及时使用有创机械通气、必要时应用体外膜肺氧合（ECMO）。

> **释义**
>
> ■ 参考此前的呼吸支持方案。

3. 限制性的液体管理，对症支持治疗。

（八）出院标准

1. 症状明显缓解。

2. 病情稳定。

3. 没有需要住院治疗的合并症和（或）并发症。

> **释义**
>
> ■ 病情稳定是指引起ARDS的肺内或肺外原发基础疾病基本控制，生命体征稳定，无需较高支持强度的氧疗和机械通气支持。

（九）变异及原因分析

1. 病因明确，需要进行相关诊断和治疗，导致住院时间延长。

2. 治疗无效或者病情进展，需要进行相关诊断和治疗，导致住院时间延长。

3. 伴有影响本病治疗效果的合并症和并发症，需要进行相关诊断和治疗。

4. 合并多器官功能障碍，转入相应路径。

> **释义**
>
> ■ ARDS 的大多数原因都是需要干预和治疗的，而且，由于原发基础疾病异质性大、病情严重，ARDS 患者亦常并发其他脏器的功能不全。
>
> ■ 微小变异：如果原发基础疾病或并发症影响或延误诊断和治疗、因为医院原因致检验项目不能按照要求按时完成、患者不愿配合完成相应检查和治疗、短期不愿按照要求转出 ICU 或出院随诊。
>
> ■ 重大变异：因原发基础疾病需要进一步诊断和治疗；病情加重出现更为严重的脏器功能障碍而需要脏器的替代治疗，如有创机械通气、体外膜肺氧合（ECMO）、持续肾脏替代治疗（CRRT）等；医院与患者或家属发生医疗纠纷，患者要求离院或转院；患者不愿按照要求出院随诊而导致入院时间明显延长。

四、推荐表单

（一）医师表单

急性呼吸窘迫综合征临床路径医师表单

适用对象：第一诊断为急性呼吸窘迫综合征（ICD-10：J80）

患者姓名：	性别： 年龄： 门诊号：	住院号：
住院日期： 年 月 日	出院日期： 年 月 日	标准住院日：4~8 周

时间	住院第1~3天	住院期间
主要诊疗工作	□ 询问病史及体格检查 □ 进行病情初步评估 □ 上级医师查房 □ 明确 ARDS 的病因，进行基础疾病治疗及呼吸支持治疗 □ 完善入院检查，完成病历书写	□ 上级医师查房 □ 评估辅助检查的结果 □ 密切观察患者呼吸、氧合情况 □ 病情评估，根据患者病情变化选择相应呼吸支持方式，病情恶化时及时行有创机械通气 □ 观察药物不良反应 □ 住院医师书写病程记录
重点医嘱	长期医嘱： □ ARDS 护理常规 □ 特级护理 □ 心电、呼吸、血压、血氧饱和度监测 □ 呼吸支持治疗（吸氧、无创通气或有创通气） □ 抗菌药物 临时医嘱： □ 血常规、尿常规、便常规 □ 肝肾功能、电解质、血气分析、血型、血糖、凝血功能、感染性疾病筛查 □ 病原学检查及药敏试验 □ X 线胸片、心电图 □ 胸部 CT、B 超、纤维支气管镜、右心漂浮导管等有创性检查（必要时） □ 对症处理	长期医嘱： □ ARDS 护理常规 □ 特级护理 □ 呼吸支持治疗（吸氧、无创通气或有创通气） □ 抗菌药物 临时医嘱： □ 复查血常规、血气分析、肝肾功能、电解质 □ 复查 X 线胸片 □ 异常指标复查 □ 病原学检查 □ 有创性检查（必要时）
病情变异记录	□ 无 □ 有，原因： 1. 2.	□ 无 □ 有，原因： 1. 2.
医师签名		

时间	出院前 1~3 天	出院日
主要诊疗工作	□ 上级医师查房 □ 评估治疗效果 □ 确定出院后治疗方案 □ 完成上级医师查房记录	□ 完成出院小结 □ 向患者交代出院后注意事项 □ 预约复诊日期
重点医嘱	**长期医嘱：** □ 呼吸内科护理常规 □ 二级或三级护理（根据病情） □ 吸氧（必要时） □ 根据病情调整抗菌药物 **临时医嘱：** □ 复查血常规、X 线胸片（必要时） □ 根据需要，复查有关检查	**出院医嘱：** □ 出院带药 □ 门诊随诊
病情变异记录	□ 无　□ 有，原因： 1. 2.	□ 无　□ 有，原因： 1. 2.
医师签名		

（二）护士表单

急性呼吸窘迫综合征临床路径护士表单

适用对象：第一诊断为急性呼吸窘迫综合征（ICD-10：J80）

患者姓名：	性别： 年龄： 门诊号：	住院号：
住院日期： 年 月 日	出院日期： 年 月 日	标准住院日：4~8 周

时间	住院第1~3天	住院第2~6周	住院第7~8周
健康宣教	□ 介绍主管医师、护士 □ 介绍环境、设施 □ 介绍住院注意事项 □ 入院护理评估，护理计划 □ 随时观察患者情况 □ 静脉取血，用药指导 □ 进行健康教育 □ 教育患者协助完成实验室检查及辅助检查	□ 密切监测生命体征 □ 注意痰液引流 □ 观察治疗效果及药物反应 □ 疾病相关健康教育	□ 康复和锻炼 □ 定时复查 □ 出院带药服用方法 □ 饮食休息等注意事项指导 □ 讲解增强体质的方法，减少并发症发生的机会
护理处置	□ 核对患者，佩戴腕带 □ 建立入院护理病历 □ 卫生处置：剪指甲、洗澡、更换病号服	□ 随时观察患者病情变化 □ 遵医嘱正确使用抗菌药物	□ 办理出院手续 □ 书写出院小结
基础护理	□ 特级护理 □ 床旁护理 □ 患者安全管理	□ 特级或一级护理（根据病情） □ 床旁护理 □ 患者安全管理	□ 二级或三级护理（根据病情） □ 晨晚间护理 □ 患者安全管理
专科护理	□ 护理查体 □ 呼吸频率、血氧饱和度监测 □ 需要时填写坠床及压疮防范表 □ 心理护理	□ 呼吸频率、血氧饱和度监测 □ 观察患者一般情况 □ 观察疗效、各种药物作用和不良反应 □ 观察呼吸支持的方式、强度和患者对治疗的反应 □ 提供并发症征象的依据	□ 病情观察：评估患者生命体征，特别是呼吸频率及血氧饱和度 □ 恢复期生活和心理护理 □ 帮助患者办理出院手续 □ 出院指导
病情变异记录	□ 无 □ 有，原因： 1. 2.	□ 无 □ 有，原因： 1. 2.	□ 无 □ 有，原因： 1. 2.
护士签名			

（三）患者表单

急性呼吸窘迫综合征临床路径患者表单

适用对象：第一诊断为急性呼吸窘迫综合征（ICD-10：J80）

患者姓名：	性别： 年龄： 门诊号：	住院号：
住院日期：　　年　月　日	出院日期：　　年　月　日	标准住院日：4~8 周

时间	入院 1~3 天	住院第 2~6 周	住院第 7~8 周
医患配合	□ 配合询问病史、收集资料，请务必详细告知既往史、用药史、过敏史 □ 配合进行体格检查 □ 有任何不适告知医师	□ 配合完善相关检查，如采血、留尿、心电图、X 线胸片等 □ 医师向患者及家属介绍病情，如有异常检查结果需进一步检查 □ 配合用药及治疗 □ 配合医师调整用药 □ 有任何不适告知医师	□ 接受出院前指导 □ 知道复查程序 □ 获取出院诊断书
护患配合	□ 配合测量体温、脉搏、呼吸、血压、血氧饱和度、体重 □ 配合完成入院护理评估单（简单询问病史、过敏史、用药史） □ 接受入院宣教（环境介绍、病室规定、订餐制度、贵重物品保管等） □ 有任何不适告知护士	□ 配合测量体温、脉搏、呼吸，询问每日排便情况 □ 接受相关实验室检查宣教，正确留取标本，配合检查 □ 有任何不适告知护士 □ 接受输液、服药治疗 □ 配合氧疗或机械通气治疗 □ 注意活动安全，避免坠床、跌倒或脱管 □ 配合执行探视及陪伴 □ 接受疾病及用药等相关知识指导	□ 接受出院宣教 □ 办理出院手续 □ 获取出院带药 □ 知道服药方法、作用、注意事项 □ 知道复印病历方法
饮食	□ 根据情况选择正常饮食/鼻饲饮食/全胃肠外营养支持	□ 根据情况选择正常饮食/鼻饲饮食/部分胃肠外营养支持	□ 正常饮食
排泄	□ 正常排尿便/导尿	□ 正常排尿便/导尿	□ 正常排尿便
活动	□ 安静休息	□ 安静休息	□ 适量活动

附：原表单（2011 年版）

急性呼吸窘迫综合征临床路径表单

适用对象：第一诊断为急性呼吸窘迫综合征（ICD-10：J80）

患者姓名：	性别：	年龄：	门诊号：	住院号：

住院日期： 年 月 日	出院日期： 年 月 日	标准住院日：4~8 周

时间	住院第 1~3 天	住院期间
主要诊疗工作	□ 询问病史及体格检查 □ 进行病情初步评估 □ 上级医师查房 □ 明确 ARDS 的病因，进行基础病治疗及呼吸支持治疗 □ 完善入院检查，完成病历书写	□ 上级医师查房 □ 评估辅助检查的结果 □ 密切观察患者呼吸、氧合情况 □ 病情评估，根据患者病情变化选择相应呼吸支持方式，病情恶化时及时行有创机械通气 □ 观察药物不良反应 □ 住院医师书写病程记录
重点医嘱	长期医嘱： □ ARDS 护理常规 □ 特级护理 □ 心电、呼吸、血压、血氧饱和度监测 □ 呼吸支持治疗（吸氧、无创通气或有创通气） □ 抗菌药物 临时医嘱： □ 血常规、尿常规、便常规 □ 肝肾功能、电解质、血气分析、血型、血糖、凝血功能、感染性疾病筛查 □ 病原学检查及药敏试验 □ X 线胸片、心电图 □ 胸部 CT、B 超、纤维支气管镜、右心漂浮导管等有创性检查（必要时） □ 对症处理	长期医嘱： □ ARDS 护理常规 □ 特级护理 □ 呼吸支持治疗（吸氧、无创通气或有创通气） □ 抗菌药物 临时医嘱： □ 复查血常规、血气分析、肝肾功能、电解质 □ 复查 X 线胸片 □ 异常指标复查 □ 病原学检查 □ 有创性检查（必要时）
主要护理工作	□ 介绍病房环境、设施和设备 □ 入院护理评估，护理计划 □ 随时观察患者情况 □ 静脉取血，用药指导 □ 进行健康教育 □ 协助患者完成实验室检查及辅助检查	□ 密切监测生命体征 □ 注意痰液引流 □ 观察治疗效果及药物反应 □ 疾病相关健康教育
病情变异记录	□ 无 □ 有，原因： 1. 2.	□ 无 □ 有，原因： 1. 2.
护士签名		
医师签名		

时间	出院前 1~3 天	出院日
主要诊疗工作	□ 上级医师查房 □ 评估治疗效果 □ 确定出院后治疗方案 □ 完成上级医师查房记录	□ 完成出院小结 □ 向患者交代出院后注意事项 □ 预约复诊日期
重点医嘱	**长期医嘱:** □ 呼吸内科护理常规 □ 二级或三级护理（根据病情） □ 吸氧（必要时） □ 根据病情调整抗菌药物 **临时医嘱:** □ 复查血常规、X 线胸片（必要时） □ 根据需要，复查有关检查	**出院医嘱:** □ 出院带药 □ 门诊随诊
主要护理工作	□ 观察患者一般情况 □ 观察疗效、各种药物作用和不良反应 □ 恢复期生活和心理护理 □ 出院准备指导	□ 帮助患者办理出院手续 □ 出院指导
病情变异记录	□ 无 □ 有，原因: 1. 2.	□ 无 □ 有，原因: 1. 2.
护士签名		
医师签名		

第十九章

慢性肺源性心脏病临床路径释义

一、慢性肺源性心脏病编码

疾病名称及编码：慢性肺源性心脏病（ICD-10：I27.9）

二、临床路径检索方法

I27.9

三、慢性肺源性心脏病临床路径标准住院流程

（一）适用对象

第一诊断为慢性肺源性心脏病（ICD-10：I27.9）。

（二）诊断依据

根据《临床诊疗指南·呼吸病学分册》（中华医学会编著，人民卫生出版社，2009年）。

1. 有慢性呼吸系统疾病病史，主要是慢性阻塞性肺疾病、肺结核、支气管扩张和胸廓疾病等病史。

2. 有肺动脉高压、右心室增大或右心衰竭的相应表现。

3. 辅助检查：X线胸片、心电图或超声心动图显示有肺动脉高压、右心室及（或）右心房增大表现。

具有以上1加2条或1加3条，并排除其他心脏疾病即可做出诊断。

> **释义**
>
> ■ 肺血管疾病如慢性肺血栓栓塞症导致的肺动脉高压以及动脉型肺动脉高压（如特发性、遗传性、结缔组织疾病相关肺动脉高压等），均会导致右心室增大，临床上有右心衰竭的相应表现，属于慢性肺源性心脏病的范畴。但对于这类疾病，由于在诊断与治疗上有其特殊性，故往往以肺动脉高压作为第一诊断，而不以慢性肺源性心脏病作为第一诊断。
>
> ■ 慢性肺源性心脏病的主要临床表现：颈静脉充盈或怒张，提示右心室灌注压增高；当右心室肥大并压力增高时，在胸骨左缘可触及抬举性心脏搏动；另外，在胸骨左缘第3、4肋间可闻及三尖瓣区全收缩期杂音，且在吸气相时杂音更为响亮。肺动脉瓣区第二心音增强（P_2亢进）。存在右心功能不全时，可出现下肢水肿、腹水、肝大，心脏听诊可闻及右心奔马律。
>
> ■ 慢性肺源性心脏病辅助检查的判断依据：
>
> 1. 心电图：主要表现有右心室肥大改变，如电轴右偏、额面平均电轴≥+90°、重度顺钟向转位、$RV_1+SV_5 \geqslant 1.05mV$ 及肺型P波。也可见右束支传导阻滞及低电压图形，可作为诊断慢性肺心病的参考条件。在 V_1、V_2 甚至延至 V_3，可出现酷似陈旧性心肌梗死图形的 QS 波。

3. 胸部 X 线检查：显示右下肺动脉干增宽，其横径≥15mm；其横径与气管横径比值≥1.07；肺动脉段明显突出或其高度≥3mm；中央肺动脉扩张，外周血管纤细，形成"残根"征；右心室增大征。侧位 X 线胸片上胸骨后间隙变小。

4. 超声心动图可有右心室流出道增宽（≥30mm）、右心室扩大（前后径≥20mm，横径≥38mm）、右心室前壁增厚（>5mm）、左、右心室内径比值缩小（<2）、右肺动脉内径或肺动脉干增宽及右心房增大等表现。

（三）选择治疗方案的依据

根据《临床诊疗指南·呼吸病学分册》（中华医学会编著，人民卫生出版社）。
1. 治疗原发病。
2. 降低肺动脉高压。
3. 纠正心力衰竭。

释义

■ 如果原发病治疗效果好，心力衰竭控制后，肺动脉高压可随之下降，无需使用内皮素受体拮抗剂（波生坦、安立生坦等）治疗动脉型肺动脉高压的药物治疗。但如果经上述治疗后，肺动脉压力仍然较高，不能用基础疾病解释，考虑存在肺动脉病时可选择针对肺动脉高压的药物治疗。

■ 对于心力衰竭的控制，可适当选用利尿药、正性肌力药或扩血管药物进行治疗。

1. 利尿药：原则上宜选用作用轻的利尿药，小剂量使用。重度而急需行利尿的患者可用呋塞米（furosemide），肌注或口服。利尿药应用后可出现低钾、低氯性碱中毒，痰液黏稠不易排出和血液浓缩，应注意预防。

2. 正性肌力药：慢性肺源性心脏病患者由于慢性缺氧及感染，对洋地黄类药物的耐受性很低，疗效较差，且易发生心律失常。正性肌力药的剂量宜小，一般约为常规剂量的 1/2 或 2/3 量，同时选用作用快、排泄快的洋地黄类药物。应用指征：①感染已被控制、呼吸功能已改善、用利尿药后有反复水肿的心力衰竭患者；②以右心衰竭为主要表现而无明显感染的患者；③合并左心衰竭的患者。

3. 血管扩张药：血管扩张药在扩张肺动脉的同时也扩张体动脉，往往造成体循环血压下降，反射性产生心率增快、氧分压下降、二氧化碳分压上升等不良反应。因而在使用血管扩张剂时要注意患者的血压、心率以及血氧饱和度的情况。

（1）钙拮抗剂：在选择盐酸地尔硫䓬治疗时需要注意，此类药物有负性肌力作用，如果患者心率较慢则不适合使用。

（2）硝酸酯类药物：此类药物会造成体循环血压的明显下降，同时增加肺内分流，造成血氧的降低，因而，在使用时需要密切监测血压，同时注意氧疗。

（3）3 型磷酸二酯酶抑制剂（米力农）：在扩张肺动脉平滑肌的同时可以扩张支气管平滑肌，对氧合功能的影响较小，可以使用。但需要注意该类药物具有增加心率的不良反应，如果患者心室率较快则不适合使用。

4. 钙增敏剂（左西孟旦）：可以增加心肌细胞对钙离子的敏感性，从而增强心肌收缩力，对于长期慢性心力衰竭的患者可以使用。

■ 在上述治疗的基础上，应该评价患者发生静脉血栓栓塞症的风险以及出血的风险，如果患者为静脉血栓栓塞症高危人群，则需要进行静脉血栓栓塞症的预防。当出血的风险较低时，可以采用抗凝药物预防，当出血风险较高时，可以采用机械性预防方法。

（四）标准住院日为 10~30 天

（五）进入路径标准

1. 第一诊断必须符合 ICD-10：I27.9 慢性肺源性心脏病疾病编码。
2. 当患者同时具有其他疾病诊断，但在住院期间不需要特殊处理，也不影响第一诊断的临床路径流程实施时，可以进入路径。

> 释义
>
> ■ 如果患者为基础疾病如慢性阻塞性肺疾病导致的慢性肺源性心脏病，且此次发病为基础病加重者，应进入慢性阻塞性肺疾病的临床路径，即使心功能不全的症状较重也不应进入本路径。

（六）住院期间的检查项目

1. 必需的检查项目
(1) 血常规、尿常规、便常规。
(2) 肝肾功能、电解质、血气分析、凝血功能、D-二聚体（D-dimer）、红细胞沉降率、C 反应蛋白（CRP）、脑钠肽（BNP）、感染性疾病筛查（乙型肝炎、丙型肝炎、梅毒、艾滋病等）。
(3) 病原学检查。
(4) 胸部正侧位 X 线片、心电图、超声心动图、肺功能（病情允许时）。
2. 根据患者病情可选择的检查项目：胸部 CT、B 超、心肌酶学检查、双下肢静脉超声等。

> 释义
>
> ■ BNP 或 NT-proBNP 是判断心力衰竭严重程度的指标之一，在治疗前及治疗后需要进行检查以判断心力衰竭的严重程度和治疗效果。
>
> ■ 心力衰竭患者的 D-二聚体会升高，如果患者存在肺栓塞的相应症状时可以进行 D-二聚体检查，但 D-二聚体升高不能作为肺栓塞的诊断依据。
>
> ■ 超声心动图检查是鉴别急性和慢性肺源性心脏病的工具之一，当患者仅右心室扩大而右心室壁无增厚时，为急性肺源性心脏病。存在右心室肥厚伴或不伴右心室扩大时，为慢性肺源性心脏病。另外，超声心动图在左心疾病和右心疾病的鉴别诊断方面也非常有帮助。
>
> ■ 当患者存在双侧下肢不对称性肿胀或下肢肿胀伴疼痛等，不能用心功能不全解释而怀疑存在下肢静脉血栓时，需要进行双下肢静脉超声检查。
>
> ■ 如果患者呼吸困难、低氧症状不能用原发病和心力衰竭解释而高度疑诊肺栓塞时，在病情允许的情况下，需要进行 CT 肺动脉造影检查。

（七）出院标准

1. 症状明显缓解。

2. 临床稳定 72 小时以上。

（八）变异及原因分析

1. 存在并发症，需要进行相关的诊断和治疗，延长住院时间。

2. 病情严重，需要呼吸支持者，归入其他路径。

释义

■ 患者在住院期间因发生肺栓塞、重症肺部感染、消化道出血等严重并发症时，应退出临床路径，采取积极措施治疗相关疾病。

■ 患者在住院期间仅发生深静脉血栓，而无需采取溶栓或外科取栓治疗且不延长住院时间，可不退出本临床路径。

■ 患者在住院期间发现恶性肿瘤的征象，需要进一步检查治疗时，应退出本临床路径。

四、慢性肺源性心脏病给药方案

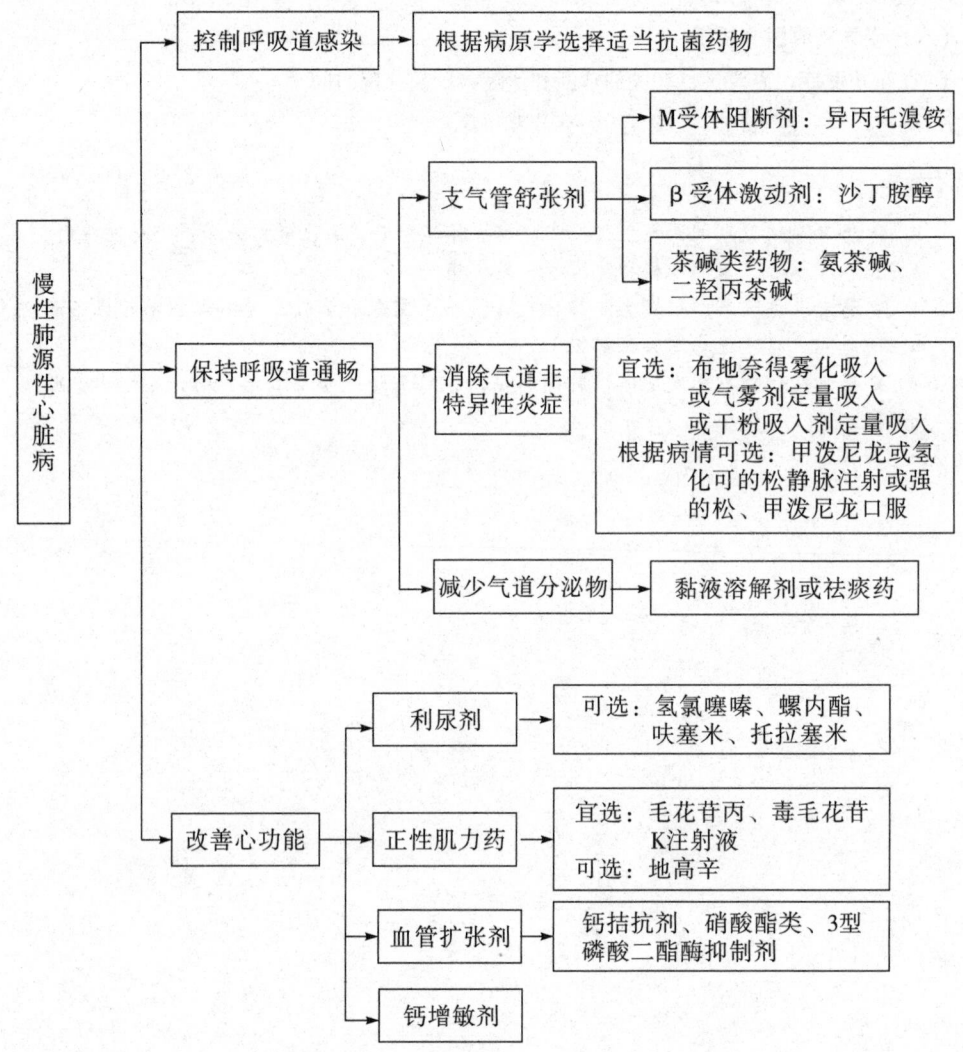

【用药选择】

1. 控制感染：住院治疗患者入院后应立即采取痰标本，最好在应用抗菌药物之前，做涂片革兰染色检查及培养；体温高、全身症状严重者应同时送血培养。

2. 支气管舒张剂：根据患者病情，可以同时使用 β 受体激动剂、M 受体阻滞剂和茶碱类药物，重症患者建议雾化吸入 β 受体激动剂、M 受体阻滞剂，轻症患者可以使用气雾剂或压力定量气雾剂（MDI）吸入。

3. 激素的使用需要根据病情进行选择静脉、口服或吸入制剂，在进行雾化吸入或 MDI 吸入时，需要漱口以防局部真菌感染。

4. 黏液溶解剂的使用可以根据痰液的黏稠程度选择静脉或口服制剂。

5. 利尿剂和正性肌力药物的使用需要慎重，利尿剂尽量选择作用轻的药物，并小剂量使用，洋地黄类药物应选择作用迅速、半衰期短的药物，并小剂量使用。

6. 血管扩张剂：需要时根据血压、心率情况进行选择，如果患者心率慢，可选择 3 型磷酸二酯酶抑制剂；心率快者可以选择盐酸地尔硫䓬；如果患者血压偏高，可选择硝酸酯类药物。患者顽固性心力衰竭不易缓解时可选择使用钙增敏剂。

【药学提示】

1. 大多数利尿剂提高远端小管内钠含量，通过钠钾交换导致尿钾排量增加（保钾利尿剂除外）。

2. 洋地黄中毒，一般会有恶心、呕吐、畏食、头痛、眩晕等，首先应鉴别是由于心功能不全加重，还是洋地黄过量所致。

3. 皮质激素与噻嗪类利尿药或两性霉素 B 均能促进排钾，合用时注意补钾。皮质激素可使血糖升高，减弱口服降糖药或胰岛素的作用。

五、推荐表单

（一）医师表单

慢性肺源性心脏病临床路径医师表单

适用对象：第一诊断为慢性肺源性心脏病（ICD-10：I27.9）

患者姓名：	性别：	年龄：	门诊号：	住院号：
住院日期： 年 月 日	出院日期： 年 月 日			标准住院日：15~30 天

时间	住院第 1~3 天	住院期间
主要诊疗工作	□ 询问病史及体格检查 □ 进行病情初步评估，病情严重程度分级 □ 上级医师查房 □ 明确诊断，决定诊治方案 □ 开实验室检查单 □ 完成病历书写	□ 上级医师查房 □ 评估辅助检查的结果 □ 根据患者病情调整治疗方案，处理可能发生的并发症 □ 观察药物不良反应 □ 指导吸入装置的正确应用 □ 住院医师书写病程记录
重点医嘱	**长期医嘱：** □ 呼吸内科护理常规 □ 一级/二级/三级护理常规（根据病情） □ 控制性氧疗（根据病情） □ 心电、血氧饱和度监测（必要时） □ 吸痰（必要时） □ 抗菌药物、祛痰剂、支气管舒张剂、血管活性药、利尿剂 □ 纠正酸碱失衡和电解质紊乱 □ 糖皮质激素、胃黏膜保护剂（必要时） □ 预防用抗凝药物（根据患者的 VTE 风险评分进行判断） **临时医嘱：** □ 血常规、尿常规、便常规 □ 肝肾功能、电解质、血气分析、红细胞沉降率、D-二聚体、C 反应蛋白、脑钠肽、凝血功能、感染性疾病筛查 □ 病原学检查、X 线胸片、心电图、超声心动图、心肌酶学、肺功能 □ 胸部 CT、腹部 B 超、下肢静脉超声（必要时） □ 维持水、电解质、酸碱平衡 □ 预防深静脉血栓（必要时）	**长期医嘱：** □ 呼吸内科护理常规 □ 一级/二级/三级护理常规（根据病情） □ 控制性氧疗（根据病情） □ 心电、血氧饱和度监测（必要时） □ 吸痰（必要时） □ 抗菌药物、祛痰剂、支气管舒张剂、血管活性药、利尿剂 □ 纠正酸碱失衡和电解质紊乱 □ 糖皮质激素、胃黏膜保护剂（必要时） □ 预防用抗凝药物（根据患者的 VTE 风险评分进行判断） □ 抗凝药物治疗 VTE（患者存在 VTE 时） □ 根据病情调整药物 **临时医嘱：** □ 对症治疗 □ 复查血常规、血气分析（必要时） □ 异常指标复查 □ CT 肺动脉造影（疑诊肺栓塞时）
病情变异记录	□ 无 □ 有，原因： 1. 2.	□ 无 □ 有，原因： 1. 2.
医师签名		

时间	出院前 1~3 天	出院日
主要诊疗工作	□ 上级医师查房 □ 评估治疗效果 □ 确定出院日期及出院后治疗方案 □ 完成上级医师查房记录	□ 完成出院小结 □ 向患者交代出院后注意事项 □ 预约复诊日期
重点医嘱	**长期医嘱：** □ 基本同前 □ 根据病情调整 **临时医嘱：** □ 根据需要，复查有关检查	**出院医嘱：** □ 出院带药 □ 门诊随诊
病情变异记录	□ 无 □ 有，原因： 1. 2.	□ 无 □ 有，原因： 1. 2.
护士签名		
医师签名		

（二）护士表单

慢性肺源性心脏病临床路径护士表单

适用对象：第一诊断为慢性肺源性心脏病（ICD-10：I27.9）

患者姓名：		性别： 年龄： 门诊号：	住院号：
住院日期： 年 月 日		出院日期： 年 月 日	标准住院日：15~30 天

时间	住院第 1 天	住院期间	出院前 （出院日）
健康宣教	□ 入院宣教 　介绍主管医师、护士 　介绍环境、设施 　介绍住院注意事项 □ 向患者宣教戒烟、戒酒的重要性，及减少剧烈活动 □ 指导氧疗及吸入疗法 □ 正确留取标本及各种检查注意事项宣教	□ 主管护士与患者沟通，了解并指导心理应对 □ 疾病知识 □ 用药指导 □ 护理安全 □ 心理支持 □ 休息与活动	□ 出院宣教 □ 用药指导 □ 增强免疫力 □ 活动休息 □ 饮食指导 □ 家庭氧疗 □ 复查时间 □ 不适随诊 □ 指导办理出院手续
护理处置	□ 核对患者，佩戴腕带 □ 建立入院护理病历 □ 测量并记录患者生命体征 □ 卫生处置：剪指甲、沐浴、更换病号服 □ 核对并准备次日晨实验室检查 □ 协助患者订饭	□ 遵医嘱完成用药 □ 协助患者收集实验室检查标本 □ 静脉取血 □ 协助患者完成相关辅助检查 □ 测量、记录生命体征 □ 书写护理记录	□ 办理出院手续 □ 书写出院小结 □ 随访登记
基础护理	□ 一级或二级护理 □ 普通饮食/治疗饮食 □ 首次评估日常生活能力、跌倒/坠床风险、压疮风险评估，制订并落实相应护理措施 □ 晨晚间护理：口腔护理、皮肤护理 □ 心理护理	□ 一级或二级护理 □ 饮食护理 □ 根据病情变化，再次评估日常生活能力、跌倒/坠床风险、压疮风险评估，制订并落实相应护理措施 □ 晨晚间护理：口腔护理、皮肤护理 □ 休息与活动 □ 体位 □ 心理护理 □ 约束（需要时）	□ 二级或三级护理 □ 普通饮食/治疗饮食 □ 再次评估日常生活能力、跌倒/坠床风险、压疮风险评估，记录 □ 休息与活动：适当体育锻炼 □ 心理护理

续　表

时间	住院第1天	住院期间	出院前 （出院日）
专科护理	□ 评估病情、制订护理计划 　咳嗽、咳痰症状护理 □ 评估自主咳痰能力 □ 咳痰颜色、性质、量 □ 指导患者有效排痰 □ 拍背排痰 □ 吸痰（必要时） **体液过多的护理：** □ 观察心率、心律、血压 □ 评估水肿程度、部位 □ 给予舒适卧位 **呼吸困难的护理：** □ 评估患者神志、意识 □ 呼吸频率、血氧饱和度监测 □ 缺氧症状 □ 二氧化碳潴留症状 □ 监测动脉血气指标 □ 根据血气分析或血氧饱和度监测结果遵医嘱氧疗 □ 必要时应用心电监测 □ 躁动者：知情同意书，约束 □ 心理护理	□ 观察患者一般情况及病情变化 □ 执行治疗计划，观察疗效及药物反应 □ 了解异常实验室检查及辅助检查 □ 修订、实施护理计划 **咳嗽、咳痰症状护理：** □ 指导患者有效排痰 □ 拍背排痰 □ 吸入疗法 □ 吸痰（必要时） **体液过多的护理：** □ 观察 心率、心律、血压 □ 水肿程度、部位 □ 记录出入量 □ 皮肤护理 □ 控制输液速度 **呼吸困难症状护理：** □ 观察缺氧及二氧化碳潴留的症状及体征 □ 心电、血氧饱和度监测（必要时） □ 实施氧疗 □ 复查血常规、血气分析 □ 观察并发症征象，肺性脑病、电解质紊乱、下肢深静脉血栓等 □ 特殊用药护理：呼吸兴奋剂、利尿剂、洋地黄、血管扩张剂、抗菌药物、抗凝治疗 □ 心理护理 □ 完成相关检查 □ 呼吸功能锻炼	□ 病情观察： 　评估患者生命体征，特别是呼吸频率及血氧饱和度 □ 呼吸功能锻炼 □ 心理护理
重点医嘱	□ 详见医嘱执行单	□ 详见医嘱执行单	□ 详见医嘱执行单
病情变异记录	□ 无　□ 有，原因： 1. 2.	□ 无　□ 有，原因： 1. 2.	□ 无　□ 有，原因： 1. 2.
护士签名			

（三）患者表单

慢性肺源性心脏病临床路径患者表单

适用对象：第一诊断为慢性肺源性心脏病（ICD-10：I27.9）

患者姓名：	性别： 年龄： 门诊号：	住院号：
住院日期： 年 月 日	出院日期： 年 月 日	标准住院日：15~30 天

时间	入院当日	住院期间	出院前 （出院日）
医患配合	□ 配合询问病史、收集资料，请务必详细告知既往史、用药史、过敏史 □ 配合进行体格检查 □ 有任何不适告知医师	□ 配合完善相关检查，如采血、留尿、心电图、X 线胸片等 □ 医师向患者及家属介绍病情，如有异常检查结果需进一步检查 □ 配合医师调整用药 □ 有任何不适告知医师	□ 接受出院前指导 □ 知道复查程序 □ 获取出院诊断书
护患配合	□ 配合测量体温、脉搏、呼吸、血压、血氧饱和度、体重 □ 配合完成入院护理评估单（简单询问病史、过敏史、用药史） □ 接受入院宣教（环境介绍、病室规定、订餐制度、贵重物品保管等）及疾病知识相关教育 □ 有任何不适告知护士	□ 正确留取标本，配合检查 □ 配合用药及治疗 □ 配合定时测量生命体征，每日询问饮食及大小便 □ 接受输液、服药治疗，并告知用药后效果及有无出血征象 □ 合理正确进行氧疗 □ 注意活动安全，避免坠床或跌倒 □ 配合执行探视及陪伴	□ 接受出院宣教 □ 办理出院手续 □ 获取出院带药 □ 知道服药方法、作用、注意事项 □ 知道复印病历方法及复诊时间
饮食	□ 正常饮食 □ 遵医嘱饮食 □ 低脂饮食	□ 正常饮食 □ 遵医嘱饮食 □ 低脂饮食	□ 正常饮食 □ 遵医嘱饮食
排泄	□ 正常排尿便 □ 避免便秘	□ 正常排尿便 □ 避免便秘	□ 正常排尿便 □ 避免便秘
活动	□ 卧床休息	□ 卧床休息 □ 遵医嘱适量活动	□ 正常适度活动，避免疲劳

附：原表单（2011 年版）

慢性肺源性心脏病临床路径表单

适用对象：第一诊断为慢性肺源性心脏病（ICD-10：I27.9）

患者姓名：		性别：	年龄：	门诊号：	住院号：
住院日期： 年 月 日		出院日期： 年 月 日			标准住院日：15~30 天

时间	住院第 1~3 天	住院期间
主要诊疗工作	□ 询问病史及体格检查 □ 进行病情初步评估，病情严重程度分级 □ 上级医师查房 □ 明确诊断，决定诊治方案 □ 开实验室检查单 □ 完成病历书写	□ 上级医师查房 □ 评估辅助检查的结果 □ 根据患者病情调整治疗方案，处理可能发生的并发症 □ 观察药物不良反应 □ 指导吸入装置的正确应用 □ 住院医师书写病程记录
重点医嘱	**长期医嘱：** □ 呼吸内科护理常规 □ 一级/二级/三级护理常规（根据病情） □ 控制性氧疗（根据病情） □ 心电、血氧饱和度监测（必要时） □ 吸痰（必要时） □ 抗菌药物、祛痰剂、支气管舒张剂、血管活性药、利尿剂 □ 纠正酸碱失衡和电解质紊乱 □ 糖皮质激素、胃黏膜保护剂（必要时） **临时医嘱：** □ 血常规、尿常规、便常规 □ 肝肾功能、电解质、血气分析、红细胞沉降率、D-二聚体、C反应蛋白、脑钠肽、凝血功能、感染性疾病筛查 □ 病原学检查、X 线胸片、心电图、超声心动图、心肌酶学、肺功能 □ 胸部 CT、B 超、下肢静脉超声（必要时） □ 维持水、电解质、酸碱平衡 □ 预防深静脉血栓（必要时）	**长期医嘱：** □ 呼吸内科护理常规 □ 一级/二级/三级护理常规（根据病情） □ 控制性氧疗（根据病情） □ 心电、血氧饱和度监测（必要时） □ 吸痰（必要时） □ 抗菌药物、祛痰剂、支气管舒张剂、血管活性药、利尿剂 □ 纠正酸碱失衡和电解质紊乱 □ 糖皮质激素、胃黏膜保护剂（必要时） □ 根据病情调整药物 **临时医嘱：** □ 对症治疗 □ 复查血常规、血气分析（必要时） □ 异常指标复查
主要护理工作	□ 介绍病房环境、设施和设备 □ 入院护理评估、护理计划 □ 观察患者情况 □ 指导氧疗、吸入治疗 □ 静脉取血、用药指导 □ 进行戒烟建议和健康宣教 □ 协助患者完成实验室检查及辅助检查	□ 观察患者一般情况及病情变化 □ 观察疗效及药物反应 □ 指导患者有效的咳嗽排痰方法，指导陪护人员协助患者拍背排痰方法 □ 疾病相关健康教育

续　表

时间	住院第 1~3 天	住院期间
病情 变异 记录	□ 无　□ 有，原因： 1. 2.	□ 无　□ 有，原因： 1. 2.
护士 签名		
医师 签名		

时间	出院前 1~3 天	出院日
主要诊疗工作	□ 上级医师查房 □ 评估治疗效果 □ 确定出院日期及出院后治疗方案 □ 完成上级医师查房记录	□ 完成出院小结 □ 向患者交代出院后注意事项 □ 预约复诊日期
重点医嘱	长期医嘱： □ 基本同前 □ 根据病情调整 临时医嘱： □ 根据需要，复查有关检查	出院医嘱： □ 出院带药 □ 门诊随诊
主要护理工作	□ 观察患者一般情况 □ 观察疗效、各种药物作用和不良反应 □ 指导呼吸康复训练（根据需要） □ 恢复期心理与生活护理 □ 出院准备指导	□ 出院注意事项（戒烟、避免烟尘吸入、坚持康复锻炼、注意保暖、加强营养） □ 帮助患者办理出院手续 □ 出院指导
病情变异记录	□ 无　□ 有，原因： 1. 2.	□ 无　□ 有，原因： 1. 2.
护士签名		
医师签名		

参考文献

[1] 中华医学会呼吸病学分会. 医院获得性肺炎诊断和治疗指南（草案）[J]. 中华结核和呼吸杂志, 1999, 22 (4)：201-202.

[2] Kalil AC, Metersky ML, Klompas M, et al. Management of adults with hospital-acquired and ventilator-associated pneumonia：2016 Clinical Practice Guidelines by the Infectious Diseases Society of America and the American Thoracic Society [J]. Clin Infect Dis, 2016, 63 (5)：e61-e111.

[3] 中华医学会呼吸病学分会. 中国成人社区获得性肺炎诊断和治疗指南（2016 年版）[J]. 中华结核和呼吸杂志, 2016, 39 (4)：253-279.

[4] 中国医师协会急诊医师分会, 中国急性感染联盟. 2015 年中国急诊社区获得性肺炎临床实践指南 [J]. 中华急诊医学杂志, 2015, 24 (12)：1324-1344.

[5] 朱庆纪, 吴伟华. 盐酸氨溴索联合布地奈德、糜蛋白酶雾化吸入辅助治疗小儿肺炎的疗效 [J]. 中华实用儿科临床杂志, 2009, 24 (11)：872-872.

[6] C. SWEETMAN S. 马丁代尔药物大典 [M]. 35 版. 北京：化学工业出版社, 2007：273.

[7] Todisco T, Eslami A, Baglioni S, et al. An open, comparative pilot study of thiamphenicol glycinate hydrochloride vs clarithromycin in the treatment of acute lower respiratory tract infections due to Chlamydia pneumoniae [J]. Journal of Chemotherapy, 2013, 14 (3)：265-271.

[8] 王爱霞译. 热病——抗微生物治疗指南 [M]. 42 版. 北京：中国协和医科大学出版社, 2013：43.

[9] 汪复, 张婴元. 实用抗感染治疗学 [M]. 2 版. 北京：人民卫生出版社, 2012：634-635.

[10] 王辰. 临床呼吸病学 [M]. 北京：科学技术文献出版社, 2009：99-100.

[11] 王吉耀. 内科学 [M]. 2 版. 北京：人民卫生出版社, 2010：104-105.

[12] 胡仪吉. 中国国家处方集 [M]. 北京：人民军医出版社, 2013.

[13] V. Courtney Broaddus. Murray & Nadel's Textbook of Respiratory Medicine [M]. 6th ed. Philadelphia：ELSEVIER SAUNDERS, 2016：580-583.

[14] 中华医学会呼吸病学分会慢性阻塞性肺疾病学组. 慢性阻塞性肺疾病诊治指南（2013 年修订版）[J]. 中华结核和呼吸杂志, 2013, 36 (4)：255-264.

[15] 慢性阻塞性肺疾病急性加重诊治专家组. 慢性阻塞性肺疾病急性加重诊治中国专家共识（草案）[J]. 中国呼吸与危重监护杂志, 2013, 12 (6)：541-551.

[16] GOLD Executive Committee. Global strategy for the diagnosis, management, and prevention of chronic obstructive pulmonary disease（Revised 2017）[Z/OL]. http：//goldcopd. org/download/326/.

[17] 牟玮, 宋雅琳, 张硕, 等. 冬虫夏草治疗慢性阻塞性肺疾病临床疗效的系统评价 [J]. 中国循证医学杂志, 2013, 13 (11)：1373-1381.

[18] 中华医学会呼吸病学分会哮喘学组. 支气管哮喘防治指南（2016 年版）[J]. 中华结核和呼吸杂志, 2016, 39 (9)：675-697.

[19] 慢性气道炎症性疾病气道黏液高分泌管理中国专家共识编. 慢性气道炎症性疾病气道黏液高分泌管理中国专家共识 [J]. 中华结核和呼吸杂志, 2015, 38 (10)：723-729.

［20］中华医学会. 临床诊疗指南·呼吸病学分册［M］. 北京：人民卫生出版社，2009.

［21］中华医学会呼吸病学分会慢性阻塞性肺疾病学组. 慢性阻塞性肺疾病诊治指南（2013 年修订版）［J］. 中华结核和呼吸杂志，2013，36（4）：255-264.

［22］陆慰萱，王辰. 肺循环病学［M］. 北京：人民卫生出版社，2007.

［23］Galiè N，Humbert M，Vachiery JL，et al. 2015 ESC/ERS Guidelines for the diagnosis and treatment of pulmonary hypertension. The Joint Task Force for the Diagnosis and Treatment of Pulmonary Hypertension of the European Society of Cardiology（ESC）and the European Respiratory Society（ERS）：Endorsed by：Association for European Paediatric and Congenital Cardiology（AEPC），International Society for Heart and Lung Transplantation（ISHLT）［J］. Eur Respir J，2015，46（4）：903-975.

［24］CHEST Guideline and Expert Panel Report. Pharmacologic Therapy for Pulmonary Arterial Hypertension in Adults［J］. Chest. 2014，146（2）：449-475.

［25］中华医学会呼吸病学分会. 肺血栓栓塞症的诊断与治疗指南（草案）［J］. 中华结核和呼吸杂志，2001，24（5）：259-264.

［26］Wang C，Zhai Z，Yang Y，et al. Efficacy and safety of low dose recombinant tissue-type plasminogen activator for the treatment of acute pulmonary thromboembolism：a randomized，multicenter，controlled trial［J］. Chest，2010，137（2）：254-262.

［27］Wang C，Zhai Z，Yang Y，et al. Efficacy and safety of 2-hour urokinase regime in acute pulmonary embolism：a randomized controlled trial［J］. Respir Res，2009，10：128.

［28］The Task Force for the Diagnosis and Management of Acute Pulmonary Embolism of the European Society of Cardiology（ESC）Endorsed by the European Respiratory Society（ERS）：2014 ESC Guidelines on the diagnosis and management of acute pulmonary embolism［J］. European Heart Journal，2014，35：3033-3080.

［29］Maclean S，Mulla S，Akl E A，et al. Patient values and preferences in decision making for antithrombotic therapy：a systematic review：Antithrombotic Therapy and Prevention of Thrombosis，9th ed：American College of Chest Physicians Evidence-Based Clinical Practice Guidelines［J］. Chest，2012，141（2）：e1S-23S.

［30］中华医学会心血管病学分会肺血管病学组. 急性肺栓塞诊断与治疗中国专家共识（2015）［J］. 中华心血管病杂志，2015，44（3）：197-211

［31］中华医学会呼吸病学分会肺癌学组，中国肺癌防治联盟专家组. 肺部结节诊治中国专家共识［J］. 中华结核和呼吸杂志，2015，38（4）：249-254.

［32］周清华，范亚光，王颖，等. 中国肺部结节分类、诊断与治疗指南（2016 年版）［J］. 中国肺癌杂志，2016，19（12）：793-798.

［33］Slatore CG，Horeweg N，Jett JR，et al. An Official American Thoracic Society Research Statement：A Research Framework for Pulmonary Nodule Evaluation and Management［J］. Am J Respir Crit Care Med，2015，192（4）：500-514.

［34］NCCN 非小细胞肺癌临床实践指南（中国版）专家组. 非小细胞肺癌临床实践指南（中国版）［S］. 上海：第 4 届 NCCN 亚洲学术会议，2011.

［35］中华医学会呼吸病学分会肺癌学组，中国肺癌防治联盟. 晚期非小细胞肺癌分子靶向治疗专家共识（2013 版）［J］. 中华结核和呼吸杂志，2014，37（3）：177-183.

［36］NCCN clinical practice guidelines in oncology（NCCN guidelines）non samll cell lung cancer version 2. 2014［S/OL］. http：//www. NCCN. org.

［37］支修益，石远凯，于金明. 中国原发性肺癌诊疗规范（2015 年版）［J］. 中华肿瘤杂志，2015，37（1）：67-79.

［38］Bradley B，Branley H M，Egan J J，et al. Interstitial lung disease guideline：the British

Thoracic Society in collaboration with the Thoracic Society of Australia and New Zealand and the I-rish Thoracic Society [J]. Thorax, 2008, 63 (Suppl 5): v1-58.

[39] Reynolds H Y. Diagnostic and management strategies for diffuse interstitial lung disease [J]. Chest, 1998, 113 (1): 192-202.

[39] 蔡后荣, 张湘燕, 李惠萍. 实用间质性肺疾病 [M].2版. 北京: 人民卫生出版社, 2016: 2-91.

[40] Raghu G, Collard H R, Egan J J, et al. ATS/ERS/JRS/ALAT Committee on Idiopathic Pulmonary fibrosis. An official ATS/ERS/JRS/ALAT statement: idiopathic pulmonary fibrosis: evidence-based guidelines for diagnosis and management [J]. American Journal of Respiratory & Critical Care Medicine, 2011, 183 (6): 788-824.

[41] King T E J, Bradford W Z, Castrobernardini S, et al. A Phase 3 Trial of Pirfenidone in Patients with Idiopathic Pulmonary Fibrosis [J]. New England Journal of Medicine, 2014, 370 (22): 2083-2092.

[42] Travis WD, Costabel U, Hansell DM, et al. An Official American Thoracic Society/European Respiratory Society Statement: Update of the International Multidisciplinary Classification of the Idiopathic Interstitial Pneumonias [J]. Am J Respir Crit Care Med, 2013, 188 (6): 733-748.

[43] Raghu G, Collard HR, Egan JJ, et al. An official ATS/ERS/JRS/ALAT statement: idiopathic pulmonary fibrosis: evidence-based guidelines for diagnosis and management [J]. Am J Respir Crit Care Med, 2011, 183 (6): 788-824.

[44] 中华医学会呼吸病学分会. 特发性肺 (间质) 纤维化诊断和治疗指南 (草案) [J]. 中华结核和呼吸杂志, 2002, 25 (7): 387-389.

[45] Idiopathic Pulmonary Fibrosis Clinical Research Network, Raghu G, Anstrom KJ, et al. Prednisone, azathioprine, and N-acetylcysteine for pulmonary fibrosis [J]. N Engl J Med, 2012, 366 (21): 1968-1977.

[46] Idiopathic Pulmonary Fibrosis Clinical Research Network, Martinez FJ, de Andrade JA, et al. Randomized trial of acetylcysteine in idiopathic pulmonary fibrosis [J]. N Engl J Med, 2014, 370 (22): 2093-2101.

[47] King TE Jr, Bradford WZ, Castro-Bernardini S, et al. A phase 3 trial of pirfenidone in patients with idiopathic pulmonary fibrosis [J]. N Engl J Med, 2014, 370 (22): 2083-2092.

[48] 中华医学会呼吸病学分会间质性肺疾病学组. 特发性肺纤维化诊断和治疗中国专家共识 [J]. 中华结核和呼吸杂志, 2016, 39 (6): 427-432.

[49] Travis WD, Costabel U, Hansell DM, et al. An Official American Thoracic Society/European Respiratory Society Statement: Update of the International Multidisciplinary Classification of the Idiopathic Interstitial Pneumonias [J]. Am J Respir Crit Care Med, 2013, 188 (6): 733-748.

[50] 中华医学会. 临床诊疗指南·结核病分册 [M]. 北京: 人民卫生出版社, 2005.

[51] Baas1 P, Fennell D, Kerr KM, et al. Malignant pleural mesothelioma: ESMO Clinical Practice Guidelines for diagnosis, treatment and follow-up [J]. Annals of Oncology, 2015, (Supplement 5): v31-v39.

[52] Ettinger DS, Wood DE, Aisner DL, et al. NCCN Clinical Practice Guidelines in Oncology (NCCN Guidelines), Malignant Pleural Mesothelioma. 2017, Version 2.

[53] Scherpereel A, Astoul P, Baas P, et al. Guidelines of the European Respiratory Society and the European Society of Thoracic Surgeons for the management of malignant pleural mesothelioma [J]. Eur Respir J, 2010, 35: 479-495.

[54] The ARDS Definition Task Force. Acute respiratory distress syndrome: the Berlin definition [J]. JAMA, 2012, 307 (23): 2526-2533.

［55］ Ferguson ND，Fan E，Camporota L，et al. The Berlin definition of ARDS：an expanded rationale，justification，and supplementary material ［J］. Intensive Care Med，2012，38（10）：1573-1582.

［56］ 中华医学会呼吸病学分会危重症医学学组. 体外膜氧合治疗成人重症呼吸衰竭临床操作推荐意见［J］. 中华结核和呼吸杂志，2014，37（8）：572-578.

［57］ Fan E，Sorbo LD，Goligher EC，et al. An Official American Thoracic Society/European Society of Intensive Care Medicine/Society of Critical Care Medicine Clinical Practice Guideline：Mechanical Ventilation in Adult Patients with Acute Respiratory Distress Syndrome ［J］. Am J Respir Crit Care Med. 2017，195（9）：1253-1263.

［58］ 中华医学会呼吸病学分会呼吸危重症医学学组. 急性呼吸窘迫综合征患者机械通气指南（试行）［J］. 中华医学杂志. 2016，96（6）：404-424.

［59］ 中华医学会重症医学分会. 急性肺损伤/急性呼吸窘迫综合征诊断与治疗指南（2006）. 中华内科杂志，2007，46（5）：430-435.

［59］ 陈新谦，金有豫，汤光. 新编药物学［M］.15 版. 北京：人民卫生出版社，2003.

附录 1

慢性支气管炎临床路径病案质量监控表单

1. 进入临床路径标准

疾病诊断：慢性支气管炎（ICD-10：J42. x00）

2. 病案质量监控表

监控项目 监控重点 住院时间		评估要点		监控内容	分数	减分理由	备注
病案首页		主要诊断 名称及编码		慢性支气管炎（ICD-10：J42. x00）	5□ 4□ 3□		
		其他诊断 名称及编码		无遗漏，编码准确	1□ 0□		
		其他项目		内容完整、准确、无遗漏	5□ 4□ 3□ 1□ 0□		
住院第 1~3 天	入院记录	现病史	主要症状	是否记录本病最主要的症状，并重点描述： 慢性或反复咳嗽、咳痰或伴有喘息	5□ 4□ 3□ 1□ 0□		入院24小时内完成
			病情演变过程	是否描述主要症状的演变过程，如：咳嗽加剧，咳痰增多，痰液黏稠，有黄痰，病程延长	5□ 4□ 3□ 1□ 0□		
			其他伴随症状	是否记录伴随症状，如：呼吸衰竭，其他脏器损害等	5□ 4□ 3□ 1□ 0□		

续 表

监控项目 住院时间 监控重点		评估要点	监控内容	分数	减分 理由	备注
	院外 诊疗 过程		是否记录诊断、治疗情况如： 1. 是否做过血常规检查、胸部 X 线检查等 2. 是否诊断过慢性支气管炎 3. 使用抗感染、化痰、祛痰药物以及药物的时间、剂量、方法等。应用上述药物的效果	5□ 4□ 3□ 1□ 0□		
		既往史 个人史 家族史	是否按照病历书写规范记录，并重点记录： 1. 饮食习惯、环境因素、精神因素及烟酒嗜好等 2. 慢性疾病史 3. 家族中有无类似患者 4. 职业史	5□ 4□ 3□ 1□ 0□		
		体格检查	是否按照病历书写规范记录，并记录重要体征，无遗漏，如： 1. 生命体征、一般情况、皮肤黏膜 2. 胸部主要阳性体征和重要的阴性体征 3. 腹部主要体征 4. 四肢关节	5□ 4□ 3□ 1□ 0□		
		辅助检查	是否记录辅助检查结果，如： 1. 血常规、尿常规、大便常规 2. 肝肾功能、电解质、血沉、C 反应蛋白（CRP）、凝血功能、感染性疾病筛查（乙型肝炎、丙型肝炎、梅毒、艾滋病等） 3. 病原学检查及药敏 4. 胸部正侧位 X 线片 5. 心电图 6. 肺功能	5□ 4□ 3□ 1□ 0□		
首次病程 记录		病例特点	是否简明扼要，重点突出，无遗漏： 1. 年龄、特殊的生活习惯及嗜好等 2. 病情（例）特点，发病年龄、反复发作等 3. 突出的症状和体征 4. 辅助检查结果 5. 其他疾病史	5□ 4□ 3□ 1□ 0□		入院 8小 时内 完成

续 表

住院时间 监控项目 监控重点		评估要点	监控内容	分数	减分理由	备注
		初步诊断	第一诊断为：慢性支气管炎（ICD-10：J42.x00）	5□ 4□ 3□ 1□ 0□		
		诊断依据	是否充分、分析合理： 1. 慢性或反复咳嗽、咳痰或伴有喘息，每年发病持续至少 3 个月，并连续 2 年或以上者 2. 如每年发病持续不足 3 个月，而有明确的客观检查依据（如 X 线胸片、肺功能等）亦可诊断 3. 排除其他心、肺疾患（如肺结核、肺尘埃沉着病、支气管哮喘、支气管扩张、肺癌、心脏病、心功能不全、慢性鼻炎、慢性咽炎等）引起的咳嗽、咳痰或伴有喘息等	5□ 4□ 3□ 1□ 0□		
		鉴别诊断	是否根据病例特点与下列疾病鉴别： 1. 肺结核 2. 肺尘埃沉着病 3. 支气管哮喘 4. 支气管扩张 5. 肺癌 6. 心功能不全	5□ 4□ 3□ 1□ 0□		
		诊疗计划	是否全面并具有个性化： 1. 是否完成并记录必需的检查项目： （1）血常规、尿常规、大便常规 （2）肝肾功能、电解质、血沉、C 反应蛋白（CRP）、血糖、凝血功能、感染性疾病筛查（乙型肝炎、丙型肝炎、梅毒、艾滋病等） （3）痰病原学检查 （4）胸部正侧位片、心电图 2. 是否记录分析根据患者病情选择的辅助检查，如血气分析、胸部 CT、支气管镜等 3. 预防措施：戒烟和避免烟雾刺激，增强体质，提高免疫力 4. 控制感染 5. 祛痰、镇咳 6. 解痉、平喘	5□ 4□ 3□ 1□ 0□		

续　表

监控项目 住院时间	监控重点	评估要点	监控内容	分数	减分 理由	备注
住院 期间	病程记录	上级医师 查房记录	是否有重点内容并结合本病例： 1. 补充病史和查体 2. 诊断、鉴别诊断分析 3. 病情评估和预后评估 4. 治疗方案分析，提出诊疗意见 5. 提出需要观察和注意的内容	5□ 4□ 3□ 1□ 0□		入院 48小 时内 完成
		住院医师 查房记录	是否记录、分析全面： 1. 病情：咳嗽、咳痰等症状 2. 具体治疗措施：如抗菌药物的名称、 　用量、用法等 3. 分析：辅助检查结果、治疗方案、病 　情及评估、预后评估等 4. 记录：上级医师查房意见执行情况； 　患者及家属意见，以及医师的解释 　内容	5□ 4□ 3□ 1□ 0□		
住院 期间	病程记录	住院医师 查房记录	是否记录、分析如下内容： 1. 咳嗽、咳痰等症状的变化 2. 药物不良（治疗）反应 3. 辅助检查结果，对诊断治疗的影响 4. 病情评估 5. 治疗效果，调整治疗分析 6. 上级医师意见执行情况	5□ 4□ 3□ 1□ 0□		
		上级医师 查房记录	1. 是否记录 2. 是否对病情、已完成的诊疗进行总结 　分析，并提出下一步诊疗意见，补充、 　更改诊断分析和确定诊断分析	5□ 4□ 3□ 1□ 0□		
出院前 1~3天	病程记录	住院医师 查房记录	是否记录、分析： 1. 目前咳嗽、咳痰等症状的缓解情况； 　合并症、并发症的情况 2. 目前的治疗情况，抗菌药物等药物的 　使用情况 3. 病情评估及疗效评估 4. 符合出院标准 5. 出院后的治疗方案及出院后注意事项	5□ 4□ 3□ 1□ 0□		
		上级医师 查房记录	是否记录、分析： 1. 疗效评估，预期目标完成情况 2. 判断是否符合出院标准 3. 确定是否出院 4. 出院后治疗方案	5□ 4□ 3□ 1□ 0□		

续　表

住院时间 / 监控项目 / 监控重点	评估要点	监控内容	分数	减分理由	备注
住院第 5~10 天（出院日）	病程记录 / 住院医师查房记录	是否记录： 1. 目前咳嗽、咳痰等症状的缓解情况 2. 向患者交代出院后注意事项	5□ 4□ 3□ 1□ 0□		
	出院记录	记录是否齐全，重要内容无遗漏，如： 1. 入院情况 2. 诊疗经过 3. 出院情况：症状体征等 4. 出院医嘱：出院带药需写明药物名称、用量、服用方法，需要调整的药物要注明调整的方法；出院后患者需要注意的事项；门诊复查时间及项目等	5□ 4□ 3□ 1□ 0□		
	操作记录	内容包括自然项目（另页书写时）、操作名称、操作时间、操作步骤、结果及患者一般情况，记录过程是否顺利、有无不良反应，术后注意事项及是否向患者说明，操作医师签名	5□ 4□ 3□ 1□ 0□		
	特殊检查、特殊治疗同意书等医学文书	内容包括自然项目（另页书写时）、特殊检查、特殊治疗项目名称、目的、可能出现的并发症及风险、或替代治疗方案、患者或家属签署是否同意检查或治疗、患者签名、医师签名等	5□ 4□ 3□ 1□ 0□		
	病危（重）通知书	自然项目（另页书写时）、目前诊断、病情危重情况，可能出现的并发症及预后，患方签名、医师签名并填写日期	5□ 4□ 3□ 1□ 0□		
医嘱	长期医嘱	住院第1天	1. 呼吸内科护理常规 2. 一/二/三级护理常规（根据病情） 3. 饮食 4. 抗菌药物 5. 祛痰剂 6. 支气管舒张剂（必要时） 7. 镇咳药（必要时）	5□ 4□ 3□ 1□ 0□	

续　表

监控项目 / 监控重点 / 住院时间		评估要点	监控内容	分数	减分理由	备注
		住院期间	1. 呼吸内科护理常规 2. 一/二/三级护理常规（根据病情） 3. 根据病情调整抗菌药物 4. 祛痰剂 5. 支气管舒张剂（必要时） 6. 镇咳药（必要时）			
		出院前	1. 呼吸内科护理常规 二/三级护理常规（根据病情） 2. 根据病情调整抗菌药物 3. 祛痰剂 4. 支气管舒张剂（必要时） 5. 镇咳药（必要时） 6. 根据病情调整用药			
	临时医嘱	住院第1天	1. 血常规、尿常规、大便常规 2. 肝肾功能、电解质、血沉、C反应蛋白（CRP）、凝血功能、感染性疾病筛查 3. 痰病原学检查及药敏 4. 胸部正侧位片、心电图、肺功能 5. 血气分析、胸部CT（必要时）			
		住院期间	1. 复查血常规 2. 复查胸片（必要时） 3. 异常指标复查 4. 病原学检查（必要时） 5. 有创性检查（必要时）			
		出院前	1. 血常规、胸片检查（必要时） 2. 根据需要，复查有关检查			
		出院日	1. 出院带药 2. 门诊随诊时间			
一般书写规范		各项内容	完整、准确、清晰、签字	5□ 4□ 3□ 1□ 0□		

续　表

监控项目　监控重点　住院时间	评估要点	监控内容	分数	减分理由	备注
变异情况	变异条件及原因	1. 治疗无效或者病情进展，需复查病原学检查并调整抗菌药物，导致住院时间延长 2. 伴有影响本病治疗效果的合并症和并发症，需要进行相关检查及治疗，导致住院时间延长	5□ 4□ 3□ 1□ 0□		

附录2

制定/修订《临床路径释义》的基本方法与程序

曾宪涛　蔡广研　陈香美　陈新石　葛立宏　高润霖　顾　晋　韩德民
贺大林　胡盛寿　黄晓军　霍　勇　李单青　林丽开　母义明　钱家鸣
任学群　申昆玲　石远凯　孙　琳　田　伟　王　杉　王行环　王宁利
王拥军　邢小平　徐英春　鱼　锋　张力伟　郑　捷　郎景和

中华人民共和国国家卫生和计划生育委员会采纳的临床路径（Clinical pathway）定义为针对某一疾病建立的一套标准化治疗模式与诊疗程序，以循证医学证据和指南为指导来促进治疗和疾病管理的方法，最终起到规范医疗行为，减少变异，降低成本，提高质量的作用。世界卫生组织（WHO）指出临床路径也应当是在循证医学方法指导下研发制定，其基本思路是结合诊疗实践的需求，提出关键问题，寻找每个关键问题的证据并给予评价，结合卫生经济学因素等，进行证据的整合，诊疗方案中的关键证据，通过专家委员会集体讨论，形成共识。可以看出，遵循循证医学是制定/修订临床路径的关键途径。

临床路径在我国已推行多年，但收效不甚理想。当前，在我国推广临床路径仍有一定难度，主要是因为缺少系统的方法论指导和医护人员循证医学理念薄弱[1]。此外，我国实施临床路径的医院数量少，地域分布不平衡，进入临床路径的病种数量相对较少，病种较单一；临床路径实施的持续时间较短[2]，各学科的临床路径实施情况也参差不齐。英国国家与卫生保健研究所（NICE）制定临床路径的循证方法学中明确指出要定期检索证据以确定是否有必要进行更新，要根据惯用流程和方法对临床路径进行更新。我国三级综合医院评审标准实施细则（2013年版）中亦指出"根据卫生部《临床技术操作规范》《临床诊疗指南》《临床路径管理指导原则（试行）》和卫生部各病种临床路径，遵循循证医学原则，结合本院实际筛选病种，制定本院临床路径实施方案"。我国医疗资源、医疗领域人才分布不均衡[3]，并且临床路径存在修订不及时和篇幅限制的问题，因此依照国家卫生和计划生育委员会颁发的临床路径为蓝本，采用循证医学的思路与方法，进行临床路径的释义能够为有效推广普及临床路径、适时优化临床路径起到至关重要的作用。

基于上述实际情况，为规范《临床路径释义》制定/修订的基本方法与程序，本团队使用循证医学[4]的思路与方法，参考循证临床实践的制定/修订的方法[5]制定本共识。

一、总则

1. 使用对象：本《制定/修订<临床路径释义>的基本方法与程序》适用于临床路径释义制定/修订的领导者、临床路径的管理参加者、评审者、所有关注临床路径制定/修订者，以及实际制定临床路径实施方案的人员。

2. 临床路径释义的定义：临床路径释义应是以国家卫生和计划生育委员会颁发的临床路径为蓝本，克服其篇幅有限和不能及时更新的不足，结合最新的循证医学证据和更新的临床实践指南，对临床路径进行解读；同时在此基础上，制定出独立的医师表单、护士表单、患者表单、临床药师表单，从而达到推广和不断优化临床路径的目的。

3. 制定/修订必须采用的方法：制定/修订临床路径释义必须使用循证医学的原理及方法，更要结合我国的国情，注重应用我国本土的医学资料，整个过程避免偏倚，符合便于临床使用的需求。所有进入临床路径释义的内容均应基于对现有证据通过循证评价形成的证据以及对各种可选的干预方式进行利弊评价之后提出的最优指导意见。

4. 最终形成释义的要求：通过提供明晰的制定/修订程序，保证制定/修订临床路径释义的流程化、标准化，保证所有发布释义的规范性、时效性、可信性、可用性和可及性。

5. 临床路径释义的管理：所有临床路径的释义工作均由卫生和计划生育委员会相关部门统一管理，并委托相关学会、出版社进行制定/修订，涉及申报、备案、撰写、表决、发布、试用反馈、实施后评价等环节。

二、制定/修订的程序及方法

1. 启动与规划：临床路径释义制定/修订前应得到国家相关管理部门的授权。被授权单位应对已有资源进行评估，并明确制定/修订的目的、资金来源、使用者、受益者及时间安排等问题。应组建统一的指导委员会，并按照学科领域组建制定/修订指导专家委员会，确定首席专家及所属学科领域各病种的组长、编写秘书等。

2. 组建编写工作组：指导委员会应由国家相关管理部门的领导、临床路径所涉及的各个学科领域的专家、医学相关行业学会的领导、卫生经济学领域专家、循证医学领域专家、期刊编辑与传播领域专家、出版社领导、病案管理专家、信息部门专家、医院管理者等构成。按照学科组建编写工作小组，编写小组由首席专家、组长、编写秘书等人员组成，首席专家应由该学科领域具有权威性与号召力的专家担任，负责总体的设计和指导，并具体领导工作的开展。应为首席专家配备 1~2 名编写秘书，负责整个制定/修订过程的联络工作。按照领域疾病具体病种来遴选组长，再由组长遴选参与制定/修订的专家及秘书。例如，以消化系统疾病的临床路径释义为例，选定首席专家及编写秘书后，再分别确定肝硬化腹水临床路径释义、胆总管结石临床路径释义、胃十二指肠临床路径释义等的组长及组员。建议组员尽量是由具有丰富临床经验的年富力强的且具有较高编写水平及写作经验的一线临床专家组成。

3. 召开专题培训：制定/修订工作小组成立后，在开展释义制定/修订工作前，就流程及管理原则、意见征询反馈的流程、发布的注意事项、推广和实施后结局（效果）评价等方面，对工作小组全体成员进行专题培训。

4. 确定需要进行释义的位点：针对国家正式发布的临床路径，由各个专家组根据各级医疗机构的理解情况、需要进一步解释的知识点、当前相关临床研究及临床实践指南的进展进行讨论，确定需要进行释义的位点。

5. 证据的检索与重组：对于固定的知识点，如补充解释诊断的内容可以直接按照教科书、指南进行释义。诊断依据、治疗方案等内容，则需要检索行业指南、循证医学证据进行释义。与循证临床实践指南[5]类似，其证据检索是一个"从高到低"的逐级检索的过程。即从方法学质量高的证据向方法学质量低的证据的逐级检索。首先检索临床实践指南、系统评价/Meta 分析、卫生技术评估、卫生经济学研究。如果有指南、系统评价/Meta 分析则直接作为释义的证据。如果没有，则进一步检索是否有相关的随机对照试验（RCT），再通过 RCT 系统评价/Meta 分析的方法形成证据体作为证据。除临床大数据研究或因客观原因不能设计为 RCT 和诊断准确性试验外，不建议选择非随机对照试验作为释义的证据。

6. 证据的评价：若有质量较高、权威性较好的临床实践指南，则直接使用指南的内容；指南未涵盖的使用系统评价/Meta 分析、卫生技术评估及药物经济学研究证据作为补充。若无指南或指南未更新，则主要使用系统评价/Meta 分析、卫生技术评估及药物经济学研究作为证据。此处需注意系统评价/Meta 分析、卫生技术评估是否需要更新或重新制作，以及有无临床大数据研究的结果。需要采用 AGREE Ⅱ工具[5]对临床实践指南的方法学质量进行评估，使用 AMSTAR 工具或 ROBIS 工具评价系统评价/Meta 分析的方法学质量[6-7]，使用 Cochrane 风险偏倚评估工具评价 RCT 的方法学质量[7]，采用 QUADAS-2 工具评价诊断准确性试验的方法学质量[8]，采用 NICE 清单、SIGN 清单或 CASP 清单评价药物经济学研究的方法学质量[9]。

证据质量等级及推荐级别建议采用 GRADE 方法学体系或牛津大学循证医学中心（Oxford Centre for Evidence-Based Medicine, OCEBM）制定推出的证据评价和推荐强度体系[5]进行评价，亦可由临床路径释义编写工作组依据 OCEBM 标准结合实际情况进行修订并采用修订的标准。为确保整体工作的一致性和完整性，对于质量较高、权威性较好的临床实践指南，若其采用的证据质量等级及推荐级别与释义工作组相同，则直接使用；若不同，则重新进行评价。应优先选用基于我国人群的研究作为证据；若非基于我国人群的研究，在进行证据评价和推荐分级时，应由编写专家组制定适用性评价的标准，并依此进行证据的适用性评价。

7. 利益冲突说明：WHO 对利益冲突的定义为："任何可能或被认为会影响到专家提供给 WHO 建议的客观性和独立性的利益，会潜在地破坏或对 WHO 工作起负面作用的情况。"因此，其就是可能被认为会影响专家履行职责的任何利益。

因此，参考国际经验并结合国内情况，所有参与制定/修订的专家都必须声明与《临床路径释义》有关的利益关系。对利益冲突的声明，需要做到编写工作组全体成员被要求公开主要经济利益冲突（如收受资金以与相关产业协商）和主要学术利益冲突（如与推荐意见密切相关的原始资料的发表）。主要经济利益冲突的操作定义包括咨询服务、顾问委员会成员以及类似产业。主要学术利益冲突的操作定义包括与推荐意见直接相关的原始研究和同行评议基金的来源（政府、非营利组织）。工作小组的负责人应无重大的利益冲突。《临床路径释义》制定/修订过程中认为应对一些重大的冲突进行管理，相关措施包括对相关人员要求更为频繁的对公开信息进行更新，并且取消与冲突有关的各项活动。有重大利益冲突的相关人员，将不参与就推荐意见方向或强度进行制定的终审会议，亦不对存在利益冲突的推荐意见进行投票，但可参与讨论并就证据的解释提供他们的意见。

8. 研发相关表单：因临床路径表单主要针对医师，而整个临床路径的活动是由医师、护师、患者、药师和检验医师共同完成的。因此，需要由医师、护师和方法学家共同制定/修订医师表单、护士表单和患者表单，由医师、药师和方法学家共同制定/修订临床药师表单。

9. 形成初稿：在上述基础上，按照具体疾病的情况形成初稿，再汇总全部初稿形成总稿。初稿汇总后，进行相互审阅，并按照审阅意见进行修改。

10. 发布/出版：修改完成，形成最终的文稿，通过网站进行分享，或集结成专著出版发行。

11. 更新：修订《临床路径释义》可借鉴医院管理的 PDSA 循环原理［计划（plan），实施（do），学习（study）和处置（action）］对证据进行不断的评估和修订。因此，发布/出版后，各个编写小组应关注研究进展、读者反馈信息，适时的进行《临床路径释义》的更新。更新/修订包括对知识点的增删、框架的调改等。

三、编制说明

在制/修订临床路径释义的同时，应起草《编制说明》，其内容应包括工作简况和制定/修订原则两大部分。

1. 工作简况：包括任务来源、经费来源、协作单位、主要工作过程、主要起草人及其所做工作等。

2. 制定/修订原则：包括以下内容：（1）文献检索策略、信息资源、检索内容及检索结果；（2）文献纳入、排除标准，论文质量评价表；（3）专家共识会议法的实施过程；（4）初稿征求意见的处理过程和依据：通过信函形式、发布平台、专家会议进行意见征询；（5）制/修订小组应认真研究反馈意见，完成意见汇总，并对征询意见稿进行修改、完善，形成终稿；（6）上一版临床路径释义发布后试行的结果：对改变临床实践及临床路径执行的情况，患者层次、实施者层次和组织者层次的评价，以及药物经济学评价等。

参考文献

[1] 于秋红，白水平，栾玉杰，等. 我国临床路径相关研究的文献回顾 [J]. 护理学杂志，2010，25（12）：85-87. DOI：10.3870/hlxzz.2010.12.085.

[2] 陶红兵，刘鹏珍，梁婧，等. 实施临床路径的医院概况及其成因分析 [J]. 中国医院管理，2010，30（2）：28-30. DOI：10.3969/j. issn.1001-5329.2010.02.013.

[3] 彭明强. 临床路径的国内外研究进展 [J]. 中国循证医学杂志，2012，12（6）：626-630. DOI：10.3969/j. issn.1672-2531.2010.06.003.

[4] 曾宪涛. 再谈循证医学 [J]. 武警医学，2016，27（7）：649-654. DOI：10.3969/j. issn.1004-3594.2016.07.001.

[5] 王行环. 循证临床实践指南的研发与评价 [M]. 北京：中国协和医科大学出版社，2016：1-188.

[6] Whiting P，Savović J，Higgins JP，et al. ROBIS：A new tool to assess risk of bias in systematic reviews was developed [J]. JClinEpidemiol，2016，69：225-234. DOI：10.1016/j. jclinepi.2015.06.005.

[7] 曾宪涛，任学群. 应用 STATA 做 Meta 分析 [M]. 北京：中国协和医科大学出版社，2017：17-24.

[8] 邬兰，张永，曾宪涛. QUADAS-2 在诊断准确性研究的质量评价工具中的应用 [J]. 湖北医药学院学报，2013，32（3）：201-208. DOI：10.10.7543/J. ISSN.1006-9674.2013.03.004.

[9] 桂裕亮，韩晟，曾宪涛，等. 卫生经济学评价研究方法学治疗评价工具简介 [J]. 河南大学学报（医学版），2017，36（2）：129-132. DOI：10.15991/j. cnki.41-1361/r.2017.02.010.

DOI：10.3760/cma. j. issn.0376-2491.2017.40.004

基金项目：国家重点研发计划专项基金（2016YFC0106300）

作者单位：430071 武汉大学中南医院泌尿外科循证与转化医学中心（曾宪涛、王行环）；解放军总医院肾内科（蔡广研、陈香美），内分泌科（母义明）；《中华医学杂志》编辑部（陈新石）；北京大学口腔医学院（葛立宏）；中国医学科学院阜外医院（高润霖、胡盛寿）；北京大学首钢医院（顾晋）；首都医科大学附属北京同仁医院耳鼻咽喉头颈外科（韩德民），眼科中心（王宁利）；西安交通大学第一附属医院泌尿外科（贺大林）；北京大学人民医院血液科（黄晓军），胃肠外科（王杉）；北京大学第一医院心血管内科（霍勇）；中国医学科学院北京协和医院胸外科（李单青），消化内科（钱家鸣），内分泌科（邢小平），检验科（徐英春），妇产科（郎景和）；中国协和医科大学出版社临床规范诊疗编辑部（林丽开）；河南大学淮河医院普通外科（任学群）；首都医科大学附属北京儿童医院（申昆玲、孙琳）；中国医学科学院肿瘤医院（石远凯）；北京积水潭医院脊柱外科（田伟、鱼锋）；首都医科大学附属北京天坛医院（王拥军、张力伟）；上海交通大学医学院附属瑞金医院皮肤科（郑捷）

通信作者：郎景和，Email：langjh@hotmil.com